新戦略に基づく
麻酔・周術期医学

麻酔科医のための
体液・代謝・体温管理

専門編集●廣田和美 弘前大学

監　修●森田　潔 岡山大学
編集委員●川真田樹人 信州大学
　　　　　廣田　和美 弘前大学
　　　　　横山　正尚 高知大学

中山書店

【読者の方々へ】

本書に記載されている診断法・治療法については,出版時の最新の情報に基づいて正確を期するよう最善の努力が払われていますが,医学・医療の進歩からみて,その内容がすべて正確かつ完全であることを保証するものではありません.したがって読者ご自身の診療にそれらを応用される場合には,医薬品添付文書や機器の説明書など,常に最新の情報に当たり,十分な注意を払われることを要望いたします.

中山書店

シリーズ刊行にあたって

　現代は情報収集と変革の時代と言われています．IT技術の進歩により，世界の情報はほとんどリアルタイムに得ることができます．以前のように，時間と労力をかけて文献を調べる必要はなくなっています．一方，進歩するためには，そのめまぐるしく変わる状況にあわせ変化し，変革を遂げていくことが必要です．

　麻酔科学領域の診療に関してもここ数年で大きな変化がありました．麻酔薬はより安全で調節性がよいものとなり，モニターもより多くの情報が得られるとともに正確性を増しています．そして，その変化は今も続いています．このように多くの変化がある中で，麻酔は手術侵襲から生体を守るという大原則に加え，麻酔の質が問われる時代になりました．たとえば，麻酔法が予後を変える可能性があるという報告もあります．また，麻酔科医の仕事として，手術中の麻酔だけでなく，術前および術後管理，すなわち周術期管理の重要性が加えられています．今まさに手術という侵襲から生体をシームレスに守る学問の一つの分野として，周術期管理が重要視されています．

　今回，周術期管理に焦点を絞り，麻酔科医の知識と技術の向上を目的に，シリーズ《新戦略に基づく麻酔・周術期医学》が刊行されることになりました．周術期管理は，麻酔と同様，全身管理を目的にした学問です．呼吸，循環，体液・代謝，酸塩基平衡，栄養，疼痛管理など幅広い分野が対象になります．これらすべての分野をシリーズで，昨今のガイドラインが示す標準医療を含め最新の情報を系統的に発信する予定です．また，いわゆるマニュアル本ではなく，基礎的な生理学，薬理学などの知識を基にした内容にしたいと考えています．これらの内容は，麻酔科の認定医や専門医を目指す医師だけでなく，すべての外科系各科の医師にも理解できるものとなることを確信しています．

　多忙な毎日の中，このシリーズ《新戦略に基づく麻酔・周術期医学》が，効率的な最新の情報収集のツールとなり，読者の皆様が日々変革していかれることを希望します．

2013年4月

国立大学法人岡山大学長
森田　潔

序

　ホメオスタシスは，生体の内部や外部の環境の変化に対して，生体の状態が一定に保たれるということを意味する．つまり，環境が変化した時に，環境によって生じた変化を打ち消して，それを元に戻そうとする生体にとって重要な要素である．しかし，侵襲度の大きい外科手術では，神経・内分泌系および免疫系反応によって，水分・電解質代謝，エネルギー代謝，糖代謝，蛋白代謝，脂質代謝など代謝全般に著しい変動が生じる．その結果，ホメオスタシスの許容範囲を超してしまうことになる．このため，麻酔科医は麻酔・周術期管理において患者の状態をその患者のホメオスタシス内に保つべく，体液・代謝・体温管理を適切に行う必要がある．

　本書では，これら管理の最新の内容を盛り込んで，日々の臨床に役立つように編集した．周術期体液管理では，水分・電解質代謝を保つことをターゲットとして，血管内皮表面層と水分移動の新しい概念，HES製剤をはじめとした輸液製剤について，経口補水の新しい考えを含めたERAS®，goal-directed therapy (GDT)に基づく輸液管理など，最新の話題を取り入れた．周術期輸血では，血液製剤の正しい使い方，日本でもっと施行されるべき自己血輸血，その中でもとくに麻酔科医が関与する希釈式自己血輸血について，そして危機的出血への最新の対応をまとめた．周術期栄養管理では，エネルギー代謝，糖代謝，蛋白代謝，脂質代謝を保つうえで，非常に重要な事項である血糖管理，経静脈栄養，経管栄養を詳細に網羅した．最後に体温管理として，レミフェンタニル使用開始に伴い，注目されるようになった患者覚醒時のシバリングへの最新の予防策と治療法をまとめた．

　これらの管理を麻酔科医が適切に行うことで，術後合併症や臓器不全の発生を可能な限り防止することができる．その結果，周術期管理における麻酔科医の重要性をより際立たせることができると信じている．よって本書が，読者の皆さんにとって，手術患者のホメオスタシスを適切に保つうえでの，最良の周術期体液・代謝・体温管理の一助となることを願っている．

　2014年7月

弘前大学大学院医学研究科
麻酔科学講座教授
廣田和美

新戦略に基づく麻酔・周術期医学
麻酔科医のための 体液・代謝・体温管理

CONTENTS

1章 周術期体液管理の新戦略

1-1 周術期の輸液 ………………………………………………… 宮尾秀樹 2
❶ 輸液の基礎知識 3／❷ 血管内皮細胞の基礎知識 4／❸ 晶質液の種類と輸液管理のポイント 7／❹ 膠質液の種類と輸液管理のポイント 11／❺ 術中輸液管理例 14

- Column 電解質濃度と浸透圧 4
- Column 多分散度と溶媒 13
- Column 4-2-1 rule：体重 25 kg の患者の時間あたり維持水分量計算 14
- Column 術前水分欠乏量 14

1-2 経口補水と ERAS® …………………………………………………… 19

1-2-1 ERAS® とは ……………………………………………… 鈴木利保 19
❶ ERAS® プロトコールのアウトカム 20／❷ 術前管理 21／❸ 術中管理 22／❹ 術後管理 24／❺ ERAS® ガイドラインとわが国のエビデンス 26

- Column 術後回復促進の ESSENSE とは？ 26

1-2-2 術前絶飲食ガイドラインと術前経口補水療法 ……………… 鈴木利保 29
❶ 術前絶飲食ガイドライン 29／❷ 術前経口補水療法 31

1-3 周術期体液量の指標と GDT ………………………………………………… 39

1-3-1 目標指向型治療（GDT）に基づく周術期輸液管理 ……… 石原弘規 39
❶ 早期目標指向型治療（EGDT） 39／❷ 周術期の輸液管理における目標指向型治療（GDT） 40

- Column GDT と ERAS® は相容れないか？ 41

1-3-2 中心静脈圧，肺動脈楔入圧 ………………………………………… 石原弘規 43
❶ 静脈環流と心拍出量 43／❷ 中心静脈圧（CVP） 44／❸ 肺動脈楔入圧（PAWP） 45

- Advice 循環血液量と心臓前負荷は同一でない 44
- Column Swan-Ganz カテーテル（PAC）使用によるハイリスク手術患者 46

1-3-3 1回拍出量変動，脈圧変動，脈波変動指標 ……………………… 石原弘規 48
❶ 呼吸性変動とは何か 48／❷ SVV の機序 48／❸ 呼吸性変動の測定 49／❹ 呼吸性変動により評価できない病態 51／❺ SVV と PPV 52／❻ PVI 52

- Column gray zone approach 49

Advice 指標としての呼吸性変動の意義　52

1-3-4　PiCCO モニター　　橋場英二　55
❶ PiCCO モニターとは何か　55／❷ 測定原理　56／❸ 実際の測定　58／❹ それぞれのパラメーターの意味と限界　59

1-3-5　ブドウ糖初期分布容量　　石原弘規　65
❶ ブドウ糖初期分布容量（IDVG）とは　65／❷ IDVG の算出法　65／❸ IDVG の正常値と再現性　67／❹ IDVG と心臓前負荷　67／❺ 低血圧発生予測，輸液反応性　69／❻ IDVG 測定の問題点　71

Advice IDVG 測定の注意点　68

1-3-6　その他の指標　　橋場英二，石原弘規　73
❶ 心エコー　73／❷ 右室拡張末期容量（RVEDV）と修正右室拡張末期容量（cRVEDV）　78／❸ 受動的下肢挙上（PLR）　78／❹ 呼気終末閉塞法（EEO）　79

Advice 輸液反応性評価の注意点　76

2章　周術期輸血の新戦略

2-1　血液製剤とその適正使用　84

2-1-1　輸血用血液製剤を適正に使用するための基本的事項　　玉井佳子　84
❶ patient blood management と周術期輸血医療　84／❷ 主な輸血用血液製剤　85

2-1-2　周術期輸血療法の目的　　玉井佳子　88
❶ 術前の貧血や出血傾向の是正目的の輸血　88／❷ 術中の出血に対する補充目的の輸血　88／❸ 術後の貧血や出血傾向に対する輸血　91

Advice 血液は無駄にしてほしくない．でも…"転ばぬ先の杖"の考え方も大切　90
Column 輸血用血液製剤オーダーのポイント　90

2-1-3　輸血用血液製剤の適正使用　　玉井佳子　92
❶ 赤血球液（RBC）〈旧 赤血球濃厚液（RCC）〉　92／❷ 新鮮凍結血漿（FFP）　96／❸ 濃厚血小板（PC）　97／❹ 新鮮血　99／❺ 血漿分画製剤・各種凝固因子製剤　100

Topics 赤血球製剤の新たな販売名　92
Column 手術前の輸血用血液製剤の適切な準備　93
Topics 制限的輸血戦略の有用性　94
Topics 新鮮凍結血漿製剤の新たな販売名　96
Advice もし希望の PC が入手不可能 and/or 入手までに長時間かかるといわれたら？　97
Column 「新鮮血はすぐ止まる！」でも…　98
Column 日本の急性大量出血（危機的出血）への対応は MTP に向かう？　アンチ MTP に向かう？　99
Column 私見ではありますが…「フィブリノゲンは凄い！」　102

2-1-4　同種血輸血の副作用と初期対応 ……………………………… 玉井佳子　105

❶ アレルギー反応および類似の病態　105／❷ 非溶血性発熱性輸血反応　106／❸ 輸血関連急性肺障害（TRALI）　106／❹ 輸血関連循環過負荷（TACO）　107／❺ ABO 異型不適合輸血　108

Column 特定生物由来製品　106
症例 1　輸血関連急性肺障害（TRALI）の 1 例　110
症例 2　輸血関連循環過負荷（TACO）の 1 例　110
症例 3　アナフィラキシー様ショックの 1 例　111

2-2　自己血輸血 …………………………………………………………………… 113

2-2-1　貯血式自己血輸血 ……………………………………………… 脇本信博　113

❶ 周術期輸血の戦略　113／❷ 自己血輸血の種類と特徴　115／❸ 貯血式自己血輸血の問題点　117／❹ 貯血式自己血輸血の適応と禁忌　118／❺ 貯血式自己血輸血の実際　118／❻ 貯血式自己血輸血の合併症とその対策　123／❼ 貯血式自己血輸血の新たな展望：自己フィブリン糊　125

Column 輸血関連急性肺障害（TRALI）　114
Tips アメリカにおける貯血の禁忌　122

2-2-2　回収式自己血輸血 ………………………………… 面川　進，脇本信博　130

❶ 回収式自己血輸血の特徴　130／❷ 回収式の適応と禁忌　131／❸ 術中回収式の実際　133／❹ 術後回収式の実際　137／❺ 回収式の合併症と留意点　137

2-2-3　希釈式自己血輸血 ……………………………………………… 橋本　浩　139

❶ 希釈式自己血輸血の概念　139／❷ 血液希釈の生理　139／❸ 希釈式自己血輸血の適応　142／❹ 希釈式自己血輸血の実際　145／❺ 希釈式自己血輸血の利点と欠点　151／❻ 血液量増量自己血輸血（hypervolemic hemodilution）　152

2-2-4　自己血輸血看護師制度の拡充と今後の課題 ‥脇本信博，小松久美子　153

❶ 看護師採血の実態　153／❷ 自己血輸血看護師制度の必要性　153／❸ 看護師採血の法律上の問題点　154／❹ 自己血輸血看護師認定試験の実際　156／❺ 指導医師や看護師所属施設の認定　157／❻ 認定を取得した自己血輸血看護師数　159／❼ 2014 年度保険改定に伴う変更点：貯血式自己血輸血管理体制加算と学会認定・自己血輸血責任医師について　159／❽ 今後の展望　161

2-3　危機的出血への新戦略 ……………………………………………… 稲田英一　164

❶ 危機的出血への対応ガイドライン　165／❷ 最近注目されている危機的出血への対処法　169／❸ 輸液療法に関する考え方の変化　171

3章 周術期栄養管理の新戦略

3-1 周術期の血糖管理 …… 江木盛時 176
❶ 周術期高血糖の発生機序と有害性 176／❷ 侵襲時の血糖降下療法の有効性の検証 176／❸ 急性期患者における低血糖 178／❹ 急性期血糖管理のガイドライン 180／❺ 血糖測定方法 182

3-2 周術期の経静脈的栄養 …… 佐藤格夫 186
❶ 経静脈的栄養法の種類と栄養素 186／❷ 術前における静脈栄養の開始 194／❸ 術後における静脈栄養の開始 194／❹ 周術期におけるエネルギーの投与量，タンパク質の投与量に関して 195

 Column n-3系脂肪乳剤（fish oil emulsion） 191
 Column 抗酸化物質セレン投与にまつわるRCT 193
 Column 補助的静脈栄養（supplemental parenteral nutrition：SPN） 196

3-3 周術期の経管栄養 …… 山田 勇，小谷穣治 199
❶ 術前経管栄養 200／❷ 術後経管栄養 202

4章 シバリング対策の新戦略

4-1 シバリングの発生機序 …… 尾崎 眞 216
❶ なぜシバリングを避けるべきなのか 216／❷ 自律性体温調節反応の機転 216／❸ シバリング様振戦の機序 218

 Column 体温調節のメカニズム 218

4-2 保温と加温によるシバリング対策 …… 尾崎 眞 221
❶ 温風式加温装置による中枢温の保持 221／❷ 輸液加温システムによるシバリング防止効果 224／❸ 室温管理について 226

 Column forced-air warming system：その光と影 223
 Column 術中体温の tight control に意義はあるのか？ 227

4-3 シバリングに対する薬物治療 …… 尾崎 眞 229
❶ メペリジン，NSAIDsの効果 229／❷ NMDA受容体拮抗薬：ケタミンの効果 232／❸ 5HT$_3$受容体拮抗薬：オンダンセトロンの効果 234／❹ α$_2$受容体作動薬：クロニジンの効果 234／❺ α$_2$受容体作動薬：デクスメデトミジンの効果 235／❻ シバリング抑制効果のあるその他の薬剤 236

4-4 輸液剤のシバリングに及ぼす影響 …… 尾崎 眞 238
❶ アミノ酸含有輸液剤の影響 238／❷ マグネシウム含有輸液剤の影響 239

付録　1．術前絶飲食ガイドライン ……………………………………………………… 244
　　　2．体液・代謝管理に用いられる製剤一覧 ………………………………… 247

索引 ……………………………………………………………………………………… 268

◆ 執筆者一覧 (執筆順)

宮尾秀樹	埼玉大学名誉教授／埼玉医科大学総合医療センター麻酔科
鈴木利保	東海大学医学部医学科外科学系麻酔科
石原弘規	一般財団法人双仁会 黒石厚生病院麻酔科
橋場英二	弘前大学医学部附属病院集中治療部
玉井佳子	弘前大学医学部附属病院輸血部
脇本信博	帝京大学医学部整形外科学教室
面川　進	秋田県赤十字血液センター
橋本　浩	弘前大学医学部附属病院手術部
小松久美子	青森県赤十字血液センター
稲田英一	順天堂大学医学部麻酔科学・ペインクリニック講座
江木盛時	神戸大学医学部附属病院麻酔科
佐藤格夫	京都大学大学院医学研究科初期診療・救急医学分野
山田　勇	兵庫医科大学救急・災害医学講座
小谷穣治	兵庫医科大学救急・災害医学講座
尾崎　眞	東京女子医科大学医学部麻酔科学教室

1

周術期体液管理の新戦略

1-1 周術期の輸液

- 周術期体液管理の新戦略として稿を始めるにあたって最初に述べなければならないことは，周術期の体液管理は体液分画そのものが茫洋としてつかみどころのない領域であるが，急性期医療のどのような患者でも，治療の第一歩は輸液であるということである．したがって，現場では具体的な管理法が最も望まれることであるので，本項ではなるべく理論的根拠を示しながら，最後に手術中の輸液管理法の具体的な一案を示そうと思う．
- 体液理論で近年，原理的に大きく変わったのは，Starling 法則の解釈と修正であろうが，その主役はグリコカリックス（glycocalyx）という，血管内皮細胞の管腔側にあるブッシュ状の構造物である（図1）．まだ臨床現場にその影響や理論が十分反映されるレベルにはないと思われるが，毛細血管静水圧が低い場合の晶質液の血管内容量保持効果は周術期体液管理の新戦略としてあげることができるかもしれない．
- また，膠質液の主役であるアルブミンは第 3 世代ヒドロキシエチルスターチ（HES）にその座を奪われつつあり，とくに出血に対する血管内容量の補いとしてだけではなく，麻酔薬による血管拡張から心臓前負荷の低下に対して HES を積極的に血管内輸液として使用する方向にあり，この HES の使い方も周術期体液管理の新戦略としてあげることができる．
- このような点を解説するために，浸透圧，血管内皮細胞の基礎知識などの解説から始め，晶質液，膠質液の概観から術中輸液の新戦略として具体的な一案を提示する．

▶HES：
hydroxyethyl starch

HES の使用法に習熟することが重要

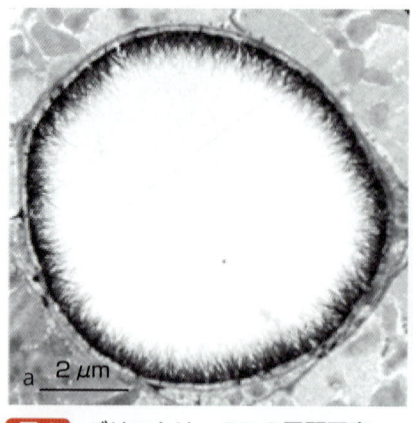 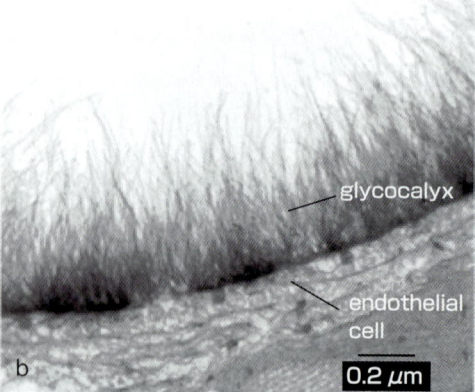

図1　グリコカリックスの電顕写真
組織の固定法の進歩により，グリコサミノグリカン鎖とシアロ糖タンパクを主成分とするグリコカリックスがはっきり観察できるようになった．
（http://www.hubrecht.eu/research/dekoning/research.html より）

1 輸液の基礎知識

a. 浸透圧

- 周術期体液管理の輸液剤は大きく分けて，晶質液と膠質液がある．
- 「晶質液」(crystalloid) は糖や電解質を含んだ輸液で，「膠質液」(colloid) はそれに加えて高分子物質を含む．別の言い方をすれば，晶質液は血漿浸透圧 (plasma osmolality)[★1] を有する輸液で，膠質液はそれに加えて膠質浸透圧 (colloid osmotic pressure：COP) をもつ輸液ということができる．
- 表1にそれぞれの浸透圧の浸透圧活性物質と標的半透膜を示す．晶質浸透圧の浸透圧活性物質は電解質や糖で，標的半透膜は細胞膜である．単位は $mOsm/kgH_2O$ で表すが，$1\ mOsm/kgH_2O$ は 19.3 mmHg に相当するので，正常晶質浸透圧の $285\ mOsm/kgH_2O$ を mmHg で表すと 5,500 mmHg と，とても大きな圧になる．一方，膠質浸透圧は，浸透圧活性物質はアルブミンや膠質輸液の HES やデキストラン粒子であり，標的半透膜は血管内皮細胞の穴（後述）である．25 mmHg 程の値である．

b. 体液分画

- 図2に体液分画とそれを境する2種類の半透膜を示す．実線が細胞膜であり，破線は血管内皮細胞の細胞間隙ではなく，small pore（後述）である．半透膜とは水は通すが，浸透圧活性物質を"物理的"[★2]に通さない膜のことであり，水は皮膚を含めたすべての境界を自由に通過できる．晶質液の溶質である糖や電解質は，図の破線は通過する．アルブミンは，図の破線は物理的には通過しない．

> 輸液剤は大きく晶質液と膠質液に分かれる

[★1] 本項では単に浸透圧，あるいは晶質浸透圧と呼称する．

[★2] 物理的には通さないが，生物学的には糖や電解質はインスリンや膜タンパクや Na-K ポンプを介して細胞膜を通過できるし，アルブミンやそれより大きいグロブリンも血管壁をいろいろな生物学的手段で通過する．

表1 晶質浸透圧と膠質浸透圧の違い

	浸透圧活性物質	標的半透膜	単位（正常値）
晶質浸透圧	電解質[*1], 糖, (尿素[*2])	細胞膜	285 mOsm/kg H₂O (5,500 mmHg)
膠質浸透圧	アルブミン, HES, DEX など	血管内皮細胞の穴	25 mmHg

HES：ヒドロキシエチルスターチ，DEX：デキストラン．

[*1] 電解質は Na^+, Ca^{2+}, K^+, Cl^-, HCO_3^- などであるが，浸透圧は単純に電荷の合計にはならない（Column「電解質濃度と浸透圧」(p.4) 参照）．

[*2] 晶質浸透圧活性物質である尿素は細胞膜を通過するので，有効浸透圧とはならないが，氷点降下法や沸点上昇法での測定時には尿素の分も測定値に反映する．尿素は腎ネフロンの集合管での膜透過性が変化し，対交流系の維持に重要な役割を担っている．

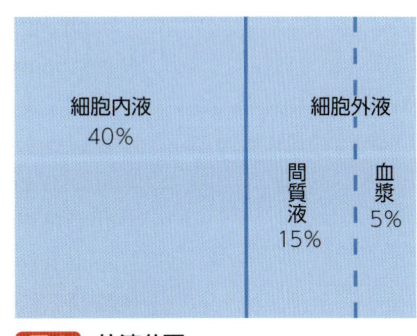

図2 体液分画
成人男性では水分は体重の 60％で，そのうち細胞内液が体重の 40％，細胞外液が 20％，細胞外液のうち間質液が 15％，血漿が 5％とされている．年齢，性差で若干の違いがある．

> **Column 電解質濃度と浸透圧**
>
> 　生理食塩液である 0.9% NaCl は 154 mEq/L の Na イオンと Cl イオンを含むので，理論的には 154 の 2 倍の 308 mOsm/kg H₂O の浸透圧をもつことになるが，実測すると 285 mOsm/kg H₂O である．この理由は第一に，0.9%程度の希釈液中では 75%は解離した後，イオンとして自由な運動が可能であるが，25%は NaCl 単体でしか自由に動けない．したがって，血清中の NaCl は［Na⁺］の 1.75 倍の浸透圧活性しか発生しない（0.75［Na⁺］＋0.75［Cl⁻］＋0.25［NaCl］）．第二に，血清は 93%が水で 7%がタンパクや脂肪で占められる．浸透圧の単位 mOsm/kg H₂O は分母が水であるから 0.93 で除する必要がある．すなわち
>
> 　　血清中の NaCl の浸透圧＝(1.75÷0.93)×plasma［Na⁺］＝1.88×plasma［Na⁺］
>
> となる．一方，他の電解質（K⁺，Ca²⁺，Mg²⁺塩）の浸透圧に対する寄与が 0.12×plasma［Na⁺］に相当し，結果として電解質全体の浸透圧は［Na⁺］の 2 倍となる．一方ブドウ糖や尿素の単位は mg/dL であり，分母を L にし，分子量で除した値が浸透圧となる．ブドウ糖と BUN の分子量はそれぞれ 180 と 28 なので，
>
> 　　血清浸透圧＝2×plasma［Na⁺］＋［glucose］/18＋［BUN］/2.8
>
> で表される．しかし BUN は細胞膜を通過するので有効な浸透圧とはならず，
>
> 　　有効血清浸透圧＝2×plasma［Na⁺］＋［glucose］/18
>
> となる[1]．

2 血管内皮細胞の基礎知識

a. 毛細血管の種類

- 毛細血管の種類は 3 種類である．continuous capillary（連続性毛細血管），fenestrated capillary（有窓性毛細血管），sinusoidal capillary（非連続性毛細血管または類洞血管）である．図 3 に continuous capillary と fenestrated capillary の写真を，表 2 に 3 種類の毛細血管の特徴を示す．
- continuous capillary が最も一般的な毛細血管であり，心臓，肺，脳の毛細血管である．図 4 の vesicle や vesicular channel を介して水や溶質の移動を行っている．
- fenestrated capillary は 20〜80 nm の穴（fenestrae）をもつ内皮細胞で，消化管粘膜の毛細血管に多く，fenestrae には隔膜がある（腎糸球体血管の fenestrae には隔膜がない）．
- 隔膜上にはグリコカリックスとよばれるブッシュ状の構造物があり，この構造物が生理学上の small pore とよばれるものに相当し，水や溶質の出入りを制御している[3]．
- 水分透過の 7 割を占める small pore（図 4）を有するのは fenestrated capillary のみで，血管透過性亢進病態の主役を演じる．
- fenestrae の穴のサイズはアルブミンのサイズ（5〜7 nm）と比べて大きい

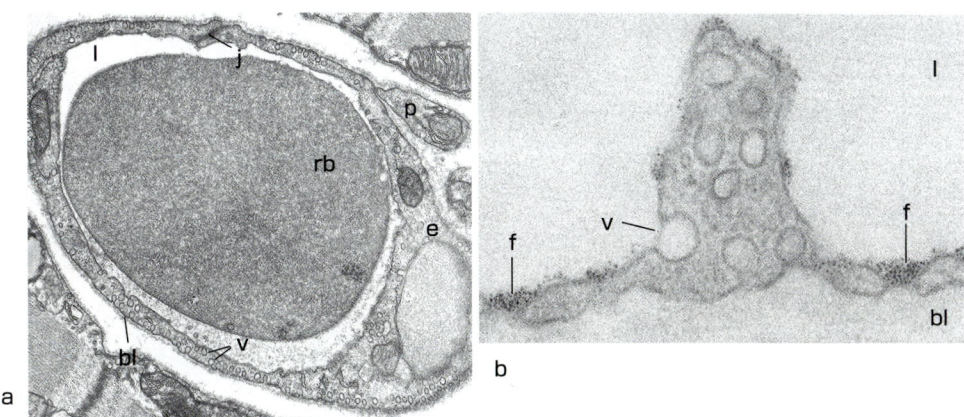

図3 continuous capillary の輪切り（a）と fenestrated capillary の縦切り（b）
a：continuous capillary には内皮細胞内に多くの vesicle が認められる．
b：fenestrated capillary にプラスに荷電したフェリチンを潅流させた．fenestrae にフェリチンの集積が多くみられることから fenestrae は強いマイナス荷電が予想される．
j：内皮細胞間隙，rb：赤血球，f：fenestrae，v：vesicle，l：lumen（血管内），bl：基底膜．
(Simionescu M, et al. Handbook of Physiology, Section 2: The Cardiovascular System. Lippincott Williams & Wilkins; 1984. p. 71〈a〉; p.53〈b〉[2]）より）

表2 毛細血管の種類と特徴

毛細血管の種類	特徴
continuous capillary（連続性毛細血管）	・最も一般的な毛細血管 ・心臓，脳，肺の血管 ・心筋の毛細血管内皮細胞には vesicle が多いが，脳，肺では vesicle や channel が少ない
fenestrated capillary（有窓性毛細血管）	・内分泌腺，消化管の粘膜，膵臓，choroid plexus, cilialy body, 腎糸球体，peritubular capillary：穴の大きさが変化する ・隔膜（diaphragm）があるが，炎症で消える．heparinase でも消える．炎症で数が増加．腎糸球体血管には隔膜がない
sinusoidal capillary（非連続性毛細血管，類洞血管）	・肝臓，脾臓，骨髄 ・穴の大きさが変化する ・直径数百 nm：隔膜も基底膜もない

が，健常なときはマイナスに強く荷電しているので，同じくマイナス荷電をもつアルブミンはこの穴から出にくいが，炎症時にはこの荷電が消失するといわれている．

b．Starling の式とグリコカリックスモデルによるその修正

- 1896 年 Ernest Starling は毛細血管の水分移動に関して以下の式を考案した．

$$J_v = K_f([P_c - P_i] - \sigma[\pi_c - \pi_i])$$

- J_v は水分移動量，K_f は毛細血管の透過性係数，P_c と P_i は毛細血管と間質の

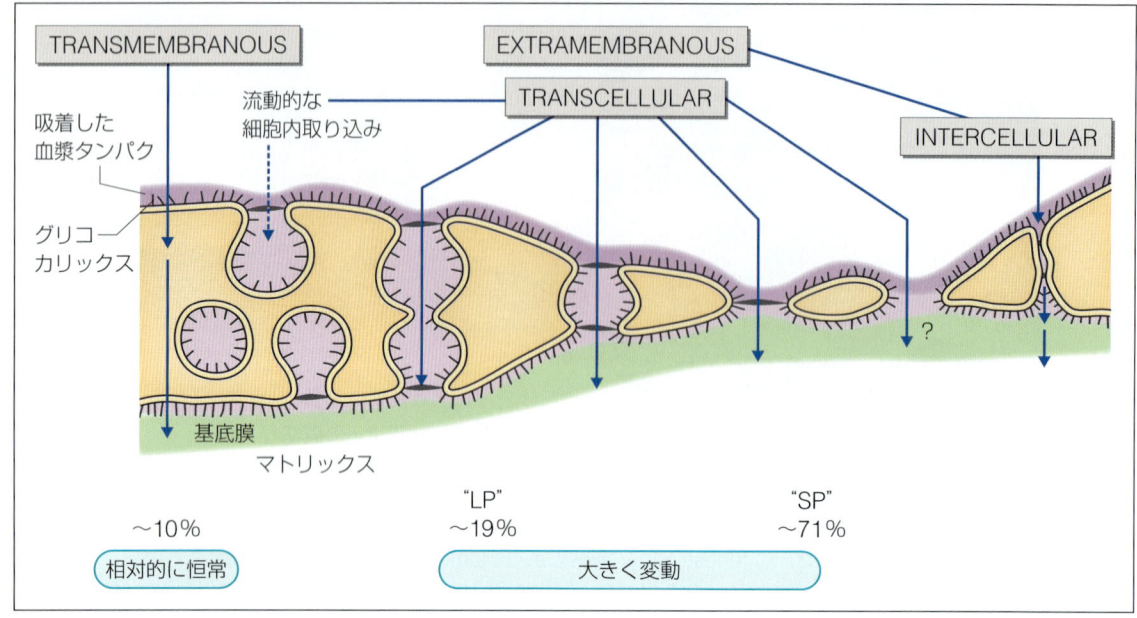

図4 水や溶質の血管内外の移動

細胞膜を介したtransmembranousな水の移動は約10%，vesicleやvesicular channel（vesicleがつながったもの），fenestrae，sinusoidなどの細胞の"穴（pore）"を介したtranscellularな水の移動が約90%．そのうちlarge pore systemを介したものが約19%，small pore systemを介したものが約71%とされている．fenestrated capillaryのみがsmall poreをもつといわれている．内皮細胞間隙を介したintercellularな水の移動はほとんどないとされている．
"LP"：large pore，"SP"：small pore．この図中のグリコカリックス層は非常に薄いが，固定法の改良により図1のようなグリコカリックスの全体像が明らかになった．
(Simionescu M, et al. Handbook of Physiology, Section 2: The Cardiovascular System. Lippincott Williams & Wilkins; 1984. p.90[2])より）

静水圧は血管外へ水分を押し出す力

膠質浸透圧は血管内へ水分を引き込む力

静水圧，π_cとπ_iは毛細血管と間質の膠質浸透圧，σはタンパクの反発係数（0ならタンパクが自由に透過，1ならまったく透過しない）である．K_fやσは臓器特異性が大きく，腎の糸球体ではK_fが大きく，σは臓器により異なる．静水圧は血管内から血管外へ水分を押し出すほうに働き，膠質浸透圧は血管内へ水分を引き込むほうへ働く．

- グリコカリックスは1966年に電子顕微鏡でその存在が指摘されていた[4]が，なかなかその構造や機能の詳細はわからなかった（図1）．
- Levickらは実験的事実からStarlingの法則が当てはまらない事象に関して，グリコカリックスの存在とそれの直下の膠質浸透圧の低い層の関与を示唆している[5]（図5）．
- Starlingの法則と改訂Starlingの法則の違いを表3に示す[6]．
  ① 表3の最初の項目「血管内液容量はグリコカリックス容量，血漿容量，赤血球分布容量から成る」は従来の「血漿と細胞成分から成る血管内容量」に新しくグリコカリックス容量を加えている点がユニークであり，血管内容量の概念を変化させている．
  ② 表3の最後の項目「正常よりも低い毛細血管圧では，膠質液の輸注は血漿容量を増加させ，等張食塩液の輸注は血管内液容量を増加させる」は上記項目①と呼応して従来の「細胞外液投与の3/4は間質に分布する」とい

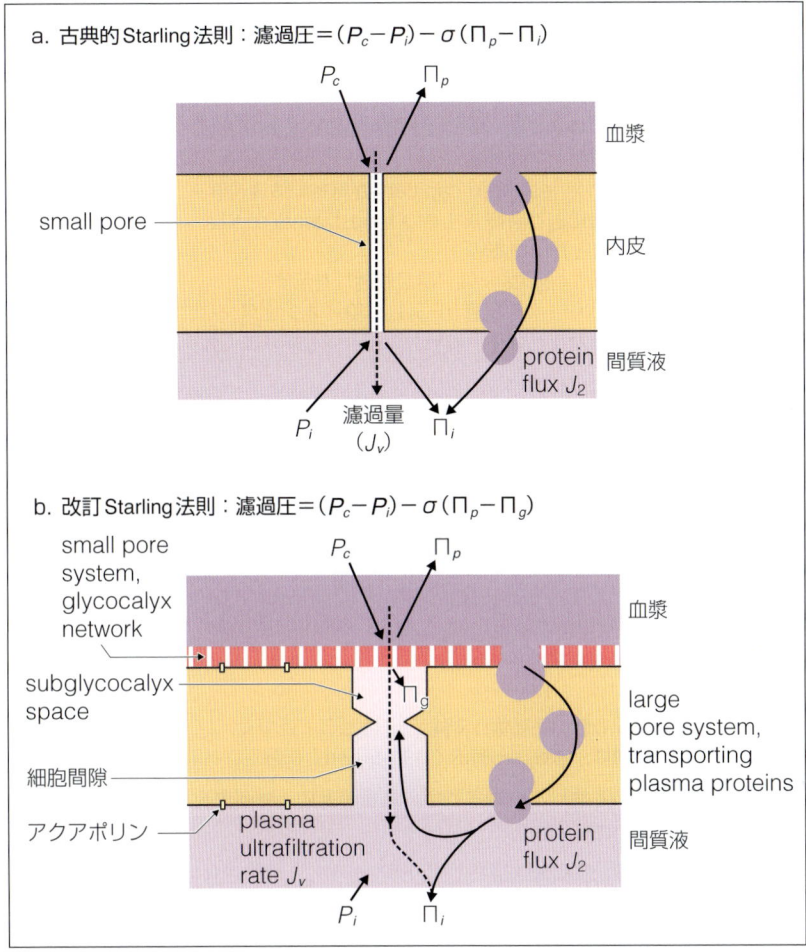

図5 古典的Starling法則と改訂Starling法則の違いを示す模式図

改訂Starling法則では古典的Starling法則の$Π_i$（間質の膠質浸透圧）の代わりに$Π_g$（グリコカリックス下層の膠質浸透圧）となっている．

(Levick JR, et al. Cardiovasc Res 2010; 87: 199[5]より)

う理論を覆し，循環血液量減少時における晶質液投与の有効性を示す理論的根拠となっている．

③ 4段目の項目の血管外に出た液はほとんどがリンパ液として循環に戻るという点は，とくに食道がんの手術での縦隔の郭清により，胸管を代表とするリンパ系の破綻が肺合併症を増加させるという臨床的な所見とよく合致している．食道がんに限らず，手術によるリンパ系の損傷は確認が困難なため，循環系に戻るべき滲出液，腹水，胸水などの体外への排出は循環血液量の維持に大きくかかわってくる可能性がある．

❸ 晶質液の種類と輸液管理のポイント

● 晶質液には糖液や，ナトリウム濃度が低く，カリウム濃度が高い維持液など

表3　Starlingの法則と改訂Starlingの法則の違い

Starlingの法則	改訂Starling法則とグリコカリックスモデル
・血管内液容量は血漿と細胞成分	・血管内液容量はグリコカリックス容量，血漿容量，赤血球分布容量から成る
・毛細血管は，高タンパク濃度の血漿を低タンパク濃度の間質液から分離する	・類洞組織（骨髄，脾，肝）は非連続性毛細血管を有し，その間質液は本質的に血漿容量の一部である ・隔膜のない fenestrated capillary が腎糸球体濾過液をつくる ・特別な組織における隔膜をもつ fenestrated capillary は間質液を血漿へと吸収することができる ・continuous capillary は"無吸収性"を示す ・内皮グリコカリックス層（EGL）は陰イオン性タンパクに対して半透性を示し，グリコカリックス下の細胞間裂隙内の陰イオン性タンパク濃度は非常に低い
・重要なStarling 力は，内皮内外の圧力差と，血漿浸透圧－間質膠質浸透圧の較差である	・重要なStarling 力は，内皮内外の圧力差と，血漿浸透圧－グリコカリックス下膠質浸透圧の較差である ・間質液の膠質浸透圧は毛細管流量（J_v）の直接的決定因子ではない
・体液は毛細血管の動脈端から濾過され，静脈端から吸収される ・一部がリンパ液として循環に戻る	・J_v は Starling 法則により予測されるよりもはるかに少なく，循環へ戻る主要経路はリンパ液として循環に戻る
・血漿の膠質浸透圧上昇は吸収を促進し，間質から血漿へ体液をシフトさせる	・血漿の膠質浸透圧上昇は J_v を低下させるが，吸収をもたらすことはない
・正常よりも低い毛細管圧では，吸収により血漿容量が増加する	・正常よりも低い毛細管圧では，J_v はゼロに近づく ・自己輸血は，急性，一時的で，約500 mLに限定される
・正常よりも高い毛細管圧では，濾過により間質液容量が増加する	・正常よりも高い毛細管圧では，膠質浸透圧力差が最大のとき，J_v は内皮内外の圧力差に比例する
・輸注された膠質液は血漿分画に分布し，輸注された等張食塩液は細胞外液分画に分布する	・輸注された膠質液は当初血漿分画に分布し，輸注された等張食塩液は血管内液分画に分布する ・正常よりも高い毛細血管圧では，膠質液の輸注は血漿膠質浸透圧を維持し，毛細管圧を上昇させ，J_v を増加させる ・正常よりも高い毛細血管圧では，等張食塩液の輸注も毛細管圧を上昇させるが，膠質浸透圧を低下させるので，同量の膠質液よりも J_v を増加させる ・正常よりも低い毛細血管圧では，膠質液の輸注は血漿容量を増加させ，等張食塩液の輸注は血管内液容量を増加させるが，どちらの場合も J_v はゼロ近くにとどまる

J_v：血管－間質水分移動量．　　　　　　　　　　（Woodcock TE, et al. Br J Anaesth 2012; 108: 384-94[6])より）

も含まれるが，周術期には，後述するように，ナトリウム濃度の低いものの投与は問題が多いとされているので，ここでは主に，ナトリウム濃度130 mmol/L以上の細胞外液製剤について述べる．

a. 生理食塩液

0.9%NaClを含む生理食塩液は等張性の細胞外液

▶Column「電解質濃度と浸透圧」(p.4) 参照

- 生理食塩液は0.9% NaCl液でナトリウムイオンが154 mmol/L，クロールイオンが154 mmol/Lの最も単純な細胞外液である．浸透圧は285 mOsm/kg H$_2$O であり，154 mmol/Lの2倍でないことはすでに述べた．
- 生理食塩液のナトリウム濃度が正常であることはあまり知られていない．血清ナトリウム濃度の正常値は142 mmol/L 程であるが，これは分母にタンパ

ク質や，脂肪を含み，分母を水にすると，153 mmol/L が正常のナトリウム濃度である．
- 後述のほとんどの細胞外液のナトリウム濃度は 130 mmol/L であるが，この濃度はかなり低く，浸透圧もそれに応じて低いことを銘記する．生理食塩液はクロールイオンが正常より高いので，高クロール性アシドーシスの懸念がある[7]．
- 等張性の細胞外液は生理食塩液のみといってよい．
- 以下のナトリウムイオン 130 mmol/L の細胞外液製剤は低張性なので，大量投与時は脳浮腫に留意する．

b．乳酸リンゲル液

- 乳酸リンゲル液は 20 世紀前半に小児科医 Hartmann が開発した細胞外液でハルトマン液ともよばれ，小児のコレラの治療から生まれた細胞外液である．
- 陽イオンとしてナトリウムイオンを 130 mmol/L，カリウムイオンを 4 mmol/L，カルシウムイオンを 1.5 mmol/L（3 mEq/L），陰イオンとしてクロールイオンを 109 mmol/L，L 型乳酸イオン[★3] を 28 mmol/L 含む．血漿の陰イオンはクロールの次に重炭酸イオンが多い．
- 重炭酸イオンは酸塩基平衡において，重要な役割を果たしているが，製剤として他の電解質と混合すると析出し不安定なために，重炭酸イオンの代わりにいろいろな陰イオンを利用している．その中で，最も古く，最も使われている細胞外液製剤が乳酸リンゲル液である．乳酸ナトリウム塩として溶けているために，水素イオンを発生するわけではないので，乳酸アシドーシスになることはない．
- 乳酸イオンは肝臓で代謝され，重炭酸イオンとなる．内因性の乳酸アシドーシスがある場合は乳酸の代謝が順番待ちになることがある．数日後には代謝されて，重炭酸イオンが増えるので，大量投与後は代謝性アルカローシスをきたす．
- 最近，重症患者の乳酸値をモニターする場合が多く，乳酸リンゲル液の大量投与では見かけ上乳酸値が高くなることがあるので，注意を要する．
- 後述の細胞外液も含めた 130 mmol/L のナトリウム濃度のリンゲル液の浸透圧は 260 mOsm/kg H_2O 以下であり，若干低浸透圧なので，一部が細胞内に入る．

c．酢酸リンゲル液

- 乳酸が肝臓で主に代謝されるのに対して，酢酸リンゲル液は酢酸が筋肉など，全身で代謝されるので，肝機能の悪い患者には適している．弱い血管拡張作用があり，血圧の低下をきたすことがある．
- 血液透析には昔から酢酸リンゲル液を使用していたが，血圧低下の問題があり，逆に乳酸リンゲルを使用するほうがよいという意見もある．
- 1％ブドウ糖加酢酸リンゲル液は手術中の輸液速度に見合った糖濃度とマグ

[★3] 乳酸には L 型と D 型の異性体があり，天然には L 型が多く存在する．乳酸脱水素酵素にも L 型と D 型がある．

乳酸リンゲル液の大量投与による見かけ上の乳酸値の高値に注意する

酢酸リンゲル液は肝機能の低下している患者にも適する

酢酸リンゲル液は血管拡張作用があり血圧低下をきたすことがある

ネシウムイオン含有のため，適正な血糖値管理とマグネシウム管理が可能である．

d. 重炭酸リンゲル液

- 重炭酸リンゲル液は最も生理的な重炭酸イオンを使用している．前述のように他の陽イオンと反応して析出する可能性が高いので，包装用の袋に炭酸ガスを入れてpHを調節してそれを防いでいる製剤や特殊な容器でそれを防いでいる製剤がある．
- アシドーシスのある患者に細胞外液として投与すると，すみやかな緩衝効果を期待できる．マグネシウムイオンを含むので，低マグネシウムになりにくい．

e. その他のトピックス

■ エチルピルビン酸リンゲル液

- エチルピルビン酸リンゲル液は，抗酸化作用や抗炎症作用があり，輸液剤として最近注目を集めている．心機能の改善，毛細血管透過性亢進の抑制，腎保護的にも働くといわれている[9]．
- HMGB-1★4の放出抑制[9]，抗炎症，抗酸化作用[10]が知られている．将来的にはユニークな細胞外液として開発されるかもしれない．

★4 HMGB-1

high mobility group box-1 (HMGB-1) は1999年Wangらによって同定されたタンパク質[11]で当初はHMG-1とよばれていた．炎症過程の後期（エンドトキシン曝露後8〜32時間）に放出されるタンパクで，その抗体の投与が敗血症の致死率を下げることから，治療効果が期待されている．

■ 術後低ナトリウム血症

- 細胞内輸液あるいは維持輸液としての5%糖液，1号液，2号液，3号液★5などはナトリウム濃度が低い．維持輸液や細胞内脱水の治療として使用されているが，周術期のストレスホルモンである抗利尿ホルモンによる低ナトリウム血症が原因と思われる脳浮腫による死亡例[12, 13]が報告され，最近は術前，術中，術後を通じて，使わない方向である．ナトリウム濃度の高い細胞外液が使用され，必要に応じて糖を加える．
- 3号液などの低ナトリウムの維持液は低張液とよばれているが，浸透圧を実測すると糖を含むために正常より高い．投与された後，ブドウ糖が代謝されると低張となり，水が細胞内に移行する．

★5

生理食塩液を糖液で希釈する．Na濃度の高い順に，1号液：1/2生食，2号液：1/3生食，3号液：1/4生食となるが，糖濃度はいろいろである．1号液，2号液はカリウムを含まないので，開始液として分類され，20 mmol/Lのカリウムを含む3号液が維持輸液の代表である．

■ 周術期血糖コントロール

- 重症患者の血糖値を80〜110 mg/dLに維持するとICU死亡率や病院死亡率を下げるというBergheらの強化インスリン療法[14]は，全世界の糖尿病学者や急性期医療関係者を巻き込んで，多くの論争や研究が行われた．しかし強化インスリン療法により，低血糖が増え，予後が疑問視された．
- Finferらは6,000例以上の重症患者を対象に厳格血糖管理群（目標血糖値81〜108 mg/dL）と通常血糖管理群（目標血糖値180 mg/dL以下）に分けて臨床研究★6を行った結果，通常管理群の死亡率が低かった．これは手術患者に限っても有意に通常管理群のほうが死亡率が低かった．
- 周術期の血糖値管理は180 mg/dL以下が妥当である．5%ブドウ糖を含む細

★6

NICE-SUGAR study[15]

▶ NICE-SUGAR：Normoglycemia in Intensive Care Evaluation and Survival Using Glucose Algorithm Regulation

胞外液は手術中の輸液速度で投与すると高血糖になるので，0.1〜1％のブドウ糖濃度が適当である．
- 維持輸液や細胞外液にはブドウ糖以外にキシリトール，マルトース，ソルビトールなどのいろいろな糖が利用されている．マルトースなどはインスリンを介さずに細胞内に入るので，高血糖にならず，糖尿病でも使いやすいとか，利尿効果などのユニークな性質があるが，エネルギー源としての糖はやはり，ブドウ糖である．
- キシリトールやマルトースなどの糖を浸透圧調整のために利用するという考え方もある．130 mmol/L のナトリウム濃度の細胞外液は低浸透圧なので，浸透圧を高くして，水分の細胞内移行を防ぎ，容量効果や利尿効果を得ようとする考え方である．

■ マグネシウム

- マグネシウムは多くの生理学的過程において重要な役割を果たしているが，麻酔に関して，鎮痛作用，抗痙攣作用（とくに子癇），胎児神経保護作用，カテコラミン放出抑制，抗不整脈作用（とくに QT 延長を伴うトルサードドポアンツ）など[16]があり，最近開発された細胞外液製剤にはマグネシウムイオンを 1〜2 mmol/L 含有しているものがある．
- 晶質液投与による血液凝固能の亢進をマグネシウムが軽減する作用もある[17]．

❹ 膠質液の種類と輸液管理のポイント

a. アルブミン製剤

- アルブミン製剤は 4.4％，5％，20％，25％溶液がある．加熱人血漿蛋白（PPF）は 80％以上がアルブミンである．
- 60℃ 10 時間以上の加熱処理によって，肝炎ウイルス（B 型，C 型など）や HIV など既知のウイルス性疾患の伝播の危険はほとんどない．しかし，A 型肝炎ウイルス，パルボウイルス B19 などの不活化は不十分であり，また最近，プリオンの感染の可能性なども検討されている．
- アルブミンの分解は筋肉，皮膚，肝，腎などで行われ，1 日の分解率は生体内貯蔵量のほぼ 4％である．また生体内でのアルブミンの半減期は約 17 日である．
- 高膠質浸透圧（20％，25％）アルブミン製剤では腎障害が指摘されている[18]．
- 外傷性脳障害患者の予後に関して，アルブミン群の死亡率は生理食塩液群より高い[19]．

b. HES（ヒドロキシエチルスターチ）製剤

- HES 製剤はトウモロコシやポテトのデンプンにヒドロキシエチル基を付け

▶PPF：
plasma protein fraction

表4 種々のHESの特徴

	第1世代	第2世代				第3世代
表記	450/0.7/4.6 670/0.7/4.6	200/0.62/9	200/0.5/6	200/0.5/6; 260/0.5/6	70/0.55/4	130/0.4/9
濃度	6%	6%	6%	10%	6%	6%
容量効果（%）	100	100	100	130〜150	80〜90	100
持続時間（時）	5〜6	5〜6	3〜4	3〜4	1〜2	3〜4
重量平均分子量	670,000	200,000	200,000	200,000	70,000	130,000
モル置換度	0.7	0.62	0.5	0.5	0.5	0.4
C_2/C_6比	4.6	9	6	6	4	9
使用量（mL/kg）	20	33	33	20	20	33〜50

HES：ヒドロキシエチルスターチ．

て，アミラーゼによる分解を遅くした製剤で，濃度（6%がほとんど），平均分子量，モル置換度，C_2/C_6比の4つの数字で表される特徴がある．

- 平均分子量はキロダルトン（kDa）で表すので，130であれば，分子量13万である．モル置換度はグルコース糖単位（グルコピラノース環）あたりのヒドロキシエチル化の割合を示す．C_2/C_6比はヒドロキシエチル基がグルコピラノース環のC_2の位に付いているものとC_6の位に付いているものとの割合を示す．モル置換度もC_2/C_6比も高いほど分解されにくい．

▶Column「多分散度と溶媒」参照

- **表4**にいろいろなHESの特徴を示すが，第1世代，第2世代，第3世代の分類は，モル置換度の違いによる．第1世代は0.7，第2世代は0.6〜0.5，第3世代は0.4のモル置換度をもつ．また0.7のモル置換度をもつHESをヘタスターチ，0.6のモル置換度をもつHESをヘキサスターチ，0.5のモル置換度をもつHESをペンタスターチ，0.4のモル置換度をもつHESをテトラスターチと，小数点1位の数字のギリシャ文字にちなんで呼称する．

- HESの使用は，輸血までのブリッジングとして，アルブミンの代用に使用されることが多かった．しかし細胞外液大量輸液療法による間質浮腫の弊害から周術期の輸液量制限が叫ばれるようになり，有効な血管内容量を確保するためにHESが積極的に使用されるようになった．

第3世代HESは最も副作用が少なく，有効性が高い

★7
CHEST study[20)]

▶CHEST：
Crystalloid Versus Hydroxyethyl Starch Trials

▶HESに関しては，本シリーズ『麻酔科医のための循環管理の実際』「4-4 新しいHES製剤は輸液管理を変えるか？」も参照していただきたい．

- 第3世代HESは2013年に日本でも承認され，使用可能になった．50 mL/kgまで使用可能であることから，この輸液剤によるアルブミンの使用量削減が期待されている．第3世代HESは副作用が最も少なく，有効性も高いことが示されているが，集中治療室の敗血症患者での使用に慎重であるべきであるとの研究★7もあり，アルブミンとの直接比較試験がのぞまれている．

■ HESの腎機能への影響

- 容量不足の是正が腎機能を維持するうえで重要であるので，HESによる有効な循環血液量是正は腎機能に好影響を与える．しかし，10% HES 200/0.5と6% HES 200/0.6に関して，重症敗血症患者へ腎機能への悪影響が指摘さ

れた[21, 22)]．

- 第3世代HESのVoluven®（6％HES 130/0.4/9）は最も腎機能への影響が少ないとされているが，集中治療患者を対象としたCHEST study[20)]では腎機能は良いものの，腎代替療法率が高いとされ，矛盾した結果になった．
- 手術中の使用に限ると，第3世代HESの腎機能への影響や腎代替療法率はアルブミン，晶質液を含めて，有意差は認められなかった[23)]．

■ HESの止血凝固系への影響

- 人工膠質液の凝固に対する副作用としては，von Willebrand因子の抑制，血小板皮膜作用，トロンビン合成阻害，フィブリン重合阻害などが知られている．
- Kozekらは人工膠質液の凝固に対する影響を比較し，デキストラン＞ヘタスターチ＞ペンタスターチ＞テトラスターチ≧ゼラチンの順に凝固抑制が強いと結論づけている[24)]．第3世代HESのテトラスターチは最も影響が少ないとされているが，大量出血時などでの大量使用時には早期の新鮮凍結血漿や血小板の輸血が必要である．

■ その他の副作用

- HESは数パーセントの患者で皮膚の掻痒感を訴える．また，投与後はHESの分解のためアミラーゼ値が上昇するので，膵炎と間違えないよう注意する．

c. デキストラン製剤

- デキストランも古くから使用されている代用血漿製剤であり，横に長いひも状の構造をしている（HESは球状）．そのため，分子量に比して構造水とよばれる水分子を多く含み，効率的に循環血液量を維持できる．
- 凝固系への副作用が強く，腎機能への影響も大きい．
- 分子量4万の低分子デキストランは今も使用されている．

d. その他

- 動物タンパクを利用したゼラチン製剤は日本では使われなくなったが，欧州ではまだ依然として使われている．凝固系や腎臓への影響が少ないが，アレルギー反応の発生率が高い．
- 代用血漿製剤のアナフィラキシー様反応の発生率を**表5**に示す[25)]．この表のHESは高分子のヘタスターチ（6％ HES 450/0.7）であるがHESはアナ

Column　多分散度と溶媒

表4にない性質として，多分散度，溶媒の違いがある．多分散度は重量平均分子量を数平均分子量で割った値である．数平均分子量は単純平均，重量平均分子量は重み付けを加味した分子量で，臨床的には重量平均分子量が使われる．多分散度が大きいほど分子量分布の幅が大きくなる．溶媒は生理食塩液が一般的であるが，細胞外液製剤に似た電解質を含んだものを溶媒としている製剤もある．ちなみに，日本で使用されているヘスパンダー®は6％ HES 70/0.55/4に，電解質としてNa：106 mEq/L，K：4 mEq/L，Ca：2.7 mEq/L，Cl：92 mEq/L，ブドウ糖1％の特殊な性状である．同じHESに生理食塩液をベースにしたサリンヘス®がある．

表5 代用血漿製剤のアナフィラキシー様反応の発生頻度と重症度

代用血漿製剤	症例数	反応のタイプと数			頻度
		軽度	中等度	重度	
ヘタスターチ	566,755	11	26	3	0.007%
Dex 40	51,261	2	1	1	0.008%
Dex 60/75	529,045	14	35	34	0.016%
修正ゼラチン	6,028	1	2	1	0.066%
尿素架橋ゼラチン	6,151	4	2	3	0.146%

Dex：デキストラン.　　　(Brunkhorst FM, et al. N Engl J Med 2008; 358: 125-39[21])より)

フィラキシー様反応の頻度が少なく，高分子デキストランやゼラチンに発生頻度が高く，重症度も高い．

❺ 術中輸液管理例

- 20世紀半ばからの細胞外液大量輸液療法は急性期医療に大きな足跡を残したが，その輸液量の多さゆえに，消化器症状[26]をはじめとしていろいろな合併症が問題となっている．
- 術中の麻酔薬の血管拡張による相対的な循環血液量低下に対し積極的に膠質液を使用することはトータルとしての輸液量を減らし，間質浮腫による肺合併症，消化管合併症を防ぐ．術中の輸液管理は膠質液と晶質液論争の画一的な議論ではなく，ターゲットコンパートメントを明確に意識しながら，晶質液は細胞内と間質の水分電解質を維持し，膠質液により血管内容量を維持することが必要である．
- 図6にTatara[27]らの発表した腹部手術成人患者の細胞外液輸液安全限界のシミュレーションの図を示す．短時間の手術における輸液量の安全域は大きいが，時間の経過に従って，安全限界は6 mL/kg/時の輸液速度に収束して

 4-2-1 rule：体重25kgの患者の時間あたり維持水分量計算

体重 (kg)	投与量 (mL/kg/時)	体重カテゴリ (kg)	総量 (mL/時)
0〜10	4	10	40
11〜20	2	10	20
21〜	1	5	5
計		25	65

 術前水分欠乏量

術前水分欠乏量は4-2-1 ruleで計算した前夜からの水分欠乏量から経口補水量を差し引いた量になる．たとえば前夜21時から禁食で，朝9時入室までに700 mLの経口補水液を飲んだ60 kg成人の術前水分欠乏量の計算は，60 kgの時間維持水分量は4-2-1 ruleから100 mL（4 mL×10 kg＋2 mL×10 kg＋1 mL×40 kg＝100 mL）なので100 mL×12時間－700 mL＝500 mLとなる．

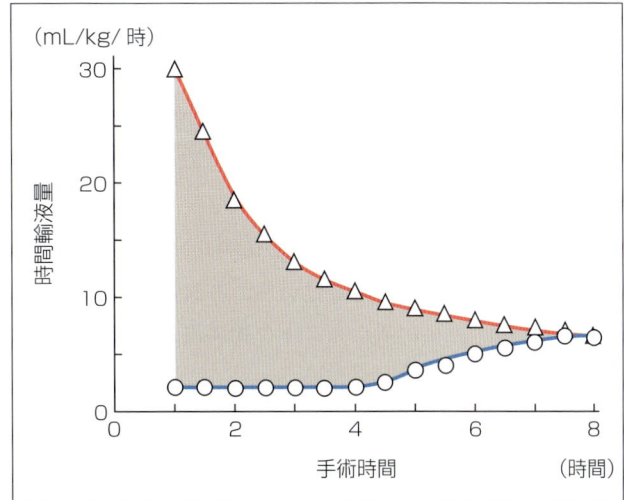

図6 腹部手術成人患者の細胞外液輸液安全限界のシミュレーション
図の灰色の部分が時間輸液量の安全限界を示し，それ以上なら間質浮腫，以下なら循環血液量減少を示す．
(Tatara T, et al. Anesth Analg 2009; 109: 215[27]より)

表6 全身麻酔初期のHESと細胞外液投与量

	HES	細胞外液
導入後手術開始まで	0	術前欠乏量の1/2 + 6 mL/kg/時
手術開始後1時間まで	300 mL	術前欠乏量の1/2 + 6 mL/kg/時

いく．これはあくまでシミュレーションであるが，臨床的な感覚に合致する．

- 図6の考え方を加味して，著者が実践している全身麻酔および，硬膜外麻酔併用全身麻酔の麻酔導入後1時間までの実際の輸液例を示す．患者の状態により適宜調整する．この後の輸液は術式，出血，侵襲度などにより輸液の処方も異なるので，各自工夫していただきたい．要は，血管内ボリュームを血管内輸液により効率的に補充し，細胞外液の投与量をなるべく少なくするということに留意する．

a. 全身麻酔とHES

- ここでは，近年の全身麻酔（セボフルラン−空気−酸素−レミフェンタニル−フェンタニル麻酔）について述べる★8．完全静脈麻酔の場合，血管拡張の程度を若干考慮する必要があるが，麻酔導入後，当初の輸液量は同じでよい．
- 全身麻酔中の輸液管理を考えるうえで，呼吸循環系と輸液は密接に結びついているが，病棟での管理と異なり，患者の酸素消費量がかなり低いことを考慮に入れるべきである．麻酔中は酸素消費量が低いので，酸素運搬量も正常以下でよい．心拍出量，血圧，脈拍も麻酔中は低くてよい．
- 表6に，麻酔開始から手術開始後1時間までの輸液管理の1例を示す．HESは麻酔薬の血管拡張に起因する血管内代償量を補うためである．術前欠乏量は，4-2-1 ruleで計算した前夜21時からの術前欠乏量から，術前経口補水量あるいは術前点滴量を引いた値である．術前欠乏量を細胞外液で補う

★8
笑気や硬膜外麻酔使用の有無で，交感神経の緊張や血管拡張の度合いが異なり，術中の血圧や尿量にかなりの影響がある．

表7 硬膜外麻酔併用全身麻酔初期の HES と細胞外液投与量

	HES	細胞外液
導入後手術開始まで	200 mL	術前欠乏量の 1/2 + 6 mL/kg/ 時
手術開始後1時間まで	400 mL	術前欠乏量の 1/2 + 6 mL/kg/ 時

のは，周術期の低ナトリウム血症予防のためである．
- 細胞外液はいろいろあるが，1％ブドウ糖加酢酸リンゲル液（フィジオ®140）が適正なブドウ糖濃度，ナトリウム濃度，マグネシウムも含んでいるなど，使いやすい．

b. 硬膜外麻酔併用全身麻酔と HES

- 硬膜外麻酔併用全身麻酔で，硬膜外麻酔は胸椎下部（Th7-10 あたり）を対象とする．
- 表7に具体例を示す．硬膜外麻酔により交感神経がブロックされ，血管拡張による低血圧は強く，かつ持続する．血管内代償としての HES 投与量は当然多くなる．胸椎上部にブロックが及び，徐脈や心拍出量低下による低血圧が起こるので，昇圧薬であるエフェドリン（5〜10 mg）やフェニレフリン（0.1〜0.2 mg）の投与が必要になる．
- 麻酔中の血圧低下時に対するカテコラミン持続投与は，徐脈の場合はドパミン（3〜5 μg/kg/ 分）が使いやすいが，低濃度ノルアドレナリンの腎血流，腸管血流維持効果[28]や，ドパミンよりノルアドレナリンのほうが合併症が少ないとする研究[29]などがあり，徐脈がなければ低濃度ノルアドレナリンの持続投与（0.05〜0.15 μg/kg/ 分程度）が有効である．

c. 輸液のモニター

- 輸液のモニターは適正な有効循環血液量を最終目標とするが，とくに血管内と間質の水分移動が非常に流動的であるために，適正なモニターがなかなかない．
- 古典的な輸液のモニターは血圧★9，脈拍，尿量，中心静脈圧，肺動脈楔入圧などがある．しかし，全身麻酔中の血圧や脈拍は，麻酔薬や麻酔法の影響を受けて，有効循環血液量のモニターにはなりにくい．
- 中心静脈圧や肺動脈楔入圧は圧容量曲線の非線形性や心拍出量の影響を強く受けるので，最近では循環血液量のモニターから除外しようとする動きがある．
- 尿量は腎臓のモニターだけでなく，循環血液量や臓器血流のモニターとして簡便で信頼性の高いモニターではあるが，レミフェンタニルや硬膜外麻酔併用全身麻酔では，1 mL/kg/ 時の尿量は困難かもしれない．集中治療領域では 0.5 mL/kg/ 時をカットオフ値としているガイドラインが多いが，これはクレアチニン値を上げない最低尿量であり，麻酔中に適応可能であるかは検討を要する★10．

★9
非麻酔下成人の臓器血流自己調節能の範囲は，平均動脈圧で 60〜150 mmHg である．腎臓は下限閾値が若干高いといわれている．

★10
尿量 0.5 mL/kg/ 時をカットオフ値の一つに採用した 2005 年の Nisanevich らの論文[26]では，笑気，イソフルラン，フェンタニル麻酔（硬膜外も術中は使用していない）であり，笑気による交感神経賦活により血圧は高めに維持できたと思われる．

- 動脈圧波形を利用した stroke volume index（SVI）や stroke volume variation（SVV），pulse pressure variation（PPV）を輸液反応性の指標とした研究が多いが，これらの指標も過剰輸液を避けるために全身麻酔中のカットオフ値を検討する必要があるかもしれない．
- 上記に紹介したモニター（血圧，脈拍，尿量，中心静脈圧，肺動脈楔入圧，SVI，SVV，PPV）は，どのカットオフ値を採用するにせよ，デジタルの数値目標があるが，いずれも血管内容量に注目したモニターで，細胞内液や間質液量の臨床的に使えるモニターはきわめて限られている[★11]．
- 筆者は間質の水分に注意を向けるために，術野の腸管の水っぽさ，眼球結膜の浮腫，指先の温度，口腔粘膜の乾燥具合などのアナログ評価も参考にしながら，上記の輸液管理後に 1 mL/kg/時の尿量が確保されていれば輸液負荷を抑え，0.5 mL/kg/時以下であれば HES を負荷している．

（宮尾秀樹）

★11
胃粘膜 pH などは一種の細胞内環境モニター，生体インピーダンス法を用いた細胞外液水分の相対変化測定[30]などは間質液のモニターといえるかもしれない．この領域のテクノロジーが進んで，使いやすいモニターができると輸液管理が大きく変わる．

文献

1) Rose BD, Theodore WP. Clinical Physiology of Acid-Base and Electrolyte Disorders. 5th ed. New York: McGraw-Hill; 2001.
2) Simionescu M, Simionescu N. Ultrastructure of the microvascular wall: Functional correlations. In: Renkin EM, Michel CC, eds. Handbook of Physiology, Section 2: The Cardiovascular System. American Physiological Society, Maryland: Lippincott Williams & Wilkins; 1984. p.41-101.
3) Rostgaard JR, Qvortrup K. Electron microscopic demonstrations of filamentous molecular sieve plugs in capillary fenestrae. Microvasc Res 1997; 53: 1-13.
4) Luft JH. Fine structures of capillary and endocapillary layer as revealed by ruthenium red. Fed Proc 1966; 25: 1773-83.
5) Levick JR, Michel CC. Microvascular fluid exchange and the revised Starling principle. Cardiovasc Res 2010; 87: 198-210.
6) Woodcock TE, Woodcock TM. Revised Starling equation and the glycocalyx model of transvascular fluid exchange: An improved paradigm for prescribing intravenous fluid therapy. Br J Anaesth 2012; 108: 384-94.
7) Sinert R, et al. Effect of normal saline infusion on the diagnostic utility of base deficit in identifying major injury in trauma patients. Acad Emerg Med 2006; 13: 1269-74.
8) Su F, et al. Beneficial effects of ethyl pyruvate in septic shock from peritonitis. Arch Surg 2007; 142: 166-71.
9) Wang Q, et al. Ethyl pyruvate attenuates spinal cord ischemic injury with a wide therapeutic window through inhibiting high-mobility group box 1 release in rabbits. Anesthesiology 2009; 110: 1279-86.
10) Yang R, et al. Ethyl pyruvate ameliorates liver injury secondary to severe acute pancreatitis. J Surg Res 2009; 153: 302-9.
11) Wang H, et al. HMG-1 as a late mediator of endotoxin lethality in mice. Science 1999; 285: 248-51.
12) Arieff AI. Hyponatremia, convulsions, respiratory arrest, and permanent brain damage after elective surgery in healthy women. N Engl J Med 1986; 314: 1529-35.
13) Arieff AI, et al. Hyponatraemia and death or permanent brain damage in healthy children. BMJ 1992; 304: 1218-22.
14) van den Berghe G, et al. Intensive insulin therapy in the critically ill patients. N Engl J Med 2001; 345: 1359-67.
15) Finfer S, et al; NICE-SUGAR Study Investigators. Intensive versus conventional

glucose control in critically ill patients. N Engl J Med 2009; 360: 1283-97.
16) Herroeder S, et al. Magnesium--essentials for anesthesiologists. Anesthesiology 2011; 114: 971-93.
17) Ruttmann TG, et al. The coagulation changes induced by rapid in vivo crystalloid infusion are attenuated when magnesium is kept at the upper limit of normal. Anesth Analg 2007; 104: 1475-80.
18) Schortgen F, et al. CRYCO Study Group. The risk associated with hyperoncotic colloids in patients with shock. Intensive Care Med 2008; 34: 2157-68.
19) Myburgh J, et al. Saline or albumin for fluid resuscitation in patients with traumatic brain injury. N Engl J Med 2007; 357: 874-84.
20) Myburgh JA, et al; CHEST Investigators. Hydroxyethyl starch or saline for fluid resuscitation in intensive care. N Engl J Med 2012; 367: 1901-11.
21) Brunkhorst FM, et al. Intensive insulin therapy and pentastarch resuscitation in severe sepsis. N Engl J Med 2008; 358: 125-39.
22) Schortgen F, et al. Effects of hydroxyethylstarch and gelatin on renal function in severe sepsis: A multicentre randomised study. Lancet 2001; 357: 911-6.
23) Van Der Linden P, et al. Safety of modern starches used during surgery. Anesth Analg 2013; 116: 35-48.
24) Kozek-Langenecker S, et al. Effect of hydroxyethyl starches on hemostasis. Transfus Altern Transfus Med 2007; 9: 173-81.
25) Landis EM, Pappenheimer JR. Exchange of substances through capillary walls. In: Hamilton WF, ed. Handbook of Physiology, Section 2: Circulation, Vol 2. Washington DC: American Physiological Society; 1963. p.961-1034.
26) Nisanevich V, et al. Effect of intraoperative fluid management on outcome after intraabdominal surgery. Anesthesiology 2005; 103: 25-32.
27) Tatara T, et al. The effect of duration of surgery on fluid balance during abdominal surgery: A mathematical model. Anesth Analg 2009; 109: 211-6.
28) Hiltebrand LB, et al. Hypotension during fluid-restricted abdominal surgery: Effects of norepinephrine treatment on regional and microcirculatory blood flow in the intestinal tract. Anesthesiology 2011; 114: 557-64.
29) De Backer D, et al. Comparison of dopamine and norepinephrine in the treatment of shock. N Engl J Med 2010; 362: 779-89.
30) 多田羅恒雄, 津崎晃一. 多周波数生体インピーダンス法による重症患者の体液量モニタリング. ICUとCCU 1997; 21: 789-97.

2. 経口補水と ERAS®

1-2-1 ERAS® とは

- Enhanced Recovery After Surgery (ERAS®) プロトコールは，エビデンスに基づき作成された術後回復力強化プログラムのひとつである．
- 1990年代からヨーロッパ経腸栄養学会（ESPEN）を中心に提唱され始め，2005年には，周術期においてストレス反応を軽減し包括的に合併症を減らすための手法として詳細なレビューが報告された[1]．
- その内容は周術期の患者管理をプロトコール化して集学的に実施し，術後の回復力，安全性の向上，術後合併症の減少，入院期間の短縮やコスト削減などを目的とした試みである（図1）．
- 当初は結腸開腹手術対象としたプロトコールであったが，現在では，胆嚢摘出術，鼠径ヘルニア根治術，副甲状腺摘出術，人工骨頭置換術，肝切除術など，さまざまな手術に応用されるようになった．
- 表1に代表的な ERAS 群とコントロール群を比較検討した報告の詳細を示す．
- 結腸直腸手術における ERAS® の効果を従来型の管理と比較した4つの無作為化試験，計237例を対象とした Cochrane のメタ解析[2]では，従来型の管理方法と比較して ERAS 群で全合併症，入院期間が有意に減少したが，再入院率に差はなかったと報告されている．
- Rawlinson[3]らの結腸直腸手術におけるシステマティック・レビューでは，6つの無作為化試験と7つの比較臨床試験の計13の試験を取り上げており，在院日数を評価した11の試験において ERAS 群で在院日数が2.53日短くな

▶ESPEN：
European Society for Clinical Nutrition and Metabolism

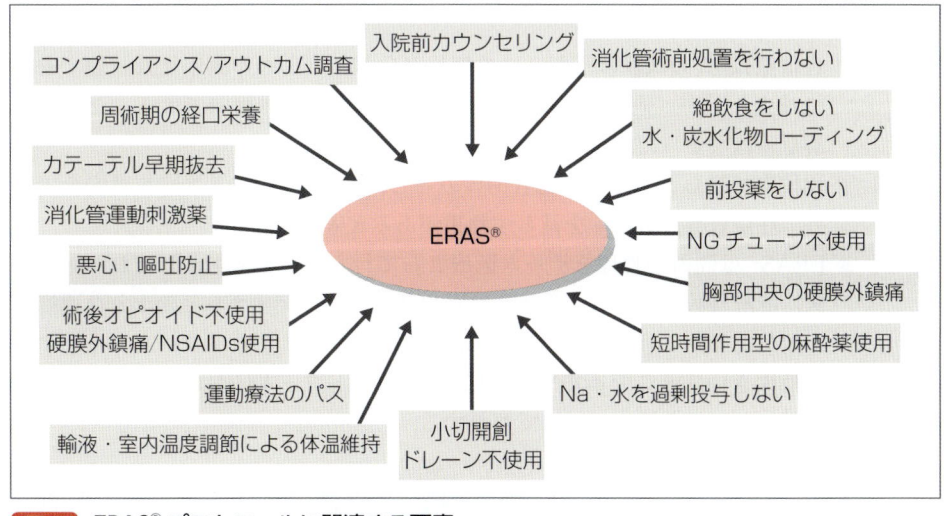

図1 ERAS® プロトコールに関連する要素
NSAIDs：非ステロイド性抗炎症薬，NG：経鼻胃管．
(Fearon KC, et al. Clin Nutr 2005; 24: 466–77[1]より)

表1 ERAS群とコントロール群を比較検討した報告

著者	掲載誌	症例数 ERAS群/cont群	結果
Andersonら	Br J Surg 2003; 90: 1497-504	14/11	ERAS群で在院日数短縮（3日 vs. 7日；$p=0.002$），術後通常食の摂取開始時間短縮（48時間 vs. 76時間；$p<0.001$），早期離床（46時間 vs. 69時間；$p=0.043$），疼痛・疲労スコア減少，握力維持ができた
Delaneyら	Dis Colon Rectum 2003; 46: 851-9	31/33	ERAS群で術後在院日数短縮（5.4日 vs. 7.1日；$p=0.02$）．再入院率，合併症，疼痛スコア，QOL，患者満足度は両群間で差がなかった
Gattら	Br J Surg 2005; 92: 1354-62	19/20	ERAS群で在院日数短縮（5日 vs. 7.5日；$p=0.027$），カテーテル留置期間短縮（$p=0.022$），輸液実施期間短縮（$p=0.007$），早期腸管機能回復（$p=0.042$），握力維持ができた．死亡率，合併症は両群間で差がなかった
Khooら	Ann Surg 2007; 245: 867-72	35/35	ERAS群で在院日数短縮（5日 vs. 7日；$p<0.001$），心肺合併症と吻合部合併症減少．再入院はERAS群で多かった
Mullerら	Gastroenterology 2009; 136: 842-7	76/75	ERAS群で在院日数短縮（5日 vs. 9日；$p<0.0001$），合併症減少（21.1% vs 49.3%；$p=0.0014$）．重篤な合併症はERAS群で少ない傾向であった
Serclováら	Clin Nutr 2009; 28: 618-24	51/52	ERAS群で在院日数短縮（7日 vs. 10日；$p<0.001$），術後30日間の合併症減少（21.6% vs. 48.1%；$p=0.003$），早期腸管機能回復（1.3日 vs. 3.1日；$p<0.001$），術後の食事，リハビリテーション，疼痛管理が順調であった
Renら	World J Surg 2012; 36: 407-14	299/298	ERAS群で在院日数短縮（$p<0.001$），術翌日のHOMA-IR低値（$p<0.001$），栄養状態改善，術後のストレスホルモン抑制，術後の炎症性サイトカイン抑制，早期胃腸管機能回復．合併症は両群間で差なし

HOMA-IR：インスリン抵抗性指数．

ったと報告している．

- 合併症は13の試験のうち2つの無作為化試験と1つの臨床比較試験で有意に減少したが，他の試験ではERAS群のほうが減少傾向ではあったものの有意差はなかった．

ERAS® プロトコールは安全であり，在院日数・合併症を減少させる効果がある

- 現段階で得られる情報を総合的にみると，ERAS® プロトコールは安全であり，在院日数，合併症を減らす効果があると考えられる．
- ERAS® は周術期管理をチーム医療として行うことを基本としており，外科医，麻酔科医のみならず看護師などの多くのコメディカルとの十分な連携が必要である．こうした観点から麻酔科医がERAS® プロトコールで果たす役割は大きい．そこで本項では，ERAS® プロトコールにおいて麻酔科医が貢献可能な周術期管理について解説する．

❶ ERAS® プロトコールのアウトカム

- ERAS® プロトコールのアウトカムには，primary outcomeとsecondary

outcome がある．primary outcome は術後回復力強化であり，secondary outcome は術後患者罹患率低減，安全性改善，入院期間短縮，コスト削減があげられている．

- 図2 に ERAS® プロトコールのイメージを示す[1,4-6]．従来の方法では数週間を要していた患者の回復が，ERAS® プロトコールによって回復力が促進し，その期間も短くなっていることが示される．
- ERAS® プロトコールにおいて術後回復力を遅らせる因子は pain（痛み），gut dysfunction（消化管機能不全），immobility（術後不動）である（図3）．これらは相互に作用し，回復力を遅らせる．麻酔科医がエビデンスに基づく術前・術中・術後管理を行うことで，これらを改善できる可能性がある．

② 術前管理

a．術前の栄養管理

- ERAS® プロトコールでは，術前の絶食時間を短縮させる取り組みが行われている．
- 飢餓状態では，血糖値の低下をきたし，貯蔵された糖および炭水化物が消費され，異化が惹起される．このことがインスリン感受性の低下をきたし，大きな手術侵襲に伴うインスリンの感受性の低下が加わるとされる．

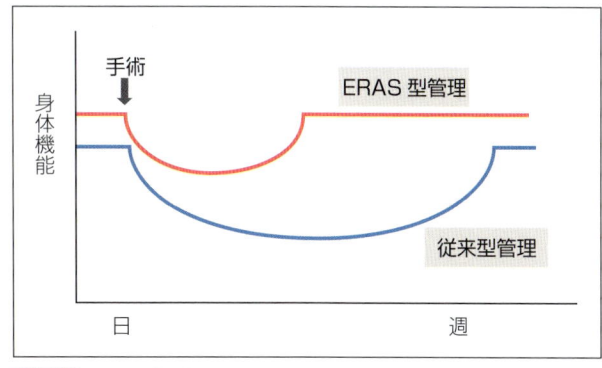

図2 ERAS® プロトコールのイメージ
従来の方法では数週間を要していた患者の回復が，ERAS® プロトコールによって回復力が促進され，その期間も短くなる．
(Fearon KC, et al. Clin Nutr 2005; 24: 466–77[1]); Braga M, et al. Clin Nutr 2009; 28: 378–86[5])より)

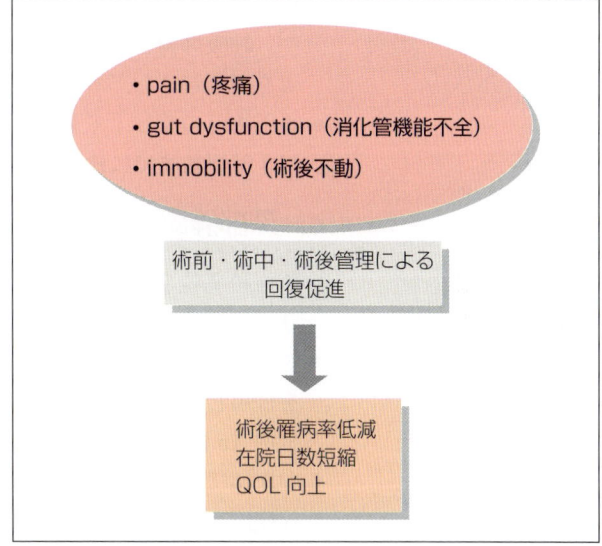

図3 術後回復力を遅らせる因子
(Lassen K, et al. Arch Surg 2009; 144: 961–9[4])を参考に作成)

- インスリン感受性の低下は回復に3週間以上を要し，在院日数に大きな影響を与えるとされている[7]．そのため手術直前まで炭水化物を含んだ飲料を与えることで，インスリン感受性が上がり，副次的効果として術後の不安感と腹部の違和感が軽減したとの報告がある[8,9]．
- 北欧では炭水化物を 12.6％含んでいる製品（PreOp®）を手術前日夜に 800 mL，当日2～3時間前に 400 mL 投与する方法が実践されている．手術直前にこれらの飲料を投与することは，麻酔導入時の誤嚥の懸念があるが，清澄水（clear liquids）であれば1時間以内に胃内から排出されることが証明されている[10]．
- また，術直前の不安感は胃からの排泄時間に影響を及ぼさないと考えられて

> 術前の絶食時間を短縮させる取り組みが行われている

- 日本麻酔科学会から発表された術前絶飲食ガイドラインによると，胃からの排泄遅延が予想される患者を除き，おおむね術前2〜3時間までの飲水を認めている．しかし糖質，アミノ酸，電解質，ビタミン，微量元素などを含有する飲料は，糖質，電解質のみを含有する飲料と比較して胃排泄時間が遅延するため，少なくとも術前3時間は空けるべきであると警告されている[12]．

▶日本麻酔科学会 術前絶飲食ガイドライン：
http://anesth.or.jp/guide/pdf/guideline_zetsuinshoku.pdf

b. 麻酔前投薬

- 麻酔前投薬の目的は，不安の軽減，口腔・気管分泌液の抑制，副交感神経反射の抑制や誤飲の防止であり，前投薬は有効であると長年考えられていた．しかし近年，術後の疼痛予防のための鎮痛薬の術前投与は効果がないことが報告されている[13]．
- ERAS® プロトコールでは，抗不安薬や鎮痛薬の術前投与は必要ないとしている[1,4]．鎮静薬の投与は胃内容物に影響しないものの，覚醒遅延の可能性や，呼吸抑制を遷延させる．アトロピンによる過度の分泌抑制は，患者の口渇を引き起こし，不安感を助長させる．
- また術前のオピオイドの投与は，胃内容排泄遅延を起こす可能性があり，投与1時間前までに飲水を中止すべきと報告されている．

抗不安薬や鎮痛薬の術前投与は必要ないとしている

c. 深部静脈血栓症の予防と抗凝固薬投与

- 肺血栓塞栓症の原因のほとんどが深部静脈血栓症であることは知られており，積極的に血栓予防策を行う必要がある[1,4]．
- 対策としては，術前に弾性ストッキングを装着し，術中は間欠的空気圧迫法を併用し，必要に応じて抗凝固薬（未分画ヘパリン，低分子量ヘパリン，選択的Xa阻害剤）を用いることが推奨されている．
- わが国では2004年2月から「肺血栓塞栓症／深部静脈血栓症（静脈血栓塞栓症）予防ガイドライン」が施行され，患者リスクを4段階に分け，それぞれのリスクに応じて早期離床，積極的運動に加えて上記の対策を講じることが勧められる[14]．

❸ 術中管理

a. 超短時間作用型麻酔薬の使用

- ERAS® プロトコールではプロポフォールやレミフェンタニルなどの短時間作用型麻酔薬による全静脈麻酔（TIVA）やセボフルランなどの吸入麻酔薬の使用を推奨している[1,4,15]．
- わが国でも2008年から，レミフェンタニルが登場し急速に普及した．
- レミフェンタニルの長所は，①強力な鎮痛作用をもつこと，②効果の発現が早く，短時間で効果消失するために調節性に優れること，③非特異的エステラーゼによりすみやかに代謝されるために，長時間使用しても蓄積しないこ

短時間作用型麻酔薬による全静脈麻酔や吸入麻酔薬の使用を推奨している

▶TIVA：
total intravenous anesthesia

表2 レミフェンタニルの長所と短所

長所	短所
・強力な鎮痛作用 ・効果の発現が早く，短時間で効果消失するために調節性に優れる ・非特異的エステラーゼによりすみやかに代謝されるために，長時間使用しても蓄積しない	・過度の徐脈・血圧低下をきたすことがある ・シバリングを起こすことがある ・鎮痛効果の持続が短いので，効果消失前に術後鎮痛の確立をする必要がある ・投与経路が煩雑

- と，があげられる（表2）.
- 一方，短所としては，①過度の徐脈・血圧低下をきたすことがあること，②シバリングを起こすことがあること，③鎮痛効果の持続が短いので，効果消失前に術後鎮痛の確立をする必要があること，④投与経路が煩雑であること，があげられる（表2）.
- 当施設でも全身麻酔症例の約70％にレミフェンタニルを使用しており，術直後から十分な覚醒が得られ，早期歩行が可能となる.
- 一方モルヒネ，フェンタニルといった長時間作用型のオピオイドは，早期離床の妨げとなるために推奨されない[1,4].

b. 胸部硬膜外麻酔

- ERAS®プロトコールでは，麻酔導入前に中位胸椎硬膜外カテーテルを留置し，オピオイドおよび局所麻酔薬を投与することを推奨している[1,4].
- 硬膜外麻酔は術中の麻酔薬投与量の軽減が可能であり，腸管の蠕動を促し，術後鎮痛にも適している．また中位の硬膜外麻酔はストレスホルモンの放出を抑え，インスリンの抵抗性を抑制する[16].
- 硬膜外麻酔の合併症としては，硬膜外血腫，硬膜外膿瘍，神経損傷などがあり，その頻度は0.01～0.06％とされている[1,4].
- とくに問題となるのは脊髄硬膜外血腫であり，術後の抗凝固療法を行う症例では硬膜外血腫の危険性が高くなることを考慮し，intravenous patient-controlled analgesia（IV-PCA）など，他の鎮痛法に変更する必要がある.

> 麻酔導入前の中位胸椎硬膜外麻酔を推奨している

c. 体温維持

- ERAS®プロトコールでは，積極的に体温保持対策を行うことを推奨している[1,4].
- 術中低体温は，さまざまな副作用を惹起する．薬物代謝遅延による麻酔覚醒の遅延，酸素消費量の増加，凝固障害による出血量の増加，心血管合併症の増加などが報告されている.
- 輸液加温，室温を保持，温風式加温装置による適切な体温維持によって，感染，心合併症，出血量の減少をきたしたとの報告がある[17,18].

> 積極的な体温保持対策を推奨している

d. 輸液管理

- 術前・術中輸液が患者の早期回復に与える影響は大きい.

- 長年，術中輸液に関しては，多めの輸液管理が推奨されてきた．とくに硬膜外麻酔を主体とする麻酔法では，交感神経の節前線維の遮断のために血管が拡張し低血圧をきたすことが多く，過剰輸液となりがちであった．そのため周術期に体重が3〜5 kg 増加している症例がしばしばみられた．
- 近年，維持輸液以上の輸液は不必要との報告があり，過剰輸液の回避により，術後の合併症の減少や入院期間が短縮されることも報告されている[19,20]．
- 当施設でも，硬膜外カテーテルは挿入するものの，その目的は術後疼痛対策目的とし，レミフェンタニルを用いる静脈麻酔を行うことで，過剰輸液を回避している．

e. 抗生物質の予防投与

- 術後感染症の合併を軽減することは，患者の予後向上と入院期間の短縮にきわめて重要である．
- 大手術患者のERAS®プロトコールでは，好気性菌，嫌気性菌を対象とした抗生物質の単回投与を皮膚切開までに施行することを推奨している．

> 大手術患者では，皮膚切開までの抗生物質単回投与を推奨している

- また3時間を超える手術では，術中に抗菌薬の追加投与を行うことが推奨されている[21]．

f. 胃管の挿入，尿道カテーテルの挿入

- 麻酔科医は長年ルチーンに胃管を挿入してきたが，胃管の挿入により無気肺や肺炎などの呼吸器系の合併症が増加するとの報告がある．また胃管を挿入しなくても，術後の縫合不全は増加しないとされており[22]，ERAS®プロトコールでは，術中においてもルチーンに胃管を挿入せず，たとえ術中に挿入しても，麻酔覚醒前に抜去することを推奨している[1,4]．
- 尿道カテーテルに関しては，硬膜外麻酔後の排尿障害に対して短期間挿入することは有用であるが，ルチーンに使用することは勧められず，早期離床を考慮すると短期間で抜去することが好ましい．

❹ 術後管理

a. 術後鎮痛対策

- ERAS®プロトコールでは，原則的には術後鎮痛はオピオイドを使用せずに早期離床を強化することが示されている[1,4]．オピオイドの副作用である悪心・嘔吐，腸管蠕動運動の抑制，呼吸抑制を避けることが目的である．

> 原則的にオピオイドを使用せず，早期離床を強化することが示されている

- 最も推奨される術後鎮痛法は，局所麻酔薬を用いる単独もしくは局所麻酔薬に少量のオピオイドを用いた術後硬膜外鎮痛である．硬膜外鎮痛は腹部・胸部手術の術後肺炎のリスクを減少し，腹部手術後のイレウスの発症を減少させることが報告されている[23,24]．
- 近年では自己調節硬膜外鎮痛法（patient-controlled epidural analgesia：

表3 術後悪心・嘔吐（PONV）の危険因子

患者因子	・女性 ・非喫煙者 ・PONV あるいは動揺病の既往
麻酔因子	・2時間以内の揮発性麻酔薬使用 ・亜酸化窒素の使用 ・術中・術後のオピオイド使用
手術因子	・手術時間（手術時間が30分増加するごとに60％危険度が増す） ・手術の種類（腹腔鏡手術，耳鼻咽喉科手術，脳神経外科手術，乳腺手術，斜視手術，開腹手術，形成外科手術）

(Gan TJ, et al. Anesth Analg 2003; 97: 62-71[26])より)

PCEA）の有用性が報告されている．この方法は持続注入に加えて患者自身の判断で薬剤をボーラス投与することが可能で，オピオイドを持続的に静注する IV-PCA と比較して安静時痛はほぼ同等であるが，体動時の鎮痛効果に優れているとされている[25]．

- PCEA に伴う血圧低下に関しては輸液の急速投与は行わず，エフェドリンなどの昇圧薬を用いる．補助薬としては経口的に選択的 COX-2 阻害薬を使用する．
- 硬膜外鎮痛の適正使用期間は明らかでないが，ERAS® プロトコールでは腸切除術では 48〜72 時間程度とされている[1,4]．しかし痛みには個人差があり，いきなり硬膜外鎮痛を中止すると体動時痛に対する恐怖心から離床に影響を与える場合が少なからずあり，必ず他の鎮痛薬を開始し，その効果があることを確認した後に中止するべきである．

b. 術後早期離床

- 術後早期に離床することは呼吸機能の低下，廃用性萎縮を防ぐばかりでなく，インスリン抵抗性を防御するとされ，麻酔科医は全身麻酔からのすみやかな覚醒に加えて十分な疼痛管理を行う必要がある．

c. 術後悪心・嘔吐（PONV）対策

- PONV は早期離床や経口摂取の妨げとなる．Gan らは術後 PONV の予防のガイドラインを発表し，3つの危険因子（患者因子，麻酔因子，手術因子）が関与していると述べている[26]（表3）．麻酔科医も麻酔計画の段階で，上記の事項を参考にすべきであろう．
- 筆者らの施設では，若年の女性では揮発性吸入麻酔薬を禁忌とし，レミフェンタニルとプロポフォールを用いた全静脈麻酔薬を使用することを原則としている．
- PONV 対策としては，ガイドライン上，多くの制吐薬の投与法や投与時間が記載されているが，その多くは日本では適応外であり参考にならない．筆

▶PONV：
postoperative nausea and vomiting

者らは，予防薬としてドロペリドールもしくはデキサメタゾンを術中に投与している．

❺ ERAS® ガイドラインとわが国のエビデンス

- 2012年度において Enhanced Recovery After Surgery Society は，結腸切除術の ERAS® ガイドラインに加えて，膵頭十二指腸切除術，直腸/骨盤手術の ERAS® ガイドラインも発表し，より具体的な管理法を提唱している[27-29]．
- 2013年度に入って膵頭十二指腸切除術[30]と肝臓手術[31]でのメタ解析が報告されている．いずれの手術においても，ERAS は合併症や再入院率を増加させず，在院日数を短縮するとの結論であった．ただしメタ解析に使用した研究は前向き無作為化試験が 1～2 しかなく，Cochrane が実施しているような質の高いメタ解析ではない点に注意が必要である．
- わが国でも，単施設による ERAS® 管理成功例が報告されている．
- 大腸開腹症例を対象にした報告では，ERAS 群では術前経口補水療法を行った．前投薬は禁止し，術中は積極的に加温し過剰輸液を回避した．術後鎮痛は PCEA を利用，手術翌日より，経口補水液を 1,000 mL/日投与した．ERAS 群では経口摂取開始時間も大幅に短縮し，在院日数は 12.7 日から，9.3 日に短縮した[32]．
- 胃切除術患者を対象とした報告では[33]．在院日数に有意差はないものの，ERAS 群で術後経口摂取開始時期，排便・排ガスまでの日数が短くなり，術後 1 週間における体重比が従来管理群に比べて大きくなった．また鎮痛薬の使用量がコントロール群に比べて有意に少なかった．
- 腹部大動脈瘤手術を対象とした報告では，術後経口摂取，術後在院日数，入院医療費をアウトカムとして ERAS 群と従来管理群の比較を行った．経口摂取を再開するまでの時間は，従来管理群 93±25 時間から ERAS 群 59±15 時間と短縮した．術後在院日数は，従来管理群 16±5 日から ERAS 群は 9±3 日と有意に短縮した．また ERAS 群の医療費は，従来管理群の 92%であった[34]．
- このように，わが国の ERAS® プロトコールのアウトカムについての論文が散見されるが，いずれも単施設での報告であり，今後，多施設無作為化比較試験によるエビデンスが期待される．

❻ おわりに

- 現在の医療システムである，診断群分類別包括評価（diagnosis procedure combination：DPC）は，診療報酬が疾患によって

Column 術後回復促進の ESSENSE とは？

ESsential Strategy for Early Normalization after Surgery with patient's Excellent satisfaction の略称で，日本外科代謝栄養学会による臨床的成果を目的としたプロジェクトの名称である．ERAS® の推奨 22 項目をそのまま適応するのではなく，各項目の本質的な意義を吟味し，エッセンスを抽出，把握して，周術期管理改善の参考にしようとする試みである．

定額支払いになる制度であり，在院日数を短縮し診療単価を増大することで，一定の係数が付加される．このような背景の下，今後ERAS®プロトコールの普及は急性期病院にとって強力な武器になる可能性がある．

- ERAS®プロトコールによって周術期全体をエビデンスに基づいて管理することで，患者の早期回復，早期退院が可能になる．このことは患者の経済的，社会的な負担を軽減するばかりでなく病院にとっても利益の増加により安定した病院経営が可能になる．今後，われわれは，わが国の医療体系に合ったERAS®プロトコールを実践することで，患者の早期回復や病院運営に大きく貢献できると考える．

（鈴木利保）

文献

1) Fearon KC, et al. Enhanced recovery after surgery: A consensus review of clinical care for patients undergoing colonic resection. Clin Nutr 2005; 24: 466-77.
2) Spanjersberg WR, et al. Fast track surgery versus conventional recovery strategies for colorectal surgery. Cochrane Database Syst Rev 2011; 16: CD007635
3) Rawlinson A, et al. A systematic review of enhanced recovery protocols in colorectal surgery. Ann R Coll Surg Engl 2011; 93: 583-8.
4) Lassen K, et al; Enhanced Recovery After Surgery (ERAS) Group. Consensus review of optimal perioperative care in colorectal surgery: Enhanced Recovery After Surgery (ERAS) Group recommendations. Arch Surg 2009; 144: 961-9.
5) Braga M, et al. ESPEN guidelines on parenteral nutrition: Surgery. Clin Nutr 2009; 28: 378-86.
6) 谷口英喜．術後回復能力強化プログラム（enhanced recovery after surgery: ERAS）．ペインクリニック 2010; 31: 755-68.
7) Thorell A, et al. Insulin resietance: A maker of surgical stress. Curr Opin Clin Nutr Metab Care 1999; 2: 69-78.
8) Nygren J, et al. Preoperative oral cabohydrate administration reduces postoperative insulin resistance. Clin Nutr 1988; 17: 65-71.
9) Soop M, et al. Preoperative oral carbohydrate treatment attenuates immediate postoperative insulin resistance. Am J Physiol Endocrinol Metab 2001; 280: E576-83.
10) Ljungvist O, Søreide E. Preoperative fasting. Br J Surg 2003; 90: 400-6.
11) Haavik PE, et al Does preoperative anxiety influence gastric fluid volume and acidity? Anseth Analg 1992; 75: 91-4.
12) Labo DN, et al. Gastric emptying of three liquid oral preoperative metabolic preconditioning regimens measured by magnetic resonance imaging in healthy adult volunteers: A randomized double-blind, crossover study. Clin Nutr 2009; 28: 636-41.
13) Mønche S, et al. A qualitative and quantitative systemic review of preemptive analgesia for postoperative pain relief: The role of timing of analgesia. Anesthesiology 2002; 96: 725-41.
14) 肺血栓塞栓症／深部静脈血栓症（静脈血栓塞栓症）予防ガイドライン作成委員会．肺血栓塞栓症／深部静脈血栓症（静脈血栓塞栓症）予防ガイドライン．東京：メディカルフロントインターナショナルリミテッド；2004.
15) British National Formulary. Oxford, UK: Pharmaceutical Press; 2003.
16) Uchida I, et al. Effect of epidural analgesia on postoperative insulin resistance as evaluated by insulin clamp technique. Br J Surg 1988; 75: 557-62.
17) Kurz A, et al. Perioperative normothermia to reduce the incidence of surgical-wound infection and shorten hospitalization. Study of Wound Infection and Temperature Group. N Engl J Med 1996; 334: 1209-15.

18) Kurz A. Thermal care in the perioperative period. Best Pract Res Clin Anaethesiol 2008; 22: 39–62.
19) Lobo DN, et al. How perioperative fluid balance influences postoperative outcomes. Best Pract Res Clin Anaesthesiol 2006; 20: 439–55.
20) Lobo DN, et al. Effect of salt and water balance on recovery of gastrointestinal function after elective colonic resection: A randomized controlled trial. Lancet 2002; 359: 1812–8.
21) Antimicrobial prophylaxis for surgery. Treat Guidel Med Lett 2004; 2: 27–32.
22) Nelson R, et al. Prophylactic nasogastric decompression after abdominal surgery. Cochrane Database Syst Rev 2005; (1): CD004929.
23) Jørgensen H, et al. Epidural local anaesthetics versus opioid-based analgesic regimens on postoperative gastrointestinal paralysis, PONV and pain after abdominal surgery. Cochrane Database Syst Rev 2000; (4): CD001893.
24) Pöpping DM, et al. Protective effects of epidural analgesia on pulmonary complications after abdominal and thoracic surgery: A-meta-analysis. Arch Surg 2008; 143: 990–9.
25) Marret E, et al. Meta-analysis of epidural analgesia versus parenteral opioid analgesia after colorectal surgery. Br J Surg 2007; 94: 665–73.
26) Gan TJ, et al. Consensus guidelines for managing postoperative nausea and vomiting. Anesth Analg 2003; 97: 62–71.
27) Gustafsson UO, et al. Guidelines for perioperative care in elective colonic surgery: Enhanced Recovery After Surgery (ERAS®) Society recommendations. World J Surg 2013; 37: 259–84.
28) Lassen K, et al. Guidelines for perioperative care for pancreaticoduodenectomy: Enhanced Recovery After Surgery (ERAS®) Society recommendations. World J Surg 2013; 37: 240–58.
29) Nygren J, et al. Guidelines for perioperative care in elective rectal / pelvic surgery: Enhanced Recovery After Surgery (ERAS®) Society recommendations. World J Surg 2013; 37: 285–305.
30) Coolsen MM, et al. A systematic review of outcomes in patients undergoing liver surgery in an enhanced recovery after surgery pathways. HPB (Oxford) 2013; 15: 245–51.
31) Coolsen MM, et al. Systematic Review and Meta-analysis of Enhanced Recovery After Pancreatic Surgery with Particular Emphasis on Pancreaticoduodenectomies. World J Surg 2013; 37: 1909–18.
32) 田川京子，ほか．大腸外科開腹術への enhanced recovery after surgery (ERAS) プロトコル導入─術後在院日数を平均3.4日短縮．麻酔 2012；61: 373–8.
33) Yamada T, et al. Usefulness of enhanced recovery after surgery protocol as compared with conventional perioperative care in gastric surgery. Gastric Cancer 2012; 15: 34–41.
34) Tatsuishi W, et al. Usefulness of an enhanced recovery after surgery protocol for perioperative management following open repair of an abdominal aortic aneurysm. Surg Today 2012; 42: 1195–200.

2. 経口補水とERAS®

1-2-2 術前絶飲食ガイドラインと術前経口補水療法

- 2012年7月，日本麻酔科学会より術前絶飲食ガイドラインが公表された．術前絶飲食ガイドラインに基づく管理では，"術前はもはや絶飲食ではない"との考え方が広まってきている．不必要な絶飲食を避け，患者満足度の向上，脱水予防に努めるべきである．
- 一方，時期を同じくして日本では，経口補水液が個別評価型病者用食品として販売され，経口補水療法が容易に実施できる環境となった．経口補水療法は術前の水分・電解質管理に応用可能な療法であり，日本ではその安全性，有効性が証明されている．
- 術前経口補水療法は，患者満足度の向上や脱水予防のみならず，病棟業務の効率化や医療経済効果なども期待できる．
- そこで本項では，日本麻酔科学会より公表された術前絶飲食ガイドラインの概略について解説し，加えて術前経口補水療法の安全性と運用について言及する．

① 術前絶飲食ガイドライン

a. 術前絶飲食ガイドラインの歴史

- これまで待機的全身麻酔手術では麻酔導入時の嘔吐および誤嚥の発現が危惧されるため，長時間の絶飲食が行われてきた．しかし，1990年代に入り術前絶飲食に関する臨床研究が欧米を中心に数多く実施され，短時間絶飲食の安全性が実証された[1,2]．その結果，1999年にアメリカ麻酔科学会より術前絶飲食ガイドラインが公表され，清澄水（clear fluids）は麻酔導入2時間前までの摂取が認められることになった[3]．
- その後，ヨーロッパ各国でもガイドラインが公表され，2011年にはアメリカ麻酔科学会およびヨーロッパ麻酔科学会のガイドラインが改訂された[4,5]．
- 一方，日本ではアメリカのガイドライン公表以降も習慣的に術前は長時間の絶飲食が行われてきた．2003年にShimeら[6]が行った麻酔科医教育施設を対象としたアンケート調査によると，術前絶飲時間（中央値）は成人の午前手術で9時間，午後手術で6時間であった．その後，2010年に行われた冨田ら[7]のアンケート調査では，術前絶飲時間（平均値）は午前手術で5.6時間，午後手術で5.1時間と2003年時と比べて短縮されたが，欧米のガイドラインに比べると長い絶飲時間であった．
- その後，日本でも術前の長時間絶飲食時間は見直すべきとの機運が高まり，2012年7月に日本麻酔科学会より術前絶飲食ガイドラインが公表された[8]．

▶日本麻酔学会 術前絶飲食ガイドライン：
http://www.anesth.or.jp/guide/pdf/guideline_zetsuinshoku.pdf

表1 各国のガイドラインの絶飲食時間と適応外または個別対応が必要な症例

	絶飲食時間		適用外または個別対応が必要な症例
アメリカ麻酔科学会 (2011年改訂)	清澄水 母乳 牛乳／人工乳 固形物（軽食） 固形物（常食）	2時間 4時間 6時間 6時間 8時間	妊婦／肥満／糖尿病／胃食道逆流／イレウスまたは腸閉塞／緊急手術／経腸栄養実施患者／気道確保困難が予想される患者
ヨーロッパ麻酔科学会 (2011年改訂)	清澄水 母乳 牛乳／人工乳 固形物	2時間 4時間 6時間 6時間	記載なし
日本麻酔科学会 (2012年公表)	清澄水 母乳 牛乳／人工乳 固形物	2時間 4時間 6時間 記載なし	消化管狭窄／消化管機能障害／気道確保困難が予想される患者／緊急手術／リスクの高い妊婦（例：陣痛のある場合，胎児心拍数に異常のある場合）

b. 各国の術前絶飲食ガイドライン

> 清澄水は2時間前，母乳は4時間前，牛乳などは6時間前が絶飲食の基本となっている

- 各国のガイドラインの概要を**表1**に示す．清澄水は2時間前，母乳は4時間前，牛乳・人工乳・固形物（軽食）は6時間前が基本となる．
- 絶飲食時間は各国のガイドラインで違いはないが，そのニュアンスは若干異なる．日本のガイドラインでは「清澄水の摂取は2時間前まで安全である」としているが，アメリカのガイドラインでは「clear liquidsの2時間前までの摂取は適切（appropriate）である」，ヨーロッパのガイドラインでは「2時間前までclear fluidsの摂取を促すべき（should be encouraged to drink）」とし，より積極的な術前飲水を推奨している．
- その他の違いとして適用の違いがある（**表1**）．ヨーロッパのガイドラインでは，肥満，胃食道逆流，糖尿病，妊婦（陣痛なし）の患者もガイドラインの適用となるとしているが，推奨度は低く十分なエビデンスはない．

清澄水（clear fluids）

- 清澄水は水，茶，果肉を含まない果物ジュース，ミルクを含まないコーヒー，経口補水液などが該当する．
- 見ためが透明な飲料であっても浸透圧や熱量が高い飲料，アミノ酸含有飲料は胃排泄時間が遅くなる可能性があるので注意が必要であり，脂肪含有飲料，食物繊維含有飲料，アルコールは清澄水に該当しない．
- Loboら[9]の報告では，糖質，アミノ酸を含有する浸透圧の高い飲料は，糖質，電解質のみを含有する浸透圧の低い飲料と比較して胃排泄時間が遅延するため，少なくとも術前3時間以上は空けるべきであるとしている（**図1**）．
- ヨーロッパのガイドラインではERAS®（Enhanced Recovery After Surgery）で推奨される炭水化物含有飲料も2時間前まで安全であると記載されている．しかし，一方で「すべての炭水化物飲料が安全というわけではなく，安全性のエビデンスは糖質として主にマルトデキストリンを使用した

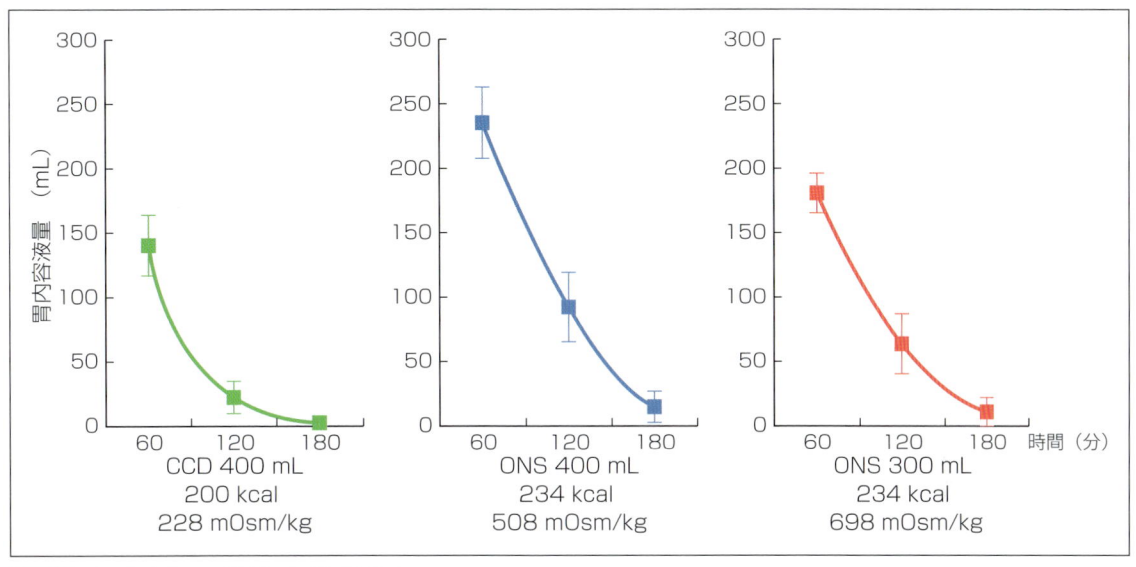

図1 組成が異なる飲料の胃排出時間

CCD (preOp®★1): clear carbohydrate drink（炭水化物50g，タンパク質0g）.
ONS: oral nutrition supplement（炭水化物50g，グルタミン15g）.
CCD群の胃排出時間の平均は94分．グルタミンを含有するONS群の胃排出時間は，400mL摂取時で平均156分，300mL摂取時で162分であった．

(Lobo DN, et al. Clin Nutr 2009; 28: 636-41[9])より)

周術期用に開発された製剤によるもの」と明記されており，浸透圧の低い飲料が推奨されている[5]．

固形物

- 固形物に関するエビデンスは乏しく，固形物の定義も明確ではないため，日本のガイドラインでは具体的な絶食時間の記載はない．しかし，軽食（トースト程度）であれば6時間前で問題ないと考えられ，揚げ物，脂質を多く含む食物や肉の場合は8時間以上空ける必要がある．

★1 preOp®

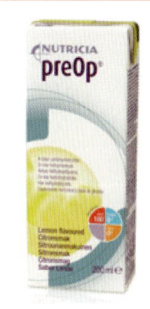

(NutriDrinks)

❷ 術前経口補水療法

a. 経口補水療法の歴史

- 経口補水療法は，経口的に水分と電解質（塩分）をすみやかに補給する方法で，1960〜1970年代にかけて発展途上国でのコレラ感染脱水患者に対する治療での有用性が認められた．
- 経口補水療法による脱水治療の効果は，経口的に摂取できる場合においては輸液と変わらないというのが多くの研究結果である[10-12]．
- 先進国ではコレラ患者の発生はほとんどないが，小児を中心とした急性胃腸炎における脱水治療の選択肢の一つとして近年注目を集め，1985年にはアメリカ小児科学会（AAP）が経口補水療法のガイドライン[13]を発表，続い

▶AAP：
American Academy of Pediatrics

▶ESPGHAN：
European Society of Paediatric Gastroenterology, Hepatology and Nutrition

てヨーロッパ小児消化器病・肝臓・栄養学会（ESPGHAN）でもガイドライン[14]が策定され，2003年にはアメリカ疾病管理予防センター（CDC）のガイドライン[15]においても，小児の軽度〜中等度脱水状態に対して経口補水液の使用を推奨している．

b．経口補水液

- 欧米諸国における経口補水療法のガイドラインには，経口補水療法に使用する飲料の組成が提案されており，その組成を満たした飲料を経口補水液（oral rehydration solution：ORS）とよんでいる．
- 経口補水液の特徴は次の2点に集約できる．

経口補水液は，電解質（ナトリウム，カリウム，クロール）を含んでいる

- 1つ目の特徴は，脱水時に体から失われている電解質（ナトリウム，カリウム，クロール）を含んでいることである．脱水は体から水分のみが不足しているわけではなく，電解質を含む体液が不足していることである．そのため，脱水の治療においては失われた水分の補給と同時に電解質の補給も必要である．脱水時に電解質の補給を行わず水分のみを補給した場合，体液の希釈が起こり，脱水であるにもかかわらず尿量が増加してしまい，脱水が改善しない場合がある（自発的脱水）．

経口補水液には，少量の炭水化物（ブドウ糖）が含まれる

- 2つ目の特徴は，水分と電解質をすみやかに吸収させるために，少量の炭水化物（ブドウ糖）が含まれている点にある．小腸において水分は浸透圧差を利用して吸収される．すなわち，ナトリウムの吸収によって腸管内から体内への浸透圧の移動が起こり，水がその浸透圧差を解消するために体内に移動する．ナトリウムの吸収はブドウ糖が共存していると能動輸送により吸収速度が速まる機構があるため，消化管からの水分の効率の良い吸収にはブドウ糖とナトリウムのバランスの良い配合が必要不可欠である．
- Sladenら[16]は二腔管灌流法を用いて健常成人の上部空腸からの水分吸収を検討し，NaClとブドウ糖が配合された溶液で水分吸収速度が高まることを報告している．また，アメリカ小児科学会のガイドラインでは[13]，経口補水液の組成として糖質とナトリウムのモル比が2：1を超えないことが望ましいとした．
- 各種ガイドラインに示されている経口補水液の組成を**表2**に示す．
- 経口補水液が開発された当初はコレラ患者が対象であった．コレラ患者の便中ナトリウム濃度は90〜120 mEq/Lと高いため，1975年に世界保健機関が推奨した経口補水液はナトリウム濃度が90 mEq/Lとなっている[17]．一方，軽度〜中等度の脱水となる感染性胃腸炎などの便中ナトリウム濃度は30〜60 mEq/Lと低いため，日本やアメリカで発売されている経口補水液のナトリウム濃度は世界保健機関の推奨濃度に比べてナトリウム濃度が低く設定されている．
- 各国の経口補水療法ガイドラインは，小児の急性胃腸炎を対象としたものが多いが，脱水に陥った場合（脱水症）や脱水に陥る可能性のある場合は，老若男女問わず，経口補水療法を実施可能である．

表2 ガイドラインに示されている経口補水液および医薬品などの組成

		Na^+	K^+	Cl^- (mEq/L)	Mg^{2+}	炭水化物 (g/L)	浸透圧 (mOsm/L)
ガイドライン	世界保健機関（1975年）	90	20	80		20	311
	世界保健機関（2002年）	75	20	65		13.5	245
	欧州小児消化器病・肝臓・栄養学会	60	20	60		16	240
医薬品	ソリタT®-配合顆粒2号[★2]	60	20	50	3	32	249
	ソリタT®-配合顆粒3号[★3]	35	20	30	3	34	200
病者用食品	OS-1®[★4]	50	20	50	2	25	270
	アクアライトORS®（乳幼児用）[★5]	35	20	30		50	200
海外製品	Enfalte®	50	25	45		30	200
	Pedialyte®[★6]	45	20	25	4	25	250
	Rehydralyte®	75	20	65		25	305

c. 術前経口補水療法のエビデンス

- 術前に長時間の絶飲食が実施された場合，水分と電解質摂取量が低下し，脱水傾向となる．これに消化管前処置が行われると，さらに脱水になる可能性が高まる．したがって従来，術前は輸液による水分・電解質管理が行われてきた．
- しかし，術前の長時間にわたる絶飲食には科学的根拠がなく，さらに術前の輸液管理は患者のQOLの面からみると好ましくない．このような背景から近年，日本では術前の水分・電解質管理を経口補水療法で実施する術前経口補水療法の安全性と有効性が健常者ボランティア，予定手術患者を対象に検討された．
- 三村ら[18]は健常者ボランティアを対象とし，経口補水液500 mL摂取時の胃排出時間を胃エコーにて検討した．その結果，経口補水液の胃排出時間は25分（中央値）であったと報告している．
- Taniguchiら[19]は午後に婦人科手術を受ける患者を対象に，午前中に輸液を1,000 mL投与した群と手術2時間前まで経口補水液を1,000 mL摂取した群を比較し，水分・電解質補給効果は両群で差がないにもかかわらず，麻酔導入時の胃内容液量は逆に経口補水療法群で少ないことを報告した．また同時に，患者満足度（口渇感，空腹感など）は経口補水療法群で高かったと報告している．

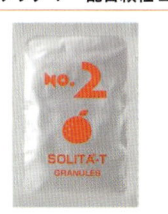

[★2] ソリタT®-配合顆粒2号
（エイワイファーマ／陽進堂）

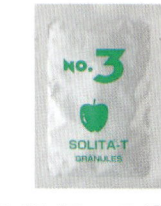

[★3] ソリタT®-配合顆粒3号
（エイワイファーマ／陽進堂）

[★4] OS-1®
（大塚製薬工場）

[★5] アクアライトORS®
（和光堂）

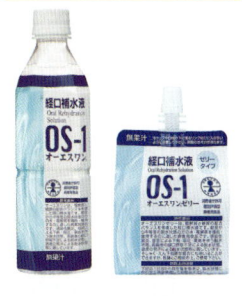

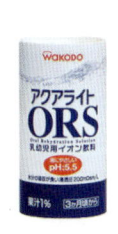

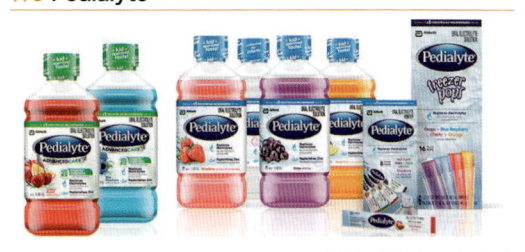

[★6] Pedialyte®
（Abbott Laboratories）

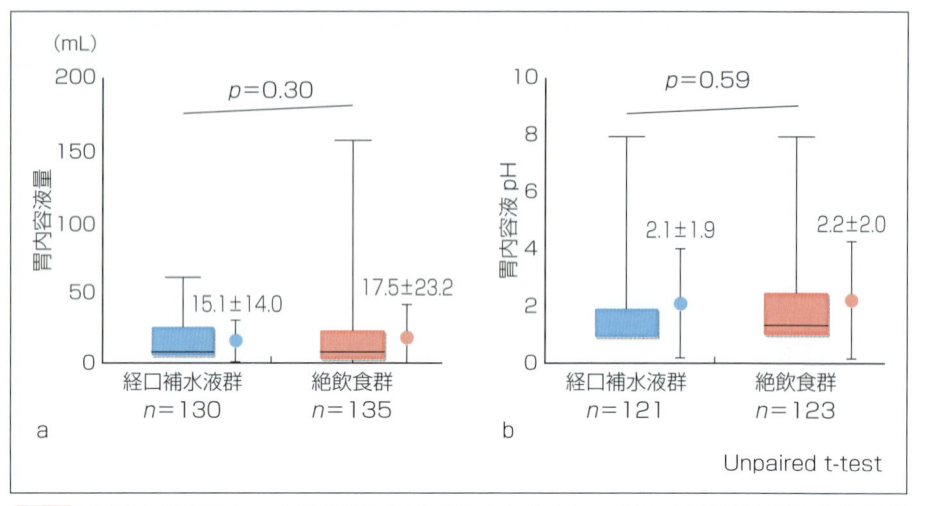

図2 手術2時間前までの術前経口補水療法の有効性と安全性(多施設共同無作為化試験の結果)

a:胃内容液量,b:胃内容液pH.
数値は平均値±標準偏差で示した.両群の差の95%信頼区間は−7.1〜+2.2 mLであり,あらかじめ設定した非劣性限界の+8 mLを含まなかったため,絶飲食群に対する非劣性が証明された.

(Itou K, et al. J Anesth 2012; 26: 20-7[20]より)

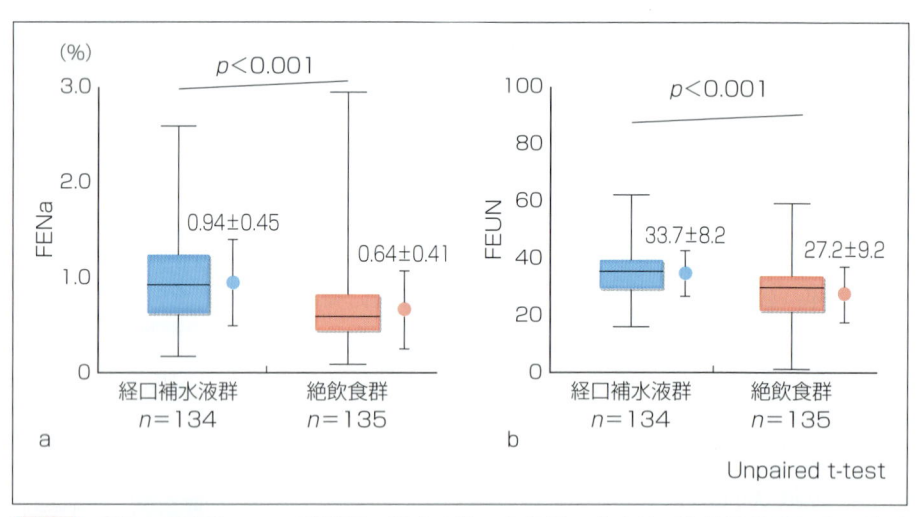

図3 手術2時間前までの術前経口補水療法の有効性と安全性(多施設共同無作為化試験の結果)

a:FENa,b:FEUN.
数値は平均値±標準偏差で示した.FENa(ナトリウム分画排泄率),FEUN(尿素窒素分画排泄率)ともに経口補水液群で有意に高く,補水効果が認められた.

(Itou K, et al. J Anesth 2012; 26: 20-7[20]より)

- Itouら[20]は,午前の手術患者を対象に術前夜から絶飲食とする群と術前夜から手術2時間前まで経口補水液を1,000 mL摂取する群を比較した多施設共同無作為化試験を実施した.この試験は麻酔導入直後の胃内容液量を主要評価項目とする非劣性試験である.

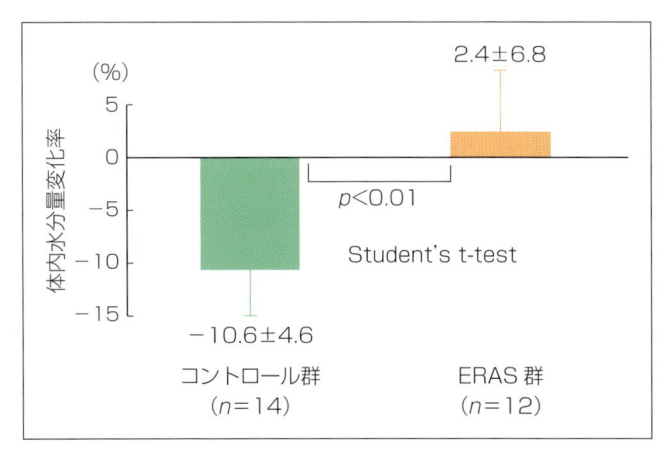

図4 術前体内水分量の変化率

数値は平均値±標準偏差で示した．18時間の絶食，10時間絶飲水，さらに緩下薬を投与したコントロール群では，約10％の体内水分量の減少が認められた．手術2時間前まで経口補水液の摂取を許容したERAS群では，体内水分量の変化は約2.4％の増加が認められ，体内水分量の減少が抑えられた．
(Taniguchi H, et al. Int J Med Sci 2012; 9: 567-74[21] より)

- 副次評価項目は胃内容液pH，嘔吐・誤嚥の有無，ナトリウム分画排泄率（FENa），尿素窒素分画排泄率（FEUN）などの補水効果，患者満足度（口渇感，空腹感，不安感）である．
- その結果，麻酔導入時の胃内容液量は両群で差がなく（図2），胃内容液量の差の95％信頼区間があらかじめ設定した非劣性限界を含まなかったため，絶飲食群に対する非劣性が証明された．
- また，胃内容液pHも両群間で差がなく（図2），麻酔導入時の嘔吐・誤嚥は両群ともになかった．経口補水液群でFENa，FEUNが有意に高く補水効果が認められ（図3），口渇感，空腹感も緩和された．
- また，Taniguchi[21]らは胃切除手術を受ける患者を対象に従来の消化管前処置に長時間絶飲食を行った群（コントロール群）と消化管前処置を軽減し手術2時間前まで経口補水療法を行った群（ERAS群）の術前体内水分量を多周波数インピーダンス法で検討した．
- その結果，コントロール群では術前の体内水分量が約10％低下し，術前経口補水療法を実施したERAS群では，体内水分量の減少が認められなかったと報告している（図4）．
- このように，経口補水液を用いた手術2時間前までの術前経口補水療法は，安全であり，術前の脱水を予防し，患者満足度を上げることが明らかとなっている．

▶FENa：
fractional excretion of sodium

▶FEUN：
fractional excretion of urea nitrogen

手術2時間前までの経口補水療法は安全で，脱水を予防して患者満足度を上げる

d. 術前経口補水療法の運用

- 術前経口補水療法は，術前の輸液管理と同様に医療従事者の管理下で適切に実施することで安全性が確保できる．したがって術前経口補水療法の導入にあたっては，医師（主治医，麻酔科医），病棟部門，食事療養部門が連携する必要がある．
- 検討項目としては，①適用基準の設定，②経口補水液のオーダー方法，③患者説明と飲水指導，⑤実際の飲水量管理，⑥手術時間変更時の対応などがあり，誰がどのように実施するのか，あらかじめ十分に検討し，施設の実状に合った運用マニュアルを作成し，院内周知を徹底する必要がある．

表3 効率化と安全対策からみた経口補水療法の効果

病棟看護師の業務負担の軽減
・点滴の準備，調整の減少
・着替えや排便排尿などの介助の減少
・IV 担当医師の呼び出し不要
・ベッド搬送，ストレッチャー搬送の減少
・搬送に伴う事故減少（点滴事故抜去，転落）
医師業務負担の軽減
・術前 IV 不要
歩行入室の推進
・手術室入室時間の厳守
・患者間違いのリスク減少
日帰り手術，同日入院手術の推進

(坂本篤裕，ほか．臨床麻酔 2012; 36: 1345-55[22])より)

- そのような環境下で術前に医師の判断で食事箋に基づき市販の経口補水液を提供した場合には，食事療養を実施したと判断し，食事療養費の算定も可能になると考えられる．

- 術前経口補水療法の導入は，患者満足度の向上や術前の脱水予防のみならず，医療従事者の業務負担の軽減や安全対策にも寄与する．**表3**に効率化と安全対策からみた経口補水療法の効果を示す[22]．

> 患者満足度の向上などに加え，医療従事者の業務負担の軽減や安全対策にも寄与する

- 術前の輸液管理を経口補水療法に代えることで，看護師の輸液業務は減り，輸液関連のインシデントは減少する．また，輸液セットがなくなるので着替えや排便排尿などの介助も楽になる．手術室入室の際はベッドやストレッチャーでの搬送が減り，歩行入室が推進され，朝のエレベーターラッシュの緩和や手術室入室時間の厳守，患者間違いのリスクも減らすことが可能となる．

- また，経口補水液の活用により，日帰り手術や午前入院，午後手術といった同日入院手術が推進されて病棟稼働率が上昇し，在院日数が短縮することも期待できる．

e. 術前経口補水療法の禁忌

- 日本の術前絶飲食ガイドライン[8]の適用除外症例としては，緊急手術患者，消化管の通過障害を有する患者，気道確保困難が予想される患者，リスクを有する妊婦（陣痛のある場合，胎児心拍数異常など）などがあげられており，術前経口補水療法も同様に禁忌にあたる．また，飲水方法や飲水時間を説明しても十分に理解できない患者も禁忌となる．

- 糖尿病患者は高血糖が胃前庭部の動きを悪くし，胃排出遅延が起こる可能性が指摘されており，糖尿病のコントロールが悪い程，胃不全麻痺（gastroparesis）の程度も強くなると報告されている[23]．糖尿病患者の胃排泄速度や安全性に関する検討は今後の課題である．

- 今後，術前経口補水療法の安全性の詳細な検証が進み，エビデンスが蓄積されることで運用方法の見直しが行われると思われる．

❸ おわりに

- 術前絶飲食ガイドラインに基づく管理では，術前はもはや絶飲食ではなく，2時間前までの清澄水の摂取をより積極的に推奨する時代になっている．
- 今後は患者の早期回復，早期退院を促進するために，不必要な絶飲食を避け，患者ごとにガイドラインの適用を見極め，患者満足度の向上や脱水予防に努める必要がある．
- 経口補水療法に関しては，各施設の状況に合った運用を実施することで，有効性や安全性に加えて病棟業務の効率化や医療経済効果なども期待できると考える．

（鈴木利保）

文献

1) Brady M, et al. Preoperative fasting for adults to prevent perioperative complications. Cochrane Database Syst Rev 2003;（4）: CD004423.
2) Brady M, et al. Preoperative fasting for preventing perioperative complications in children. Cochrane Database Syst Rev 2009;（4）: CD005285.
3) Practice guidelines for preoperative fasting and the use of pharmacologic agents to reduce the risk of pulmonary aspiration: Application to healthy patients undergoing elective procedures: A report by the American Society of Anesthesiologist Task Force on Preoperative Fasting. Anesthesiology 1999; 90: 896–905.
4) American Society of Anesthesiologists Committee. Practice guidelines for preoperative fasting and the use of pharmacologic agents to reduce the risk of pulmonary aspiration: Application to healthy patients undergoing elective procedures: An updated report by the American Society of Anesthesiologists Committee on Standards and Practice Parameters. Anesthesiology 2011; 114: 495–511.
5) Smith I, et al; European Society of Anaesthesiology. Perioperative fasting in adults and children: Guidelines from the European Society of Anaesthesiology. Eur J Anaesthesiol 2011; 28: 556–69.
6) Shime N, et al. Current practice of preoperative fasting: A nationwide survey in Japanese anesthesia-teaching hospitals. J Anesth 2005; 19: 187–92.
7) 冨田麻衣子，ほか．術前絶飲食時間に関する日本の現状の再調査．麻酔 2012; 61: 643–8.
8) 公益社団法人日本麻酔科学会．術前絶飲食ガイドライン．http://www.anesth.or.jp/guide/pdf/guideline_zetsuinshoku.pdf
9) Lobo DN, et al. Gastric emptying of three liquid oral preoperative metabolic preconditioning regimens measured by magnetic resonance imaging in healthy adult volunteers: A randomised double-blind, crossover study. Clin Nutr 2009; 28: 636–41.
10) Pierce NF, et al. Effect of intragastric glucose-electrolyte infusion upon water and electrolyte balance in Asiatic cholera. Gastroenterology 1968; 55: 333–43.
11) Nalin DR, et al. Oral maintenance therapy for cholera in adults. Lancet 1968; 2: 370–3.
12) Mahalanabis D, et al. Oral fluid therapy of cholera among Bangladesh refugees. Johns Hopkins Med J 1973; 132: 197–205.
13) Mauer AM, et al. American Academy of Pediatrics Committee on Nutrition: Use of oral fluid therapy and posttreatment feeding following enteritis in children in a developed country. Pediatrics 1985; 75: 358–61.

14) Sandhu BK; European Society of Pediatric Gastroenterology, Hepatology and Nutrition Working Group on Acute Diarrhoea. Practical guidelines for the management of gastroenteritis in children. J Pediatr Gastroenterol Nutr 2001; 33: S36-9.
15) King CK, et al. Managing acute gastroenteritis among children: Oral rehydration, maintenance, and nutritional therapy. MMWR Morb Mortal Wkly Rep 2003; 52: 1-16.
16) Sladen GE, Dawson AM. Interrelationships between the absorptions of glucose, sodium and water by the normal human jejunum. Clin Sci 1969; 36: 119-32.
17) World Health Organization. A manual for the treatment of diarrhea: For use by physicians and other senior health workers. WHO/CDD/SER/80.2.Rev.2. Geneva: World Health Organization; 1990.
18) 三村文昭，ほか．経口補水液 OS-1 は術前患者に clear fluid として安全に使用できる．麻酔 2011; 60: 615-20.
19) Taniguchi H, et al. Preoperative fluid and electrolyte management with oral rehydration therapy. J Anesth 2009; 23: 222-9.
20) Itou K, et al. Safety and efficacy of oral rehydration therapy until 2 h before surgery: A multicenter randomized controlled trial. J Anesth 2012; 26: 20-7.
21) Taniguchi H, et al. Preoperative management of surgical patients by "shortened fasting time": A study on the amount of total body water by multi-frequency impedance method. Int J Med Sci 2012; 9: 567-74.
22) 坂本篤裕，ほか．術前絶飲食ガイドライン運用の意義と今後の課題．臨床麻酔 2012; 36: 1345-55.
23) Horowitz M, et al. Gastric emptying in diabetes: Clinical significance and treatment. Diabet Med 2002; 19: 177-94.

1-3-1 目標指向型治療（GDT）に基づく周術期輸液管理

3. 周術期体液量の指標とGDT

① 早期目標指向型治療（EGDT）

- 20世紀後半には，重症敗血症治療に関して，ICU入室早期に感染源のコントロールとともに循環動態の適正化を図ろうとする試みがなされてきたが，必ずしも満足する結果は得られてこなかった．
- 2001年，Riversら[1]は，重症敗血症および敗血症性ショック患者に対して，ICU入室前の救急外来における初期治療で，心臓前負荷，心臓後負荷，心筋収縮能を適正化して組織酸素需給バランスを改善することを目的として，酸素需給バランスに関係する心拍出量，ヘモグロビン濃度，動脈血酸素飽和度などの各測定値の目標値を設定し，それをクリアする治療を提唱した（早期目標指向型治療〈early goal-directed therapy：EGDT〉）．
- この報告では，通常の初期治療患者における院内死亡率は46.5％であったが，EGDT施行患者では30.5％と大幅に改善した．EGDTは，その後の国際敗血症ガイドライン（Surviving Sepsis Campaign Guidelines：SSCG）にも大きな影響を及ぼした治療概念である．
- 図1に，RiversらのEGDTを基に，2012年に改訂されたSSCG 2012[2]も加

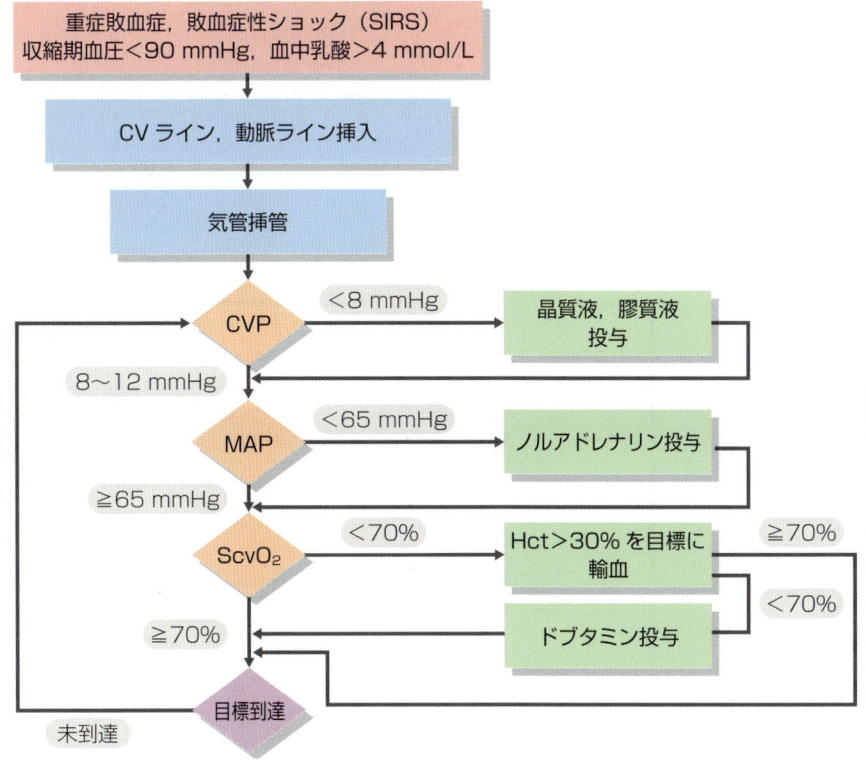

図1 敗血症における早期目標指向型治療（EGDT）

SIRS：全身性炎症反応症候群，CVP：中心静脈圧，MAP：平均動脈圧，$ScvO_2$：中心静脈血酸素飽和度，Hct：ヘマトクリット．
(Rivers E, et al. N Engl J Med 2001; 345: 1368-77[1]によるEGDTを基にSSCG 2012[2]を加味して作成)

味した EGDT の概略を示した．EGDT では，とくに中心静脈血酸素飽和度（ScvO$_2$）を酸素需給バランスの重要な指標として位置づけている．

❷ 周術期の輸液管理における目標指向型治療（GDT）

- この EGDT の概念を基にした周術期の輸液管理が，その後，提唱された．2002 年に Gan らは[3]，食道ドプラーを用いて，corrected flow time（FTc；修正血流時間）と 1 回拍出量（SV）をモニターして設定値をクリアするように輸液負荷し，術中 SV をほぼ最大値付近で維持する目標指向型治療（goal-directed therapy：GDT）を行った（図2）．その結果，術後入院期間の短縮と固形食開始期間の短縮をみている．
- FTc は心拍数で補正した SV を左室から駆出する時間であり，時間を要するほど駆出量が多くなる．0.35～0.40 秒程度が正常であり，イギリスでは食道ドプラーモニターを用いた輸液適正化が一般的となっている．
- 周術期の GDT では，SSCG の EGDT のような複数の指標をクリアするプログラムではなく，通常は 1 つか 2 つの指標のみが用いられている．FTc をはじめ，これまでに周術期の GDT による輸液管理のために用いられてきた主な指標を示す（表1）．

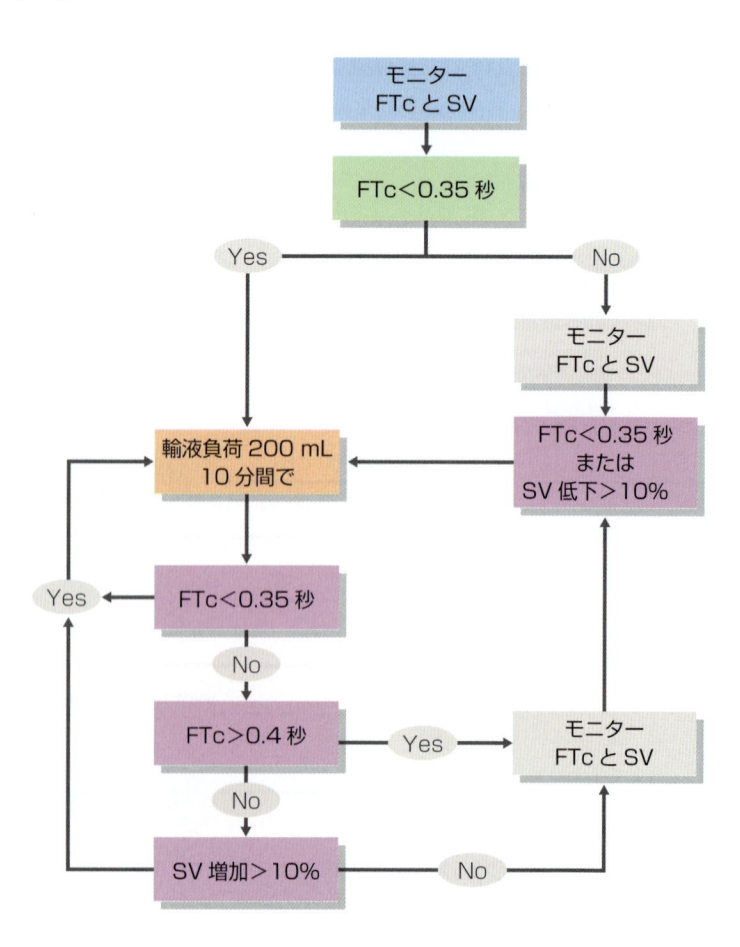

▶SV：
stroke volume

図2 目標指向型治療（GDT）による術中の輸液管理
FTc と SV を指標とした輸液管理．
FTc：修正血流時間，SV：1 回拍出量．
（Gan TJ, et al. Anesthesiology 2002; 97: 820–6[3]より）

表1 周術期の目標指向型治療（GDT）のための主な指標

指標		目標値	備考
FTc	corrected flow time	0.35〜0.40 秒	食道エコーモニター
CVP	central venous pressure	8〜12 mmHg	人工呼吸患者では 12 mmHg 以上
PAWP	pulmonary artery wedge pressure	12〜18 mmHg	
DO_2I	oxygen delivery index	600 mL/分/m^2	
SVI	stroke volume index	35 mL/m^2 以上	変化値では 10％以内
CI	cadiac index	2.5 L/分/m^2 以上	
$ScvO_2$	central venous oxygen saturation*	70％以上	$S\bar{v}O_2$（mixed venous oxygen saturation）では 65％以上
O_2ER	oxygen extraction ratio	27％以下	$O_2ER = (SaO_2 - ScvO_2)/SaO_2$
GEDVI	indexed global end-diastolic volume	680〜850 mL/m^2	
ITBVI	indexed intrathoracic blood volume	850〜1,000 mL/m^2	$ITBV = 1.25 \times GEDV - 28.4$
SVV	stroke volume variation	10％以下	
PPV	pulse pressure variation	10％以下	
PVI	pleth variability index	13％以下	
MAP	mean arterial pressure	65 mmHg 以上	
尿量		0.5 mL/kg/時以上	

＊ $ScvO_2$ を連続して測定できる CV（中心静脈）カテーテルが市販され，簡単にモニターできるようになった．
FTc：修正血流時間，CVP：中心静脈圧，PAWP：肺動脈楔入圧，DO_2I：酸素供給量係数，SVI：1 回拍出係数，CI：心係数，$ScvO_2$：中心静脈血酸素飽和度，O_2ER：酸素抽出量，GEDVI：心臓拡張末期容量係数，ITBVI：胸郭内血液量係数，SVV：1 回拍出量変動，PPV：脈圧変動，PVI：脈波変動係数，MAP：平均動脈圧，$S\bar{v}O_2$：混合静脈血酸素飽和度，SaO_2：動脈血酸素飽和度，ITBV：胸郭内血液量，GEDV：心臓拡張末期容量．

Column GDT と ERAS® は相容れないか？

　GDT は，前述したように，1 回拍出量（SV）または心拍出量を最大近くに維持するために，輸液負荷を中心とした術中循環管理を行うため，周術期の輸液量が多くなる傾向にある．一方，近年，非心臓手術とりわけ結腸手術では，術後回復力強化プログラム（enhanced recovery after surgery：ERAS®）が注目されている．ERAS® では術中・術後における輸液制限は循環血液量低下を伴わない限り安全であり，過剰輸液に比べて予後が良く，術中・術後の輸液量を制限することが推奨されている[4]．このため GDT と ERAS® による輸液に対する考え方に基本的な違いがある．いずれのプログラムが術後の予後に関して優れているかについては興味があるところである．

　Brandstrup ら[5]による定時結腸手術患者 150 人を対象とした多施設研究では，食道エコーモニターを用いて術中 SV をほぼ最大値付近に維持した GDT 群と術中の水分バランス 0（体重増加なし）を目指した ERAS® 群では，術後入院期間はいずれも中央値 5 日間であった．さらに，結腸手術における ERAS® の中で，術中輸液管理のプログラムを GDT と輸液制限で比較した報告[6]でも，結果は同様であった．

　これらの報告では，結腸手術では GDT を行っても何も利することがなかったと結論づけている．しかし，どちらのプログラムが優れているかに関しては，SV 最大値付近を維持することを到達目標とすること自体が本当に適切かどうかを含めて，さらなる今後の検討を待たねばならない．

- ScvO₂ を連続して測定できる CV（中心静脈）カテーテルが市販され，簡単にモニターできるようになった．しかし，ScvO₂ 低下には術中の大量出血に伴うヘモグロビン濃度低下と心拍出量（CO）低下を除けば，酸素消費量増大が大きく関与するので，通常，酸素消費量増大の可能性がほとんどない全身麻酔中には，ScvO₂ 低下や O₂ER（酸素抽出量）の増加はほとんどみられず，これらは，周術期の GDT の指標として，あまり役立たないのではないかとの批判がある[7]．

- SSCG の EGDT では，平均動脈圧（MAP；正常値>70 mmHg）が指標として取りあげられている．MAP は，収縮期血圧（SBP）より測定のバラツキが少なく，一定の安定した状態では組織灌流の良い指標となる．しかし，高血圧，脳圧亢進，脊髄虚血など種々の病態によっては，至適 MAP がより高くなる場合や，循環血液量低下時に血管収縮薬により MAP が 70 mmHg 以上に維持されている場合があり，その解釈には注意を要する．

（石原弘規）

▶MAP：
mean arterial pressure

▶SBP：
systolic blood pressure

文献

1) Rivers E, et al. Early goal-directed therapy in the treatment of severe sepsis and septic shock. N Engl J Med 2001; 345: 1368–77.
2) Dellinger RP, et al. Surviving Sepsis Campaign: International guidelines for management of severe sepsis and septic shock, 2012. Intensive Care Med 2013; 39: 165–228.
3) Gan TJ, et al. Goal-directed intraoperative fluid administration reduces length of hospital stay after major surgery. Anesthesiology 2002; 97: 820–6.
4) Hoffmann H, Kettelhack C. Fast-track surgery--Conditions and challenges in postsurgical treatment: A review of elements of translational research in enhanced recovery after surgery. Eur Surg Res 2012; 49: 24–34.
5) Brandstrup B, et al. Which goal for fluid therapy during colorectal surgery is followed by the best outcome: Near-maximal stroke volume or zero fluid balance? Br J Anaesth 2012; 109: 191–9.
6) Srinivasa S, et al. Randomized clinical trial of goal-directed fluid therapy within enhanced recovery protocol for elective colectomy. Br J Surg 2013; 100: 66–74.
7) Della Rocca G, Pompei L. Goal-directed therapy in anesthesia: Any clinical impact or just a fashion? Minerva Anestesiol 2011; 77: 545–53.

3. 周術期体液量の指標とGDT

1-3-2 中心静脈圧, 肺動脈楔入圧

❶ 静脈還流と心拍出量

- 心拍出量（CO）決定の生理学的に最も重要な因子は, 静脈還流量である.
- 図1はGuytonの循環モデルであり, 円筒形の器が容量血管（capacitance vessel）, すなわち静脈血である. 静脈系は動脈系に比べて40倍のコンプライアンスを有しており, 末梢循環において最大部分を占める. 静脈系のうち, 70〜80%はunstressed volume（V_0）で, 単に循環血液量のリザーバーとしての役目を果たしている. 残りの20〜30%はstressed volume（Vs）である. Vsは静脈圧維持に関係する.
- Vsのリザーバーの水位はmean systemic filling pressure（P_{MS}）とよばれ, 正常値は8 mmHgとされ, 静脈還流量を決定する最も大きな因子である[★1]. すなわち, 静脈還流量は, P_{MS}と右房圧（P_{RA}）との圧差および静脈抵抗によって決定される. P_{RA}が高いほど静脈還流量は減ることになる[1]. しかし, このP_{MS}は臨床では測定することができない.
- 一方, Frank-Starlingの法則により, 心臓前負荷を示す右室拡張末期圧とP_{RA}が心拍出量を決定する. 静脈還流量と心拍出量は等しいので, 静脈還流曲線とFrank-Starling曲線の交点（循環平衡点）がそのときの中心静脈圧（CVP）となる（図2のA, B, C）.

★1
最近, Maasらは, 心臓手術後の人工呼吸患者15人で, 吸気中気道内圧を種々のレベルで維持と上肢血流を駆血帯で遮断, 解除を行うベッドサイドで施行可能なstressed volume（Vs）測定方法を報告している. その結果では, Vsは1,265±541 mL（予測循環血液量の28.5±14%）であった.
(Maas JJ, et al. Bedside assessment of total systemic vascular compliance, stressed volume, and cardiac function curves in intensive care unit patients. Anesth Analg 2012; 115: 880–7.)

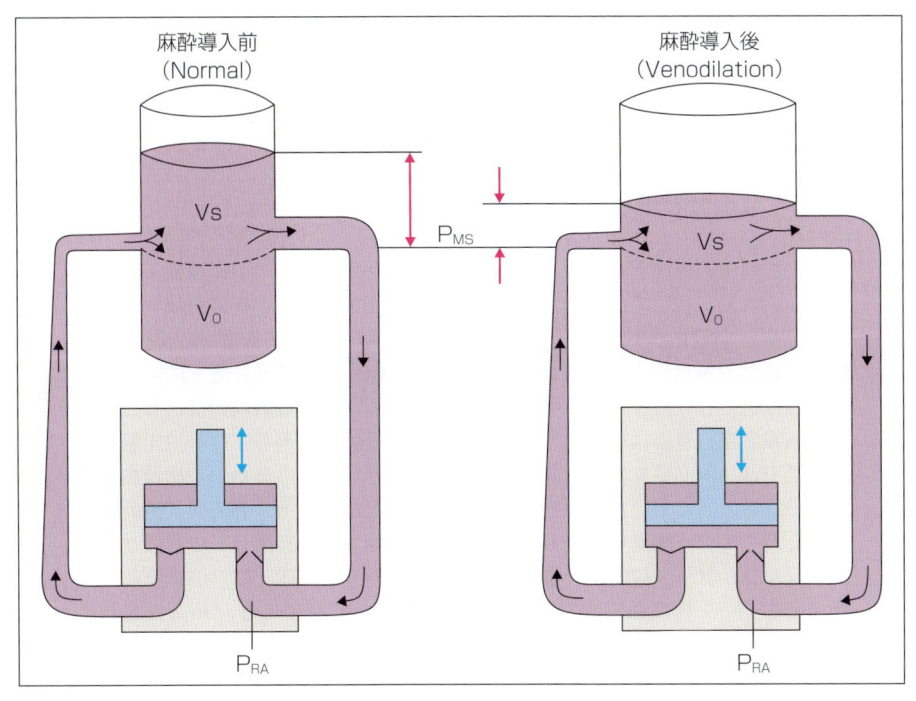

図1 麻酔導入前後の静脈還流量の変化
赤矢印：P_{MS}, 青矢印：心筋収縮拡張.
P_{MS}：mean systemic filling pressure, P_{RA}：右房圧, Vs：stressed volume, V_0：unstressed volume.
（浅野慎吾. 周術期輸液の最前線. 真興交易医書出版部；2004. p.285[1]より）

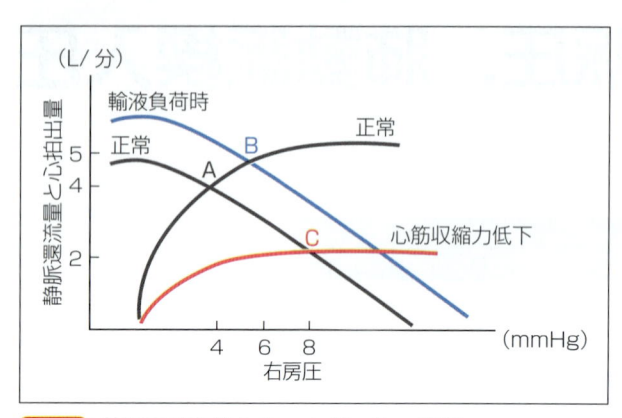

図2 静脈還流曲線とFrank-Starling曲線
A：心機能正常時の循環平衡点（すなわちCVP），B：輸液負荷後の循環平衡点，C：心筋収縮力低下時の平衡点．
CVP：中心静脈圧．

▶CVP：
central venous pressure

▶PEEP：
positive end-expiratory pressure（呼気終末陽圧）

❷ 中心静脈圧（CVP）

- 心機能正常時あるいは両室の心機能低下が同程度であれば，COはCVPから推測できるとし，現在でも国際敗血症ガイドライン（SSCG）をはじめ広く臨床で心臓前負荷，あるいは循環血液量の指標として用いられてきた．

- しかし図2からわかるように，同じCVPの値でも，正常時と心機能低下時では心臓のコンプライアンスが異なり，CVP絶対値から心臓前負荷やCOを推定することはできない．また，腹圧上昇やPEEPなどによる胸腔内圧上昇によっても増大する．

- 一方，CVPの絶対値でなく，変化値で心臓前負荷の推移を推定できるとする考えもある．しかし，すでに1970年代にはCVPが高値（15 cmH₂O以上）の患者に5％アルブミンを500 mL負荷しても，64％の手術患者ではCVPは下がったことが報告されている[2]．

- Marikら[3]は，CVPの輸液反応性に関する総説の中で，CVPの絶対値，変化値とも輸液反応性の指標にならず，CVPは輸液管理の指標として手術室やICUで日常使用すべきではないとしている．また，CVPが役立つのは，心臓移植や右室梗塞，肺梗塞の場合に右心系の圧モニターとしてであるとしている．

▶ICG：
indocyanine green（インドシアニングリーン）

> **Advice** 循環血液量と心臓前負荷は同一でない
>
> 心臓前負荷の指標としては，循環血液量にも可能性があり，循環血液量と心臓前負荷を同一視している場合も多い．確かに出血や大量の輸液負荷では，循環血液量と心臓前負荷は同じ方向に変化するが，前述した麻酔導入時などでは，循環血液量自体低下しないが，Vsが減少し，静脈還流量低下により心臓前負荷は低下し低血圧となる可能性がある．このため，心臓前負荷としての循環血液量測定の意義は疑問視される．しかし，心臓前負荷および心拍出量のみの評価では，不必要な輸液負荷や水分制限などが起こりうるため，循環血液量の過不足を念頭においた管理をすることも大切と思われる．麻酔導入時の血圧低下に対しては，輸液負荷のみでなく，末梢血管収縮を意図して少量のα刺激薬（フェニレフリンなど）を推奨したい．また日常の臨床では，いまだに問題があるものの，循環血液量の比較的低侵襲測定が可能なICGパルス式色素希釈法のさらなる改良も待たれる．

❸ 肺動脈楔入圧（PAWP）

- CVPは，右心系の圧モニターであり，左心不全における左室前負荷の指標にはCVPは不適切として，Swan-Ganzカテーテル，すなわち肺動脈カテーテル（PAC）の登場とともに，とくに心臓手術や心筋梗塞などきめ細かな循環管理を必要とするときに，COやSvO₂のモニターとともに左心系前負荷の指標にはPAWPあるいはPAWPの代用とされる肺動脈拡張期圧（PADP）が使用されてきた．
- PAWPは，肺静脈圧，左房圧（LAP）さらには左室拡張末期圧（LVEDP）を反映するとされるが，PAWPは肺循環を取り巻く肺胞圧などの周辺圧や左室のコンプライアンス，心臓弁疾患などにより影響を受けるので，その患者の病態により解釈には注意を要する（表1）．
- 一方，左室前負荷としては，本来であれば，左室拡張末期容量（LVEDV）が左室前負荷となる．図3に心周期と左室圧容量の関係を示した．
- 左室拡張末期圧・容量曲線からわかるように，LVEDP（図3のPed）はかなりのLVEDV（図3のVed）増大がなければ高値とならない可能性があ

▶PAWP：
pulmonary artery wedge pressure

▶PAC：
pulmonary artery catheter

▶PADP：
pulmonary artery diastolic pressure

▶LAP：
left atrial pressure

▶LVEDP：
left ventricular end-diastolic pressure

▶LVEDV：
left ventricular end-diastolic volume

表1　PAWPがLVEDPを正しく示さない病態

PAWP＜LVEDP	PAWP＞LVEDP
左室拡張障害	PEEP負荷
大動脈弁逆流	肺高血圧
肺動脈弁逆流	肺静脈閉塞・狭窄
右脚ブロック	僧帽弁狭窄
肺切除後	僧帽弁逆流
	心室中隔欠損
	頻脈

PAWP：肺動脈楔入圧，LVEDP：左室拡張末期圧，PEEP：呼気終末陽圧．
(Schroeder R, et al. Cardiovascular monitoring. In: Miller RD, ed. Miller's Anesthesia. 7th ed. Philadelphia: Churchill Livingstone; 2010. p. 1267–410 より)

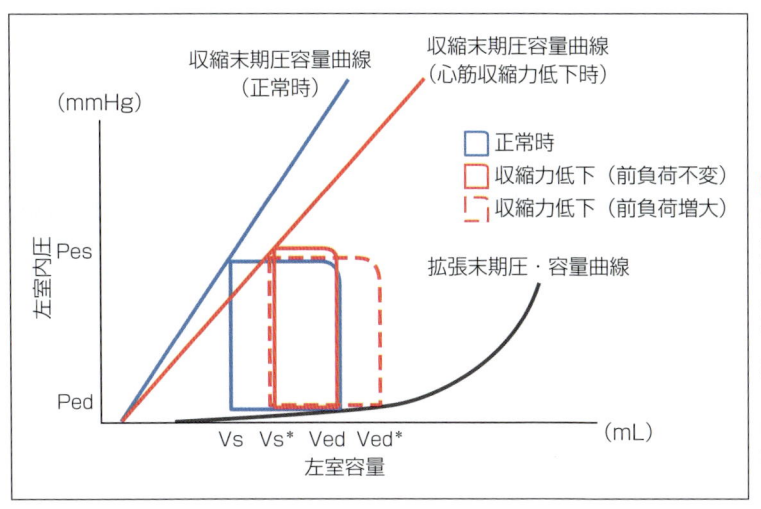

図3　心周期と左室内圧・容量曲線

Pes：左室収縮末期圧，Ped：左室拡張末期圧，Vs：正常時の収縮期左室容量，Vs*：心筋収縮力低下時の収縮期左室容量，Ved：正常時の左室拡張末期容量，Ved*：心筋収縮力低下時の左室拡張末期容量．
この図では，1回拍出量（SV）は正常時と心筋収縮力低下時は輸液負荷により不変とした．すなわち，SV＝Ved−Vs＝Ved*−Vs*

Column Swan-Ganz カテーテル（PAC）使用によるハイリスク手術患者

　重症手術患者では，現在の GDT（目標指向型治療）の基になった PAC により CO などをモニターして酸素供給量を最大限付近に維持すると，CVP のみで管理した場合に比べて予後が改善するという Shoemaker らの"supranormal oxygen delivery"の概念が大きく影響を与えている[6]．しかし，その後のハイリスク患者での Cochrane 共同計画，アメリカ FDA，アメリカ麻酔科学会などの追試では，PAC を使用しても予後に差がないか，あるいは PAC 使用のほうがかえって悪い予後であったことが報告されるようになり，各研究では PAC 使用・非使用で重症度に差がある可能性を認めつつも，PAC 使用の意義が疑問視されるようになった．

　一方，侵襲の大きな待機的非心臓手術では，PAC を用いて PAWP 16 mmHg 未満の場合には術中から術後 24 時間まで輸液負荷とドブタミン（3 μg/kg/分から開始）併用により酸素供給量係数（DO_2I）を 600 mL/分/m² 以上と良好な循環動態を維持すると，同じく PAWP 16 mmHg 未満の場合には，輸液負荷のみでの管理に比べ，術後循環系合併症と術後 60 日間の死亡率は有意にドブタミン併用管理が良好であったとの報告もある[7]．重症患者においては，従来の CVP や PAWP のみを指標とした輸液管理は適さないことを傍証するとともに，PAC を用いた CO 測定はゴールド・スタンダードであり，他の非侵襲的な CO 測定とは，いまだに正確性で一線を画している．

　PAC から得られる他の情報とともに，正確な CO 測定が得られれば，とくに左心機能が極度に悪化している心臓手術などの侵襲度が大きい周術期管理には有用と考える．

▶ DO_2I：
oxygen delivery Index

る．さらなる容量増加では，Ped は急峻に増加する．したがって，この Ped を示すとされる PAWP 自体は変化が著明でなくとも，実際には心臓前負荷増大の可能性がある．

- 心機能正常時のループは青の実線で示したが，心機能が低下した場合には，赤の実線で示したループを描く．同じ Ved（すなわち，心臓前負荷は正常時と同じ）では，1 回拍出量（図の Ved−Vs*）は正常時の 1 回拍出量（図 3 の Ved−Vs）より低下する．
- また，心機能低下時でも，正常時と同じ 1 回拍出量（Ved*−Vs*）を得るために，輸液を負荷して心臓前負荷を増加させたときのループ（図 3 の赤の破線）では，LVEDV（図 3 の Ved*）は正常時（図 3 の Ved）に比べ増加するが，必ずしも Ped 増加は著明でない．
- このように，PAWP 自体で左室前負荷を評価するのには理論上も問題がある．
- 実際，ボランティアの健常成人に対して，3 L の生理食塩水を投与して輸液反応性を検討した報告では，輸液負荷前の左室拡張末期容量と輸液負荷後の 1 回拍出量増加には相関関係が認められたが，輸液負荷前の CVP と PAWP にはまったく相関関係が認められなかった[4]．
- さらに，重症敗血症患者を対象とし，SSCG で輸液負荷を推奨している PAWP 12 mmHg 以下で輸液反応性を検討した報告でも，PAWP は輸液反応性の指標にならないことが報告されている[5]．

（石原弘規）

文献

1) 浅野慎吾．麻酔法の違いによる輸液．宮尾秀樹，編．周術期輸液の最前線．東京：真興交易医書出版部; 2004. p.283-94.
2) Baek SM, et al. Plasma expansion in surgical patients with high central venous pressure (CVP): The relationship of blood volume to hematocrit, CVP, pulmonary wedge pressure, and cardiorespiratory changes. Surgery 1975; 78: 304-15.
3) Marik PE, et al. Does central venous pressure predict fluid responsiveness? A systematic review of the literature and the tale of seven mares. Chest 2008; 134: 172-8.
4) Kumar A, et al. Pulmonary artery occlusion pressure and central venous pressure fail to predict ventricular filling volume, cardiac performance, or the response to volume infusion in normal subjects. Crit Care Med 2004; 32: 691-9.
5) Osman D, et al. Cardiac filling pressures are not appropriate to predict hemodynamic response to volume challenge. Crit Care Med 2007; 35: 64-8.
6) Shoemaker WC, et al. Prospective trial of supranormal values of survivors as therapeutic goals in high-risk surgical patients. Chest 1988; 94: 1176-86.
7) Lobo SM, et al. Prospective, randomized trial comparing fluids and dobutamine optimization of oxygen delivery in high-risk surgical patients. Crit Care 2006; 10: R72.

1-3-3 1回拍出量変動，脈圧変動，脈波変動指標

3. 周術期体液量の指標と GDT

1 呼吸性変動とは何か

- 従来，心臓前負荷の指標としては，前項で述べた中心静脈圧（CVP）や肺動脈楔入圧（PAWP）などの圧（static variables）が用いられてきたが，これらは信頼できる心臓前負荷の指標にならないことが判明し，近年，輸液反応性[*1]の指標として，人工呼吸中の呼吸サイクル間における1回拍出量変動（SVV）や脈圧変動（PPV）などの呼吸性変動（dynamic variables または functional variables）が，心臓前負荷の指標として goal-directed fluid management にも使用されるようになった[1]（表1）。
- 呼吸性変動とは，人工呼吸中の肺胞にかかる圧力の周期的な変動により心機能が影響を受け，心臓前負荷と心機能の関係を示す Frank-Starling 曲線上の急峻な立ち上がりの部分に心臓前負荷があると，heart-lung interaction により，心機能が呼吸サイクルにより一定の範囲で変動することである（図1）。
- 輸液反応性とは，輸液を負荷することで心機能改善，すなわち1回拍出量（SV）や心拍出量（CO）が増加することであり，必ずしも血圧上昇を意味しない。

2 SVV の機序

- 陽圧換気中の吸気時には，肺胞内圧が上昇し，肺血管を取り巻く圧が胸腔内圧より高くなる。その結果，肺血管を圧迫し，右心室後負荷が増大し，右心室から肺循環への血液流入が低下する。一方，左心室前負荷では肺血管を取り巻く圧が上昇するため，肺循環から左心系に流入する血液は増加する。さらに吸気時には，胸腔内圧上昇をも伴い，左心室壁内外圧差が低下し，また胸郭内血液量が低下するため心臓後負荷が低下する[2]。

▶CVP：
central venous pressure

▶PAWP：
pulmonary artery wedge pressure

[*1] 輸液反応性
当初，輸液反応性の検討は，10〜20分で一定量の輸液（晶質液500〜1,000 mL 程度，または膠質液250〜500 mL 程度）を負荷し，その直後における1回拍出量（SV）の増加程度を判定した。しかし現在では，SV のほかに心拍出量（CO）でも評価されている。通常，SV および CO とも 10〜20% の範囲の中でカットオフ値を設定し（たとえば CO 増加15%），それ以上の増加では輸液反応性あり，未満では輸液反応性なしとする。

▶SVV：
stroke volume variation

▶PPV：
pulse pressure variation

▶SV：
stroke volume

▶CO：
cardiac output

表1 主な呼吸性変動の算出法と正常値

指標	算出式	正常値
1回拍出量変動（SVV）	(SVmax−SVmin)/[(SVmax+SVmin)/2] (VTImax−VTImin)/[(VTImax+VTImin)/2]	<10〜12%
脈圧変動（PPV）*	(PPmax−PPmin)/[(PPmax+PPmin)/2]	<10〜12%
脈波変動指標（PVI）	(PImax−PImin)/PImax	<13%
収縮期圧変動（SPV）	(SPmax−SPmin)/[(SPmax+SPmin)/2]	<10%

* パルスオキシメータ波形の振幅幅を用いた呼吸性変動でも PPV の代用に使用されている。
SV：stroke volume（1回拍出量），VTI：velocity time integral（パルスドプラー法による大動脈血流速度の時間積分），PP：pulse pressure（脈圧），PI：perfusion index（潅流指標），SP：systolic pressure（収縮期圧），max：最大値，min：最小値。

- すなわち，吸気時には左心室の1回拍出量は，左心室の前負荷増大と左心室後負荷低下により増加する．一方，右心系の1回拍出量は，右心室の前負荷低下と後負荷増大により低下する．呼気時には吸気時と逆の効果を示し，左心室前負荷低下，左心室後負荷増加，右心室前負荷増加，右心室後負荷低下となり1回拍出量は低下する．
- 以上の変化には，時間差を加味していないが，右心系にある血液が左心系に到達するまで2秒程度かかるため，通常は，吸気時に生ずる右心系の1回拍出量低下による左心系1回拍出量低下が顕在化するのは呼気時となる．
- PPV決定には，呼気時による脈圧変動への効果は吸気時の効果よりもはるかに大きく，呼気の脈圧変動がより大きく影響する．

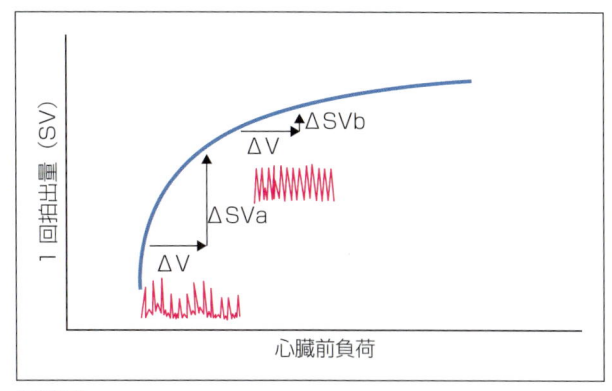

図1 Frank-Starling 曲線と呼吸性変動

Frank-Starling 曲線が急峻に上昇する点では，呼吸性変動も大きく，一定量の輸液負荷により心臓前負荷増加（ΔV）を示し，SV増加（ΔSVa）も大きいが，曲線が平坦に近づいた点では輸液負荷による心臓前負荷増加（ΔV）は同程度であっても，呼吸性変動は小さく，SV増加（ΔSVb）はわずかである．

3 呼吸性変動の測定

- SVV，PPVとも最大と最小の1回拍出量，脈圧をとらえるために最低5呼吸サイクルを必要とする．
- 現在，SVV，PPVを連続して表示可能なモニター（FloTrac，PiCCOなど）では，20〜30秒間の平均値のデータを用いている（図2）．
- また，パルスオキシメータのプレチスモグラフィーの波形の振幅幅の変動を用いた呼吸性変動も，動脈圧波形によるPPVと同様に有用であることが報告されている[3]．

Column gray zone approach

輸液反応性に関して，SVV，PPVともそのカットオフ値を設定し，このカットオフ値に満たない場合は輸液反応性なし，それ以上では輸液反応性ありとしてきた．しかし，この黒か白かの判定には，最近，問題も指摘されている．

ヨーロッパの多施設で全身麻酔中の413人により輸液反応性を検討した．CO増加15％を閾値としてPPVをROC曲線より解析すると，曲線下面積（area under the curve：AUC）は0.89と，PPVは輸液反応性の良好な指標とみなされた．このときの最良のPPVのカットオフ値は12％であったが，検討した約25％の患者はPPV 9〜13％の範囲にあり，この範囲にあったPPVでは輸液反応性の有無を正しく評価できなかった[19]．

したがって，単に一定のカットオフ値のみにとらわれて輸液管理するのではなく，その周辺にはgray zoneがあり，他のパラメーターなどを参考にしながら輸液管理することの重要性を理解していただきたい．

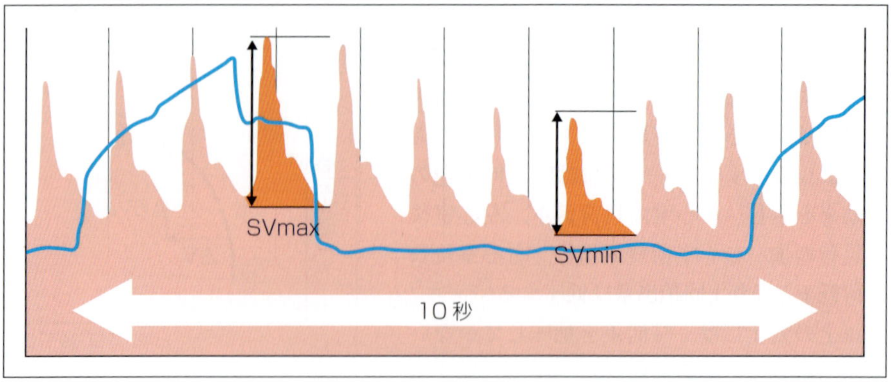

図2 SVVの算出

動脈圧波形（ピンク）から得られるSVは動脈圧波形の曲線下面積（オレンジ）で得られる．呼吸性変動により，最大SV（SVmax）と最小SV（SVmin）からSVVは計算される．人工呼吸中の気道内圧（青曲線）は吸気時に上昇しSVmaxとなり，呼気時にはSVminとなることに注目．
SV：1回拍出量，SVV：1回拍出量変動．
(Parry-Jones AJD, Pittman JAL. Arterial pressure and stroke volume variability as measurements for cardiovascular optimization. International Journal of Intensive Care 2003; 10: 67–72 より)

- しかし，パルスオキシメータ使用の場合には，末梢血管の収縮度合いが測定に大きく影響する[4]．さらに，多くのパルスオキシメータの機種ではSpO$_2$を確実に表示するため，波形自体がコンピューター処理されており，表示波形自体が本来の波形と一致しない場合があり，必ずしも正確な呼吸性変動ではない可能性がある．

a．呼吸性変動の正常値

- SVVまたはPPVは，10～12％をカットオフ値としており[5]，それより高値では輸液反応性があり，逆に低値では輸液反応性がないとする．
- SVVとPPVはほぼ1：1の関係にある．
- GDTでは，低血圧などのために何らかの手段で循環動態を改善する必要があるとき，カットオフ値以上では輸液負荷，カットオフ値未満ではカテコラミン投与を主体とする．

b．測定の必須条件

- 呼吸性変動のモニターは，動脈圧を基にした非侵襲心拍出量測定装置が広く普及した現在では容易である．しかし，呼吸性変動の適正な評価には，その測定条件が問題となる．その数値が，適正に呼吸性変動を表しているかどうかを吟味しなければ，かえって患者を危険な状態に陥れることになる．
- 基本的に信頼性を得るための必要3条件を示した[6]（**表2**）★2．この条件をクリアするのは，肺保護戦略などを用いている現在の集中治療室では必ずしも容易ではないが，手術室では条件をクリアできる場合が多いと考えられる．しかし，Maguireら[6]は，PPVおよびパルスオキシメータのプレチスモグラフィーの波形の呼吸性変動に関して，1万2,306例の手術患者で測定条件が

▶GDT：
goal-directed therapy
（目標指向型治療）

★2
不整脈が存在する場合の呼吸性変動では，信頼性に欠けるが，FloTracの新しい解析法を用いたSVVでは，多発性心室性不整脈の存在下でも，輸液反応性の良好な指標になるとの報告がある．
(Cannesson M, et al. Predicting fluid responsiveness with stroke volume variation despite multiple extrasystoles. Crit Care Med 2012; 40: 193–8)

表2 適切な呼吸性変動評価の必須3条件

1. 深い鎮静（全身麻酔）下で自発呼吸活動完全消失
2. 換気条件は1回換気量 8 mL/kg 以上，PEEP 5 cmH$_2$O 以下
3. 洞性リズムで不整脈なし

PEEP：呼気終末陽圧．

表3 呼吸性変動評価に際して注意を要する病態（必須3条件以外）

信頼性に問題がある病態
- 開胸手術や胸腔ドレナージ中で空気漏れが持続する場合
- 胸骨切開を伴う心臓手術*
- 食道癌手術（3領域リンパ節郭清）術後
- 腹腔鏡手術
- 肺病変により肺コンプライアンス低下，あるいは上昇時
- カテコラミン持続投与
- 右心不全，肺高血圧時
- 心筋虚血再灌流直後
- 心拍出量低下をきたすような高いPEEP
- 心拍数／人工呼吸の換気数比＜3.6

信頼性に問題がない病態
- 左心不全
- 左室後負荷低下
- 腹臥位
- 片肺換気による開胸手術中？

* SVV，PPV の使用を可能とした報告もみられる（Hofer CK, et al. Stroke volume and pulse pressure variation for prediction of fluid responsiveness in patients undergoing off-pump coronary artery bypass grafting. Chest 2005; 128; 848–54 など）．
PEEP：呼気終末陽圧，SVV：1回拍出量変動，PVV：脈圧変動．

適正か否かを調査した．これら3条件をすべてクリアしたのは4,792例（39％）のみであったと報告している．したがって，この3条件をクリアしていることを常に念頭において，呼吸性変動を評価しなければならない．

④ 呼吸性変動により評価できない病態

- Maguire[6]らは，さらに問題がある可能性のある測定条件として，文献上，開胸手術，腹腔鏡手術，カテコラミン持続投与，心拍数／人工呼吸の換気数比＜3.6 などをあげている（**表3**）．とくに，ARDS 患者で，呼吸系コンプライアンスが低い場合（30 cmH$_2$O 以下）には，PPV＜10％でも実際には輸液反応性がみられる場合がある（偽陰性）[7]．
- ARDS に陥った敗血症患者で，肺保護戦略により低1回換気量（6 mL/kg）と高い PEEP（10 cmH$_2$O 程度）の条件下では，通常，呼吸性変動は輸液反応性の良い指標とならないと考えられてきた．しかし，最近の報告では，心臓充満圧では予測はできなかったものの，PPV では ROC 曲線の曲線下面積 0.91 と信頼性の高い予測ができたとあり[8]，さらなる検討を要する．
- 側臥位の開胸手術で，片肺換気中に SVV を指標として術中 GDT により必要に応じて輸液負荷しながら輸液管理を行った報告では，術後肺血管外水分量（EVLW）増加がみられず，このような場合でも SVV は有効としているが[9]，片肺換気中は1回換気量も少なく，輸液反応性を検討していないので，SVV の有効性は確認できない．

▶ARDS：
acute respiratory distress syndrome（急性呼吸促迫症候群）

▶EVLW：
extravascular lung water

> **Advice** 指標としての呼吸性変動の意義
>
> 呼吸性変動は，心臓前負荷が低い場合には有用性が高いが，心臓前負荷が高い場合には，呼吸性変動の感度は低く[17]，これのみを指標にした輸液管理ではどうしても輸液過剰となりやすい．また健常成人では，輸液反応性はすべてに認められるが，必ずしも輸液負荷を必要としない[18]．したがって，呼吸性変動のみを輸液管理の指標とせず，他の指標をも含めて輸液管理の方向性を決めるべきである．

- さらに，心筋虚血再灌流直後の動物実験モデルでは，呼吸性変動の信頼性に問題があるとの報告がある[10]．

❺ SVV と PPV

- 人工呼吸中の動脈圧の脈圧は，SV に比例し，また動脈コンプライアンスに反比例することが知られている[11]．したがって，一定の動脈コンプライアンス下では，動脈圧の脈圧が直接左室の SV を決定する．すなわち，SVV を測定できない場合には，最も信頼がおける SVV に代わる呼吸性変動の指標として PPV の存在がある．

▶SPV：systolic pressure variation

- 当初，収縮期圧変動（SPV）が，呼吸性変動の一つのパラメーターとして使用されたが，収縮期血圧自体は拡張期血圧により大きく左右される．すなわち，大動脈壁内外圧差も大きく関与するため，SPV は PPV よりも SVV の代用にならないと考えられ，現在ではほとんど使用されていない．
- PPV と SVV を同時に評価することにより，これらの単独評価では不可能であった中枢側の動脈における動的コンプライアンスを評価しようとする試みがある．
- コンプライアンス低下（血管収縮）では，PPV/SVV 比は増加し，コンプライアンス増加（血管拡張）では PPV/SVV 比は低下する．
- PPV，SVV とも輸液反応性を示した場合（たとえば PPV＞15％，SVV＞10％）には，1 回拍出量は増加するものの血圧上昇がみられない場合がある．このときに，ノルアドレナリン併用の適応に関しての指標として使用できる可能性が示唆されている[12]．

❻ PVI

- 近年発売されているマシモ社製のパルスオキシメータでは，末梢動脈血酸素飽和度（SpO_2）のほかに，灌流指標（perfusion index：PI）と PI から算出される脈波変動指標（pleth variability index：PVI）が表示される．
- 動脈ラインを必要としない PVI は，新たな呼吸性変動の指標として注目され[13]，とくに小児や新生児での使用や自発呼吸下での試みもみられる．
- 指尖における SpO_2 測定では，動脈血に関連する拍動成分の信号と静脈血，皮膚，組織などの非拍動成分の信号を区別して検知することが可能である．拍動性信号と非拍動性信号の比は，PI とよばれ，指尖部の血流量の指標として用いられている．
- 血流量は末梢血管抵抗を反映し，交感神経系によりコントロールされており，PI は末梢循環の良否を示す．PI 増加は，血流量増加を意味する．機器に表示される PI は，0〜20％の範囲である．

- この PI の呼吸性変動を利用したのが，PVI である[13]．**表1** からわかるように算出式は SVV や PPV と異なる．この結果，SVV や PPV とは必ずしも同様の数値とならない．
- しかし，人工呼吸を要した患者での体位変換時の検討では，PVI と PPV 間には $r=0.72$ の相関関係，パルスオキシメータのプレチスモグラフィー波形の呼吸性変動間には $r=0.92$ の相関関係を認めている[14]．
- PI が低値のときには，PVI は正確に呼吸性変動を反映せず，Brock ら[15]は PVI 測定のための PI は 4% 以上が必要としている．実際，ノルアドレナリン投与時には信頼性が低下することが報告されている[16]．
- さらに体動や測定部位によっても PVI の値は変わってしまう可能性も高く，評価には絶対値でなくトレンドを用いることなどの工夫が必要であり，臨床で有効な指標となるかどうかはさらなる検討を待たねばならない．

（石原弘規）

文献

1) Cannesson M. Arterial pressure variation and goal-directed fluid therapy. J Cardiothorac Vasc Anesth 2009; 24: 487-97.
2) Michard F. Changes in arterial pressure during mechanical ventilation. Anesthesiology 2005; 103: 419-28.
3) Natalini G, et al. Arterial versus plethysmographic dynamic indices to test responsiveness for testing fluid administration in hypotensive patients: A clinical trial. Anesth Analg 2006; 103: 1478-84.
4) Rinehart J, et al. Review article: Closed-loop systems in anesthesia: Is there a potential for closed-loop fluid management and hemodynamic optimization? Anesth Analg 2012; 114: 130-43.
5) Michard F. Stroke volume variation: From applied physiology to improved outcomes. Crit Care Med 2011; 39: 402-3.
6) Maguire S, et al. Technical communication: Respiratory variation in pulse pressure and plethysmographic waveforms: Intraoperative applicability in a North American academic center. Anesth Analg 2011; 112: 94-6.
7) Monnet X, et al. Passive leg-raising and end-expiratory occlusion tests perform better than pulse pressure variation in patients with low respiratory system compliance. Crit Care Med 2012; 40: 152-7.
8) Freitas FG, et al. Predictive value of pulse pressure variation for fluid responsiveness in septic patients using lung-protective strategies. Br J Anaesth 2013; 110: 402-8.
9) Haas S, et al. Goal-directed fluid therapy using stroke volume variation does not result in pulmonary fluid overload in thoracic surgery requiring one-lung ventilation. Crit Care Res Pract 2012; 2012: 687018.
10) Kronas N, et al. Functional hemodynamic parameters do not reflect volume responsiveness in the immediate phase after myocardial ischemia and reperfusion. J Cardiothorac Vasc Anesth 2011; 25: 780-3.
11) Chemla D, et al. Total arterial compliance estimated by stroke volume-to-aortic pulse pressure ratio in humans. Am J Physiol 1998; 274: H500-5.
12) Pinsky MR. Heart lung interactions during mechanical ventilation. Curr Opin Crit Care 2012; 18: 256-60.
13) 伊藤健二．新しいアルゴリズム，灌流指標 PI，脈波変動指標 PVI ―全身麻酔管理にどう活かすか．日臨麻会誌 2011; 31: 501-6.
14) Cannesson M, et al. Does the Pleth variability index indicate the respiratory-induced

variation in the plethysmogram and arterial pressure waveforms? Anesth Analg 2008; 106: 1189-94.
15) Brock O, et al. Accuracy of the pleth variability index to predict fluid responsiveness depends on the perfusion index. Acta Anaesthesiol Scand 2011; 55: 686-93.
16) Monnet X, et al. Pleth variability index is a weak predictor of fluid responsiveness in patients receiving norepinephrine. Br J Anaesth 2013; 110: 207-13.
17) Fujita Y, et al. A comparison of changes in cardiac preload variables during graded hypovolemia and hypervolemia in mechanically ventilated dogs. Anesth Analg 2004; 99: 1780-6.
18) Michard F. Volume management using dynamic parameters: The good, the bad, and the ugly. Chest 2005; 128: 1902-3.
19) Cannesson M, et al. Assessing the diagnostic accuracy of pulse pressure variations for the prediction of fluid responsiveness: A "gray zone" approach. Anesthesiology 2011; 115: 231-41.

3. 周術期体液量の指標とGDT

1-3-4 PiCCOモニター

❶ PiCCOモニターとは何か

- PiCCOモニター（Pulsion Medical Systems AG，ドイツ）は，圧波形解析により連続的に心拍出量（CO）や1回拍出量変動（SVV）などの動的心臓前負荷指標を表示する一方，間欠的に経動脈的熱希釈法を用い，CO測定の精度を高め，心臓拡張末期容量（GEDV）や肺血管外水分量（EVLW）などの心肺系にかかわる容量測定ができる．
- PiCCOモニターで測定できるパラメーターとそのメーカーの提示する正常値を表1にあげた．

▶CO：
cardiac output

▶SVV：
stroke volume variation

▶GEDV：
global end-diastolic volume

▶EVLW：
extra-vascular lung water

表1 PiCCOシステムで測定されるパラメーターの正常値とその意義

測定意義	測定項目	正常範囲（係数）	単位	計算式
	直接動脈圧		mmHg	
	心拍数		min^{-1}	
	心拍出量（係数） 　連続的（PCCO） 　間欠的（肺経由動脈熱希釈法によるCO）	3.0〜5.0	$L \cdot min^{-1} \cdot m^{-2}$	
	1回拍出量（係数）	40〜60	$mL \cdot m^{-2}$	
後負荷	体血管抵抗（係数）	1,700〜2,400	$dyn \cdot sec \cdot cm^{-5} \cdot m^{-2}$	$[MAP-CVP]/CI \times 80$
前負荷 静的	心臓拡張末期容量（係数）：GEDV	680〜800	$mL \cdot m^{-2}$	(ITTV−PTV)／体表面積
	胸郭内血液量（係数）：ITBV	850〜1,000	$mL \cdot m^{-2}$	$1.25 \times GEDV$／体表面積
動的	1回拍出量変動：SVV	≦10	%	(SVmax−SVmin)/SVmean
	脈圧変動：PPV	≦10	%	(PPmax−PPmin)/PPmean
酸素化	肺血管外水分量（係数）：EVLW	3.0〜10.0	$mL \cdot kg^{-1}$	(ITTV−ITBV)／体重
	肺血管透過性係数：PVPI	1.0〜3.0		EVLW/(ITBV−GEDV)
心機能	心機能係数：CFI	4.5〜6.5	min^{-1}	CO/GEDV
	全駆出率：GEF	25〜35	%	$(4 \times SV)$/GEDV
	左室収縮力指標：dPmx	1,200〜2,000	$mmHg \cdot sec^{-1}$	
酸素需給バランス	中心静脈血酸素飽和度*：$ScvO_2$	70〜80	%	
	酸素供給量（係数）：DO_2	400〜650	$mL \cdot min^{-1} \cdot m^{-2}$	$CI \times Hb \times 1.34 \times SaO_2$
	酸素消費量（係数）*：VO_2	125〜175	$mL \cdot min^{-1} \cdot m^{-2}$	$CI \times Hb \times 1.34 \times (SaO_2 - ScvO_2)$

注：正常範囲は係数値を表示した．＊ デバイスの追加で測定できる．

モニターシステム独特の概念に基づくパラメーターも多く，その使用には多少の慣れが必要である．しかし，循環に関する心臓前負荷から心機能，心臓後負荷，肺酸素化に関係する肺血管外水分量，そして，その最終的な結果ともいえる酸素需給バランスをも示唆するユニークな総合循環モニターである．

❷ 測定原理

a. 熱希釈法による間欠的容量測定

■ 心拍出量（CO）測定

- 中心静脈ラインから冷水を投与し，動脈内カテーテル先端で血液の温度変化を測定（肺経由の動脈熱希釈法）することで，CO が Stewart-Hamilton 法に基づいて測定される．
- 経動脈的熱希釈による CO は肺動脈カテーテルを用いた方法に比べ呼吸サイクルによる変動が少なく[1]，イヌの脱血・輸液蘇生モデルで，肺動脈カテーテルによる CO 測定との相関係数は 0.95，測定精度は -0.04 ± 0.041 L/分であったと報告されている[2]．
- 心拍出量測定の計算式を以下に示した．

$$CO = [(Tb - Ti) \cdot Vi \cdot K] / [\int \Delta Tb \cdot dt]$$

Tb：注入前の血液温，Ti：注入液の温度，Vi：注入量，$\int \Delta Tb \cdot dt$：熱希釈曲線の関連する部分の面積，K：補正値．

▶MTt：
mean transit time

▶DSt：
down slope time

▶ITTV：
intra-thoracic thermal volume

■ 種々の心肺系容量算出の原理

- 種々の心肺系容量は，CO と指示薬の希釈曲線から得られる2つの特性値，平均通過時間（MTt）と指数降下時間（DSt）を掛け合わせることから計算される（図1, 2）．
- MTt と CO を掛け合わせた容量は，MTt 容量ともいわれ，冷却水が注入され検出されるあいだに通過する部分の容量，すなわち注入点と計測点のあいだの総容量を表す．
- PiCCO モニターで測定されるこの容量は，胸郭内熱容量（ITTV）と定義されている．
- また，DSt と CO を掛け合わせた容量は，DSt 容量ともいわれ，一連の希釈容器の中で，注入された冷水の希釈に最も影響を与える部分の容量を示す．PiCCO モニターで測定されるこの容量は，肺内熱容量

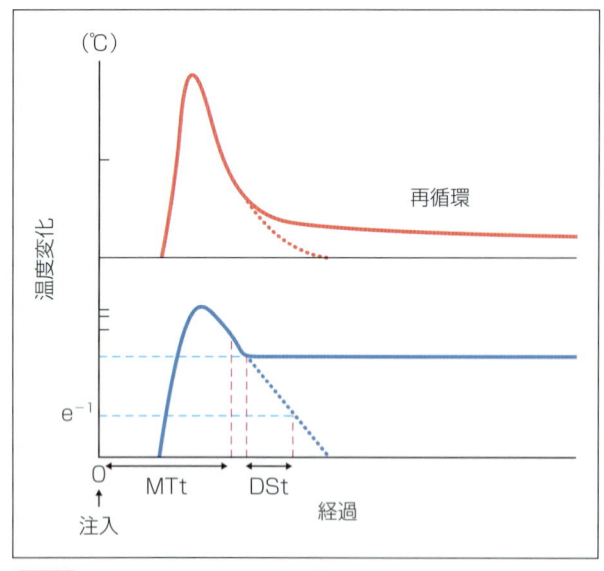

図1　熱希釈曲線と特性値の関係
上段は希釈曲線の実記録，下段は変化を対数表示したもの．
MTt：平均通過時間．注入液の約半分が動脈の検出地点を通過した時間，DSt：指数降下時間．熱希釈曲線の指数関数の下降部分の時間．

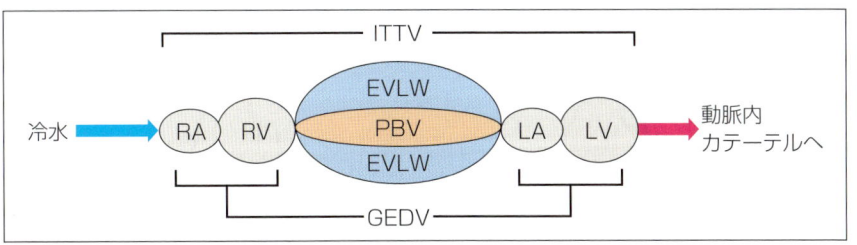

図2 PiCCOによる各種容量測定の関係

冷水を中心静脈から急速に注入し，動脈内留置したカテーテル先端で感知した温度変化で，その間に関係する各種容量を算出する．
各容量の計算式は**表2**を参照．
RA：右心房，RV：右心室，ITTV：胸郭内熱容量，EVLW：肺血管外水分量，PBV：肺血管内容量，GEDV：心臓拡張末期容量，LA：左心房，LV：左心室．

表2 PiCCOモニターで測定される心肺系容量の計算式

- ITTV（胸郭内熱容量）＝CO×MTt
- PTV（肺内熱容量）＝CO×DSt
- GEDV（心臓拡張末期容量）＝ITTV－PTV
- ITBV（胸郭内血液容量）＝1.25×GEDV
- EVLW（肺血管外水分量）＝ITTV－ITBV
- PVPI（肺血管透過性係数）＝EVLW/PBV
- CFI（心機能係数）＝CO/GEDV
- GEF（全駆出率）＝4SV/GEDV

PBV：肺血管内容量．

（PTV）と定義されている．
- **表2**にPiCCOモニターで測定される心肺系容量の計算式を示した．

圧波形解析法による連続心拍出量（PCCO）測定

- PiCCOモニターによる連続心拍出量（PCCO）は，動脈圧波形のうち収縮期に相当する面積が左室1回拍出量（SV）と比例する関係にあることを利用し（**図3**），beat to beatのSVを算出し，連続的に心拍出量を表示する．表示されるPCCOは過去12秒間の平均値が示される．
- PCCOの計算式を以下に示した．

$$PCCO = cal \cdot HR \cdot \int_{Systole} \left(\frac{P(t)}{SVR} + C(p) \cdot \frac{dP}{dt} \right) dt$$

cal：患者個々に求められる係数（熱希釈測定より決定），$\frac{P(t)}{SVR}$：収縮期血圧波形の面積，C(p)：コンプライアンス，$\frac{dP}{dt}$：動脈圧波形の形状．

- しかし，動脈圧波形に影響する因子は，SVだけでなく大動脈のインピーダンスも関係し，しばしば動脈圧波形解析によるCO測定が不正確になる原因となる．

▶PTV：
pulmonary thermal volume

▶PCCO：
pulse contour cardiac output

▶SV：
stroke volume

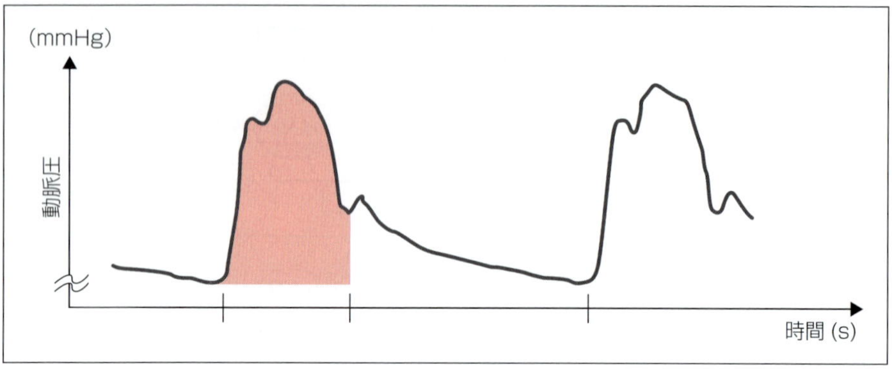

図3 動脈圧波形の収縮期に相当する面積
図中の赤い部分の面積が1回拍出量（SV）と比例する。

表3 体重と肺血管外水分量係数に応じた推奨注入量

体重（kg）	EVLWI<10 冷却水	EVLWI>10 冷却水	EVLWI<10 常温水
<3	2 mL	2 mL	3 mL
<10	2 mL	3 mL	3 mL
<25	3 mL	5 mL	5 mL
<50	5 mL	10 mL	10 mL
<100	10 mL	15 mL	15 mL
≧100	15 mL	20 mL	20 mL

EVLWI：肺血管外水分量係数（EVLW/体重, mL/kg）.

- PiCCO モニターでは，熱希釈法による CO 測定により，圧波形解析の CO を較正する機能を有している．しかし，不整脈や IABP，他の機械的循環補助法などの存在下では PCCO の測定はできない．

▶IABP：
intraaortic balloon pumping（大動脈内バルーンパンピング）

★1 カニュレーションサイト
大腿動脈と上大静脈系のカニュレーションが基本であるが，大腿静脈カテーテルを冷水の注入サイトとして使用すると，胸郭内の容量計測は過大評価してしまうが，心拍出量測定は可能である[26]．しかし，同側の動脈へのカニュレーションは温度変化測定に影響を与えるため避けるべきである．

▶CVP：
central venous pressure（中心静脈圧）

❸ 実際の測定

- 内頚静脈あるいは鎖骨下静脈の中心静脈ラインのできるだけ患者側に，注入水用温度センサーハウジングを接続する．大腿動脈，上腕動脈，あるいは腋窩動脈に PCCO 専用カテーテルを挿入し，PCCO モニタリングキットを接続する★1．CV ライン，動脈圧ラインと PiCCO 機器本体の温度センサーケーブルを接続するとともに，圧トランスデューサーケーブルと本体も接続する．CVP を連続的に測定する場合は CVP 測定用ケーブルも CV ラインと接続する（CVP 値は手入力でも可）．
- 機器本体に患者情報を入力し，圧のゼロ設定を行う．肺経由動脈熱希釈測定によるキャリブレーションを冷生理食塩水（<8℃）あるいは常温生理食塩水を用いて3～5回行う．必要注入量は成人の場合 15 mL が推奨されているが，体重，肺血管外水分量に合わせて調節する（表3）．キャリブレーションは8時間ごとに行うことが推奨されている．
- 心肺系の容量測定は，大動脈瘤の存在，心疾患，心内シャント，肺塞栓などの肺循環異常[3]，さらには，左心機能低下では不正確となる[4]．

❹ それぞれのパラメーターの意味と限界

a. 心臓拡張末期容量（GEDV）と胸郭内血液容量（ITBV）

- GEDV や ITBV は，肺経由動脈熱希釈曲線から導き出される心臓前負荷の容量測定法である．GEDV は拡張期の 4 つの心臓の心房心室内の容量を表す．ITBV は GEDV に 1.25 という係数を掛け合わせることで求められ[5]，GEDV に肺循環量を含むものである．
- CVP や PAWP よりも，GEDV や ITBV のような容量測定法のほうが輸液負荷後の SV との相関関係は高い[6]．イヌを用いた脱血・輸液負荷モデルにおいても，ITBV の変化は CO の変化ときわめて良い相関関係を示し（$r^2=0.79$），他の心臓前負荷の評価法であるブドウ糖初期分布容量とも良い相関関係を示す（$r^2=0.52$）ことが報告されている[7]．
- しかし，SVV や PPV などの動的前負荷指標のほうが，輸液反応性予測には優れているとされ[8]，一度きりの容量測定の絶対値で輸液反応性を推し量ることは難しい[9]．
- 当院 ICU での食道癌患者 62 名の術後 3 日間における PiCCO モニターを用いた検討では，血液量，血漿量は有意な変化を示さなかったが，ITBV 指数は ICU 入室 3 日目に心係数とともに有意な上昇を示した（図 4）．
- ITBV や GEDV の算出には，CO との積が関係し，この CO との数学的カップリングが存在する．体液量バランスを変えずに β 遮断薬やドブタミンで心拍出量を変化させても ITBV はあまり変化しなかったとする報告もある[10,11]が，輸液負荷時には CO も ITBV も増加する方向にあり，過大評価につながることも指摘されている[12]．

b. 肺血管外水分量（EVLW）と肺血管透過性係数（PVPI）

- 従来 EVLW は，肺の血管外腔には拡散しない指示薬と血管外腔まで拡散する指示薬による希釈法を同時に実施して，その解析から各々の容量を求め，その差として計測してきた（二重指示薬希釈法）．これらの指示薬として，インドシアニングリーンや冷水が用いられ，肺重量測定法によって測定した EVLW とよく相関することが報告されている[13]．
- Sakka らは，単一指示薬による trans-pulmonary thermodilution 法で EVLW が測定できることを証明し[3]，それが PiCCO モニターに応用されている．このことにより，2 つの指示薬を用いるこ

▶ ITBV：
intra-thoracic blood volume

▶ PAWP：
pulmonary artery wedge pressure（肺動脈楔入圧）

▶ PPV：
pulse pressure variation（脈圧変動）

▶ PVPI：
pulmonary vascular permeability index

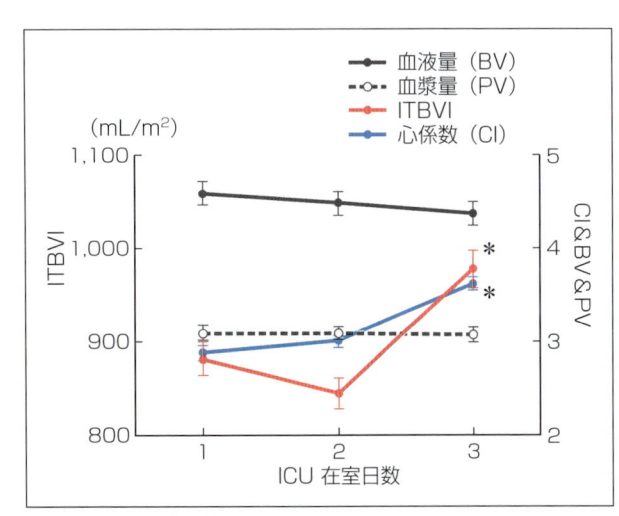

図4 食道癌患者術後 3 日間の PiCCO モニターを用いた各種パラメーターの変化

血液量，血漿量は有意な変化を示さなかったが，ITBV 指数（ITBVI）は ICU 入室 3 日目に心係数とともに有意な上昇を示した．ITBV：胸郭内血液容量．

との煩雑さを解消し，広く臨床使用されるようになってきた．

- Tagamiらは，PiCCOモニターによりEVLWが測定され48時間以内に剖検された症例において，EVLWと肺重量がきわめて良い相関関係を示すことを報告している[14]（図5）．また，Pulsion社から示されている正常値は3～7 mL/kgとされるが，剖検肺からEVLW係数の正常値を推測し，7.4±3.3 mL/kgをその正常値として提言している．
- EVLWは，静水圧上昇による肺水腫や透過性亢進による肺水腫でも上昇してくる．Monnetらは，PVPI（EVLW/PBV）が3以上かつEVLWI/GEDVI 1.8×10^{-2} 以上をカットオフ値とすると，感度85％，特異度100％でARDSを静水圧上昇性の肺水腫と

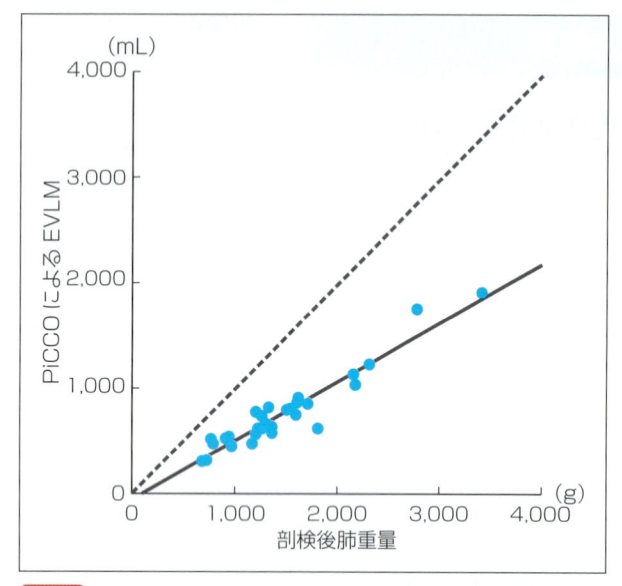

図5 肺血管外水分量（EVLW）と剖検後肺重量の相関関係
EVLW (mL)＝0.56×肺重量(g)−58.0．$n=30$, $r=0.90$, $P<0.01$.
(Tagami T, et al. Crit Care 2010; 14: R162[14] より)

▶ARDS：
acute respiratory distress syndrome（急性呼吸促迫症候群）

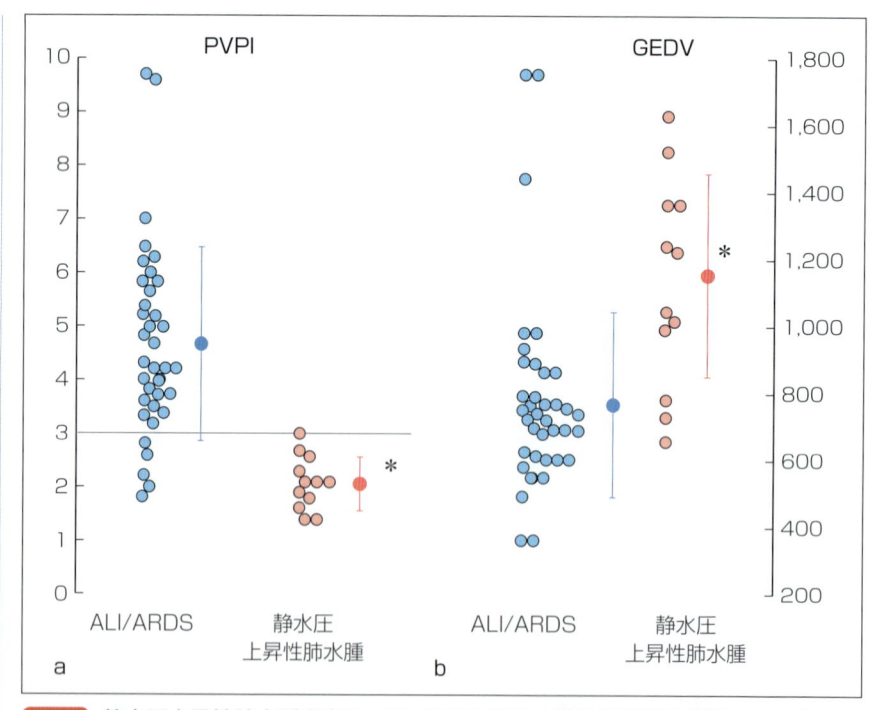

図6 静水圧上昇性肺水腫患者とALI/ARDS患者の肺血管透過性係数（PVPI）と心臓拡張末期容量（GEDV）
a：PVPIはALI/ARDSで高く，静水圧上昇性の肺水腫よりもALI/ARDSで高い．
b：しかし，GEDVは静水圧上昇性肺水腫の患者で高い．
ALI：急性肺傷害，ARDS：急性呼吸促迫症候群．
*$p<0.05$ vs. ALI/ARDS患者．

(Monnet X, et al. Intensive Care Med 2007; 33: 448–53[15] より)

- 鑑別できると報告している[15]（図6）.
- また，29名のICU入室患者においてEVLWとPVPIを測定したところ，急性肺傷害（ALI）発症患者において有意にEVLW（15.5±7.4 mL/kg vs. 8.7±2.3 mL/kg, $p=0.04$）とPVPI（3.32±2.19 vs. 1.58±0.47, $p=0.03$）が高く，初日のEVLW係数が10 mL/kg以上で，急性肺傷害の合併を感度63％，特異度88％で予測できるという報告もある[16]（図7）.
- さらに，EVLWがICU入室患者の予後予測因子として有用とする報告[17]（図8）や，水分管理の指標として肺動脈カテーテルが必要な患者管理においてEVLWを指標としたほうが，PAWPを指標にした管理より水分バランスを小さく保ち，人工呼吸時間やICU滞在日数を短く管理できた，との報

▶ALI：acute lung injury

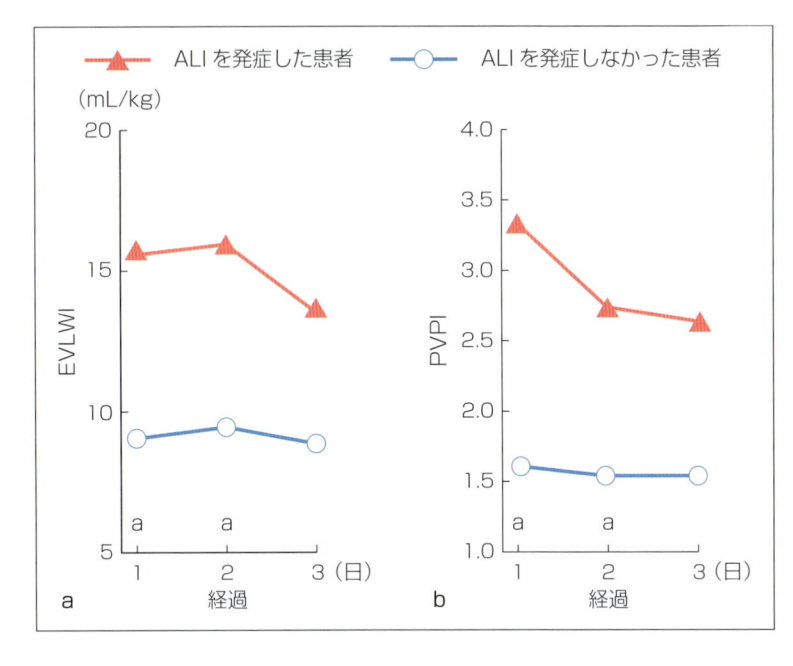

図7 急性肺障害（ALI）を発症した患者と発症しなかった患者の肺血管外水分量係数（EVLWI：a），肺血管透過性係数（PVPI：b）の推移
カットオフ値10 mL/kgはALIへの進行を感度63％，特異度88％で予測できる．
(LeTourneau JL, et al. Crit Care Med 2012; 40: 847–54[16]より抜粋)

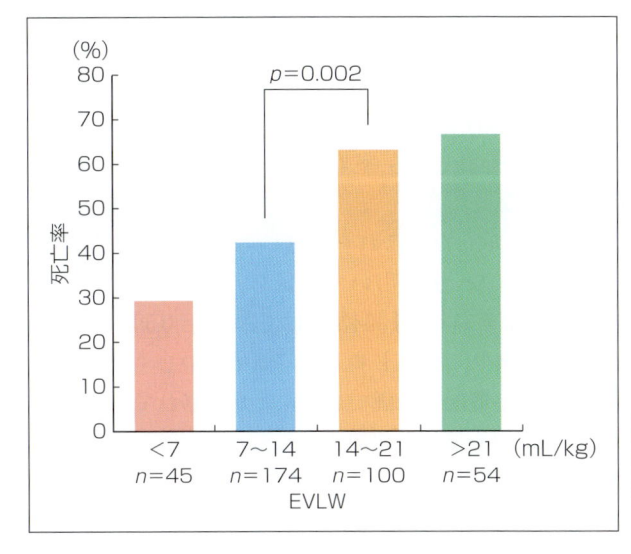

図8 肺血管外水分量（EVLW）と死亡率
肺血管外水分量により4群に分けて行い，死亡率との関係を示した．
(Sakka SG, et al. Chest 2002; 122: 2080–6[17]より)

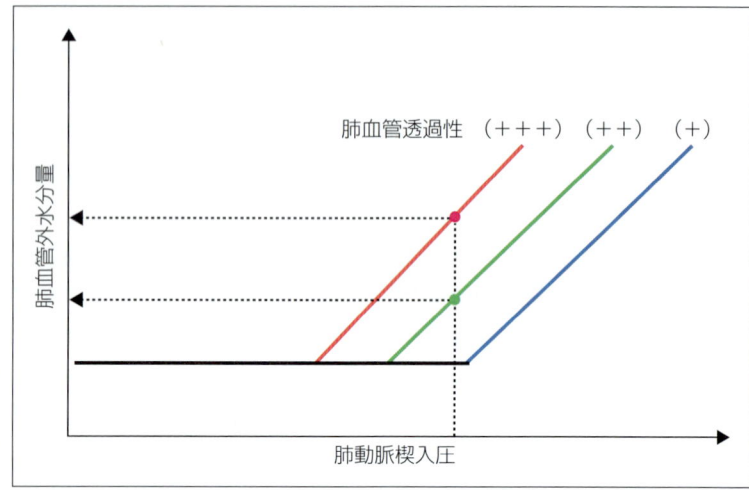

図9 肺動脈楔入圧と肺血管外水分量の関係

肺血管外水分量は，肺血管透過性により同じ肺動脈楔入圧でも異なる．

告もある[18]．

- 敗血症性ショックやARDSなどの重症患者においては，水分バランスと予後に関係があるとするエビデンスが増加してきている[19,20]．EVLWとPAWPは図9のような関係にあり，肺血管透過性の違いによりEVLWが上昇してくるPAWPは異なる．
- 患者管理において，EVLWが増加している場合は，循環維持のためには水分負荷ではなく，循環作動薬を使うなどEVLWを水分管理の指標として行うことも推奨されている[21]．
- これらの管理が患者予後を改善するかどうかは，今後の重要な検討課題である．測定の限界は，この方法のCO測定の限界と肺切除後や肺血栓塞栓症，高いPEEPなどが考えられている[22,23]．

c. 心機能係数（CFI）と全駆出率（GEF）

- PiCCOモニターは，心臓のperformanceをその肺経由動脈熱希釈曲線より算出し表示する．CFIはCO/GEDVで計算され，GEFは4×SV/GEDVで計算される．
- また，PiCCOモニターは動脈圧曲線の最大速度が左室の最大出力もしくは，収縮力に相関することを利用し，左室収縮力指数（dp/dt maximum：dPmx）を連続的に表示する．
- それぞれの正常値は**表1**に示した．これらの3つの指標はブタ心筋虚血モデルにおいて，経食道心エコー法を用いて測定した左室駆出率（ejection fraction）と相関し，それぞれの相関係数はCFI（$r=0.59$），GEF（$r=0.64$），dPmx（$r=0.36$）であり，ベッドサイドで簡単かつ心エコーのような特別な技術を必要とせずに心機能を評価できることが示されている[24]．
- 臨床的な検討でも心エコーの心機能と相関することが報告され[25]，心機能の推移，心エコー検査の必要性などの判断に有用である．

（橋場英二）

▶PEEP：
positive end-expiratory pressure（呼気終末陽圧）

▶CFI：
cardiac function index

▶GEF：
global ejection fraction

文献

1) Gödje O, et al. Reproducibility of double indicator dilution measurements of intrathoracic blood volume compartments, extravascular lung water, and liver function. Chest 1998; 113: 1070-7.
2) Friedman Z, et al. Cardiac output assessed by arterial thermodilution during exsanguination and fluid resuscitation: Experimental validation against a reference technique. Eur J Anaesthesiol 2002; 19: 337-40.
3) Sakka SG, et al. Assessment of cardiac preload and extravascular lung water by single transpulmonary thermodilution. Intensive Care Med 2000; 26: 180-7.
4) Mundigler G, et al. Limitations of the transpulmonary indicator dilution method for assessment of preload changes in critically ill patients with reduced left ventricular function. Crit Care Med 2000; 28: 2231-7.
5) Sakka SG, Meier-Hellmann A. Evaluation of cardiac output and cardiac preload. In: Vincent JL, ed. Yearbook of Intensive Care and Emergency Medicine 2000. Berlin : Springer-Verlag; 2000. p.671-79.
6) Della Rocca G, et al. How to measure and interpret volumetric measures of preload. Curr Opin Crit Care 2007; 13: 297-302.
7) Nakamura H, et al. Initial distribution volume of glucose is correlated with intrathoracic blood volume in hypovolaemia and following volume loading in dogs. Eur J Anaesthesiol 2005; 22: 202-8.
8) Marik PE, et al. Dynamic changes in arterial waveform derived variables and fluid responsiveness in mechanically ventilated patients: A systematic review of the literature. Crit Care Med 2009; 37: 2642-7.
9) Muller L, et al. The intrathoracic blood volume index as an indicator of fluid responsiveness in critically ill patients with acute circulatory failure: A comparison with central venous pressure. Anesth Analg 2008; 107: 607-13.
10) Buhre W, et al. Changes in cardiac output and intrathoracic blood volume: A mathematical coupling of data? Acta Anaesthesiol Scand 2001; 45: 863-7.
11) McLuckie A, Bihari D. Investigating the relationship between intrathoracic blood volume index and cardiac index. Intensive Care Med 2000; 26: 1376-8.
12) Breukers RM, et al. Assessing fluid responses after coronary surgery: Role of mathematical coupling of global end-diastolic volume to cardiac output measured by transpulmonary thermodilution. Eur J Anaesthesiol 2009; 26: 954-60.
13) Mihm FG, et al. Thermal dye double indicator dilution measurement of lung water in Man: Comparison with gravimetric measurements. Thorax 1987; 42: 72-6.
14) Tagami T, et al. Validation of extravascular lung water measurement by single transpulmonary thermodilution: Human autopsy study. Crit Care 2010; 14: R162.
15) Monnet X, et al. Assessing pulmonary permeability by transpulmonary thermodilution allows differentiation of hydrostatic pulmonary edema from ALI/ARDS. Intensive Care Med 2007; 33: 448-53.
16) LeTourneau JL, et al. Extravascular lung water predicts progression to acute lung injury in patients with increased risk. Crit Care Med 2012; 40: 847-54.
17) Sakka SG, et al. Prognostic value of extravascular lung water in critically ill patients. Chest 2002; 122: 2080-6.
18) Mitchell JP, et al. Improved outcome based on fluid management in critically ill patients requiring pulmonary artery catheterization. Am Rev Respir Dis 1992; 145: 990-8.
19) Boyd JH, et al. Fluid resuscitation in septic shock: A positive fluid balance and elevated central venous pressure are associated with increased mortality. Crit Care Med 2011; 39: 259-65.
20) National Heart, Lung, and Blood Institute Acute Respiratory Distress Syndrome (ARDS) Clinical Trials Network. Comparison of two fluid-management strategies in

acute lung injury. N Engl J Med 2006; 354: 2564-75.
21) Fernández-Mondéjar E, et al. How important is the measurement of extravascular lung water? Curr Opin Crit Care 2007; 13: 79-83.
22) Michard F. Bedside assessment of extravascular lung water by dilution methods: Temptations and pitfalls. Crit Care Med 2007; 35: 1186-92.
23) Michard F, et al. Factors influencing the estimation of extravascular lung water by transpulmonary thermodilution in critically ill patients. Crit Care Med 2005; 33: 1243-7.
24) Meybohm P, et al. Assessment of left ventricular systolic function during acute myocardial ischemia: A comparison of transpulmonary thermodilution and transesophageal echocardiography. Minerva Anestesiol 2011; 77: 132-41.
25) Jabot J, et al. Cardiac function index provided by transpulmonary thermodilution behaves as an indicator of left ventricular systolic function. Crit Care Med 2009; 37: 2913-8.
26) Schmidt S, et al. Effect of the venous catheter site on transpulmonary thermodilution measurement variables. Crit Care Med 2007; 35: 783-6.

3. 周術期体液量の指標とGDT

1-3-5 ブドウ糖初期分布容量

❶ ブドウ糖初期分布容量（IDVG）とは

- ブドウ糖初期分布容量（initial distribution volume of glucose：IDVG）とは，一定量のブドウ糖静注後，短時間で算出される中心部細胞外液量である．
- 毛細血管における水の透過性は毛細血管における血流量の80倍とされ，ブドウ糖自体は水の0.6倍の透過性があるため，静注されたブドウ糖は血管外まですみやかに分布する[1]．
- IDVGは，血漿量を含み，心，肺，肝，腎，脳など血流に富む体中心部組織の毛細血管内外で，活発に水分や物質の移動が行われている部分の組織間液量から成る．静注されたブドウ糖は，詳細にみれば赤血球や脳，腎髄質などの細胞内にも受動的に分布するが，上述の組織間液の占める割合が大きいため，中心部細胞外液量を示す．
- IDVGの正常値は，110～130 mL/kg程度であり[2]，間接的に心臓前負荷を反映していることが明らかとなった．IDVGは，単に狭義の心臓前負荷の代用ではなく，生体の生命維持のためには，中心部細胞外液量，すなわちIDVGを考慮した管理が必要と考えている．
- GDT★1における循環動態が不安定なときのIDVG低値では輸液負荷を第一に選択し，IDVG高値では利尿薬投与などによる除水とカテコラミン投与を第一選択とする．

❷ IDVGの算出法

a. 1分画モデルを用いた測定法

- IDVGは，インスリンやカテコラミン持続投与中でも，また末梢組織の浮腫や血管透過性亢進の有無による影響を受けない．しかし，高血糖では原則として血糖値が200 mg/dL以下となってから施行している．また脳虚血が疑われる場合には，原則として施行していない．
- IDVG測定は，これまで成人患者を対象とし，体重に関係なくブドウ糖5 g（50％ブドウ糖10 mL）をCVラインから急速静注して施行している．IDVGの算出は，ブドウ糖投与直前値と投与後3～7分間の各時点の較差を求め，血漿ブドウ糖濃度の減衰曲線を1分画モデルに当てはめて行っている．

b. 簡易算出法

- ブドウ糖投与後3分の血漿ブドウ糖濃度増加とIDVG間には，一定の関係があることが判明した[3]．

GDTにおいては，IDVGを考慮した体液管理が有用である

▶GDT：
goal-directed therapy
（目標指向型治療）

★1
現在のCVPやSVVを指標としたGDTでは，どうしても輸液過剰に陥りやすい．

▶CVP：
central venous pressure
（中心静脈圧）

▶SVV：
stroke volume variation
（1回拍出量変動）

表1 ブドウ糖投与3分後の血漿ブドウ糖濃度変化によるIDVGの予測

ΔGl-3 min (mg/100 mL)	IDVG (L)	ΔGl-3 min (mg/100 mL)	IDVG (L)	ΔGl-3 min (mg/100 mL)	IDVG (L)	ΔGl-3 min (mg/100 mL)	IDVG (L)
31	12.3	51	8.0	71	5.6	91	4.3
32	12.0	52	7.8	72	5.5	92	4.2
33	11.8	53	7.7	73	5.4	93	4.2
34	11.5	54	7.5	74	5.4	94	4.2
35	11.2	55	7.4	75	5.3	95	4.1
36	11.0	56	7.2	76	5.2	96	4.1
37	10.7	57	7.1	77	5.1	97	4.0
38	10.5	58	7.0	78	5.1	98	4.0
39	10.3	59	6.9	79	5.0	99	4.0
40	10.0	60	6.7	80	4.9	100	3.9
41	9.8	61	6.6	81	4.8	101	3.9
42	9.6	62	6.5	82	4.8	102	3.8
43	9.4	63	6.4	83	4.7	103	3.8
44	9.2	64	6.3	84	4.7	104	3.8
45	9.0	65	6.2	85	4.6	105	3.7
46	8.8	66	6.1	86	4.5	106	3.7
47	8.7	67	6.0	87	4.5	107	3.7
48	8.5	68	5.9	88	4.4	108	3.7
49	8.3	69	5.8	89	4.4	109	3.6
50	8.1	70	5.7	90	4.3	110	3.6

$IDVG = 24.4e^{-0.03*\Delta Gl-3\,min} + 2.7$ より算出.

(Ishihara H, et al. Crit Care 2005; 9: R144-9[4]より)

- ブドウ糖の血漿からの消失速度定数（disappearance rate of glucose from plasma：Ke-gl）は，平均0.07/分（範囲：0.05〜0.12/分）程度と，サンプリング間のばらつきが比較的小さく，この結果，ブドウ糖投与後3分の血漿ブドウ糖濃度の増加程度がわかれば，以後のサンプリングを行わなくてもIDVGが推定できる（**表1**)[4].
- 正確なブドウ糖測定装置で血漿ブドウ糖濃度を測定し1分画モデルで算出したIDVGと，全血を用いてガス分析装置に付随した血糖測定により算出した簡易IDVGの較差は，−0.04±0.62(SD)Lであり，十分，簡易IDVG測定に役立つ.
- しかし，敗血症におけるhyperdynamic stateではKe-gl増加がみられる[5]．このKe-gl増加（>0.1/分）には，インスリン様物質の関与はなく，末梢組織間液へのブドウ糖拡散速度増加であることが判明している．このため3分の血漿ブドウ糖濃度増加分からだけでIDVGを推定すると，1L程度，過大評価する可能性があることを念頭におく必要がある.

表2 体液管理の基礎となる体重の算出法

1. BMIによる標準体重(kg)＝身長(m)×身長(m)×22
2. 標準体重
   男性 (kg)＝50＋0.91×(身長〈cm〉－152.4)
   女性 (kg)＝45.5＋0.91×(身長〈cm〉－152.4)
3. 調整体重(kg)＝標準体重＋0.4×(実測体重－標準体重)

BMI：肥満指数.

❸ IDVGの正常値と再現性

a. 正常値

- 絶飲食の有無を考慮に入れずに医学生を主体とした16人のボランティアでの測定では，IDVGは97～130 mL/kgの範囲にあり，平均112±12(SD) mL/kg，体表面積を基準にすると平均4.0±0.5(SD)L/m^{2}であった[2].
- 一方ICU入室患者では，ICU入室時の体重やICUでの日々の体重を基準にするのではなく，通常，日常生活時の体重，手術患者では術前体重を原則として基本体重としている．これまでの経験を基に，現在，ICU患者における正常値は基本体重の110～130 mL/kgと考えている[2].
- しかし肥満患者に対して，筆者らは身長を基準とし，通常，BMI 22となる体重を基にした標準体重を用いて体液管理を施行している．これは1回換気量の評価には実体重でなく，標準体重を基準にしていることと同様である．
- さらに最近，肺血管外水分量評価には，身長と性別から得られる標準体重（standard body weight）よりも実体重を多少考慮した調整体重（adjusted body weight）が適しているとの報告もある（表2）[6]. IDVGは，中心部細胞外液量を反映するので，体中心部の主要部分である肺容量決定に役立つ調整体重は，実測体重よりもIDVGを評価するうえでも役立つと考えている．

b. 再現性

- 循環動態が比較的安定している時点で，繰り返しIDVGを算出し，その再現性を検討した[7].
- 較差は30分間隔で0.08±0.32（SD）L（1.2%±3.9%）であり，測定過程で何らかの問題があるときには，30分後に再検することを強く勧めたい．
- また，最初のブドウ糖負荷による30分後の血漿ブドウ糖濃度増加は，平均で23 mg/100 mL程度であり，高血糖の持続は観察されなかった．

❹ IDVGと心臓前負荷

- 明らかな心疾患を合併しない食道癌術後患者では，血漿量や循環血液量に比べ，IDVGはCOとより良好な正の相関関係を有している（図1）[8].

> IDVGは，COとより良好な正の相関関係を有している

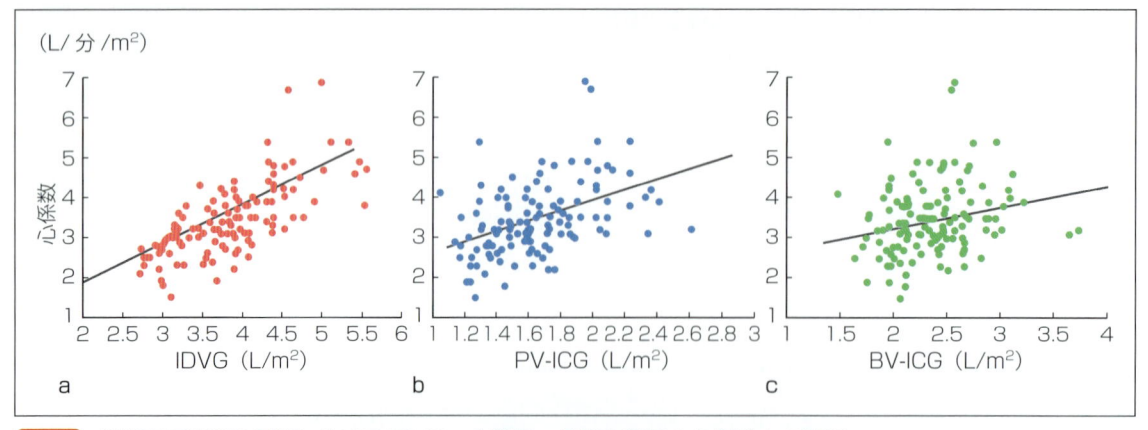

図1 食道癌手術術後早期におけるIDVG,血漿量,循環血液量と心係数との関係
術当日から術後3日目までの日々の各体液量と,同時に測定した心係数を示す($n=124$).
a:IDVG, $r=0.71$, b:血漿量(PV-ICG), $r=0.45$, c:循環血液量(BV-ICG), $r=0.23$.

- また水分貯留やうっ血性心不全を有する患者では,うっ血性心不全がない患者に比べ,IDVG/CO比が高かった[9].
- 心臓・胸部大血管手術もIDVG/CO比は同程度に高く,IDVGとCO間の相関係数も低かった($r=0.49$, $p<0.001$)[10].
- これらの相関関係の低下には,心臓前負荷のみならず,心収縮力低下や心臓後負荷が大きく作用している.一症例報告ではあるが,低CO(1.5 L/分/m²程度)を伴った肺梗塞,右室梗塞(#2)の患者では輸液負荷により,IDVGのみ著明に増加し,COは低値にとどまった[11].
- 以上の結果から,IDVGの結果は薬物の初期分布容量決定には,COが重要な一つの因子となるとする概念[12]と必ずしも一致せず,逆にIDVGはCOを決定する重要な一つの因子となることを示唆している.
- 投与されたブドウ糖は急速に血管外にも拡散するため,IDVGは心臓前負荷

> **Advice IDVG測定の注意点**
>
> IDVGの測定は単純である.準備するものは50%ブドウ糖10 mL,フラッシュ用3 mL程度の生理食塩水,乾燥ヘパリン入りの採血シリンジ2本,ストップウォッチ,ブドウ糖測定装置のみである.しかし本法は希釈法であることをよく理解して施行しなければ,かえって輸液管理を危険な方向に導いてしまう.この意味でも日常,IDVGの測定を行い,慣れ親しんでおくことが肝要である.誤差要因として,サンプリングポートまでの動脈ライン中の生理食塩水によるサンプリング血液の希釈,高濃度ブドウ糖持続投与時のCVラインからのブドウ糖投与などを含めたブドウ糖投与量の誤差,サンプリングタイミング,激しい体動などがある.また各血糖値は必ず2回測定し,あまりにも測定値が予想とかけ離れているときには30分後に再検する.

の概念とはまったく異なるものの，IDVG 自体が間接的な心臓前負荷の指標となる可能性を支持している．
- また，水分貯留患者では，血漿量より IDVG のほうが胸郭内水分量と正の相関関係があり[13]，さらに食道癌手術術後早期に輸液負荷を要した患者では，胸郭内血液量（ITBV）よりも IDVG が CO とより正の相関関係が高く[14]，間接的な心臓前負荷となることを傍証している．

▶ITBV：
intrathoracic blood volume

IDVG は間接的な心臓前負荷となる

❺ 低血圧発生予測，輸液反応性

a．低血圧発生予測

- 弘前大学医学部附属病院 ICU で術後管理を施行した食道癌根治手術（3 領域リンパ節郭清）の経験では，明らかな術後出血がみられない場合でも，60％以上の患者で術当日から術後第 1 日目まで低血圧が発生した[15]．ICU 入室時の IDVG，PAWP，CVP，術中出血量，尿量，CO と，その後 15 時間以内に発生した低血圧との関係を検討した．ICU 入室時の各パラメーターで，その後の低血圧発生の有無により差が出たのは，IDVG と CO のみであり，他のパラメーターでは差はなかった．
- また腹部大動脈瘤手術患者を対象とし，ICU 入室後 24 時間以内の血管内容量低下に伴う低血圧についての検討でも[16]，ICU 入室時の IDVG には低血圧患者では，非低血圧患者に比べ，有意の低下を認めたが，CVP には差は認められなかった．
- 以上より，術直後の IDVG が低値の場合には，その後に低血圧発生の可能性がある．

▶PAWP：
pulmonary artery wedge pressure（肺動脈楔入圧）

b．輸液反応性

- IDVG と呼吸性変動の関係については，He ら[17]が，脳外科手術導入時の IDVG と PPV 間には逆相関関係を認めている（$r^2=0.42$）．
- 術中希釈式血液輸血を行った学会発表のデータを基にして[18]，SVV 12％を輸液反応性のカットオフ値として IDVG が輸液反応性を予想できるか検討した．ROC 曲線下面積（AUC）は 0.80 であり，IDVG は SVV に代わる輸液反応性の指標となることが示唆された．一方，CVP では AUC が 0.68 であり予想は不可能であった（図 2）．
- さらに食道癌手術術後早期に実際に輸液負荷をして検討したが[19]，IDVG，SVV，PPV，ITBV，CVP とも輸液反応性の良い指標とはならなかった（AUC はいずれも 0.57〜0.69 の範囲）．
- 食道癌手術後には SVV，PPV でも良い結果が得られなかった機序としては，血管内から血管外への水分やタンパク質漏出が輸液負荷中にも引き続き起こり，心臓前負荷を確実に増大させなかった可能性や，3 領域郭清を含む食道癌手術操作では，胸郭内の解剖学的構造が緩み，呼吸サイクルによる影響が循環系へ十分伝わらなかった可能性などが考えられた．しかし，輸液負

▶PPV：
pulse pressure variation（脈圧変動）

▶AUC：
area under the curve

IDVG はは SVV に代わる輸液反応性の指標となる

図 2 術中血液希釈式自己血輸血施行中の SVV に対する ROC 曲線

SVV と同時に得られた IDVG と CVP により検討（SVV のカットオフ値 12％，n=58）
SVV：1 回拍出量変動，A：曲線下面積（AUC），IDVG/IBW：IDVG を標準体重（IBW）で補正（mL/kg）．

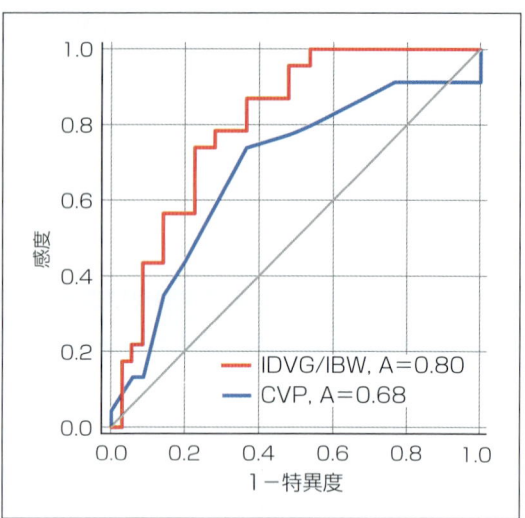

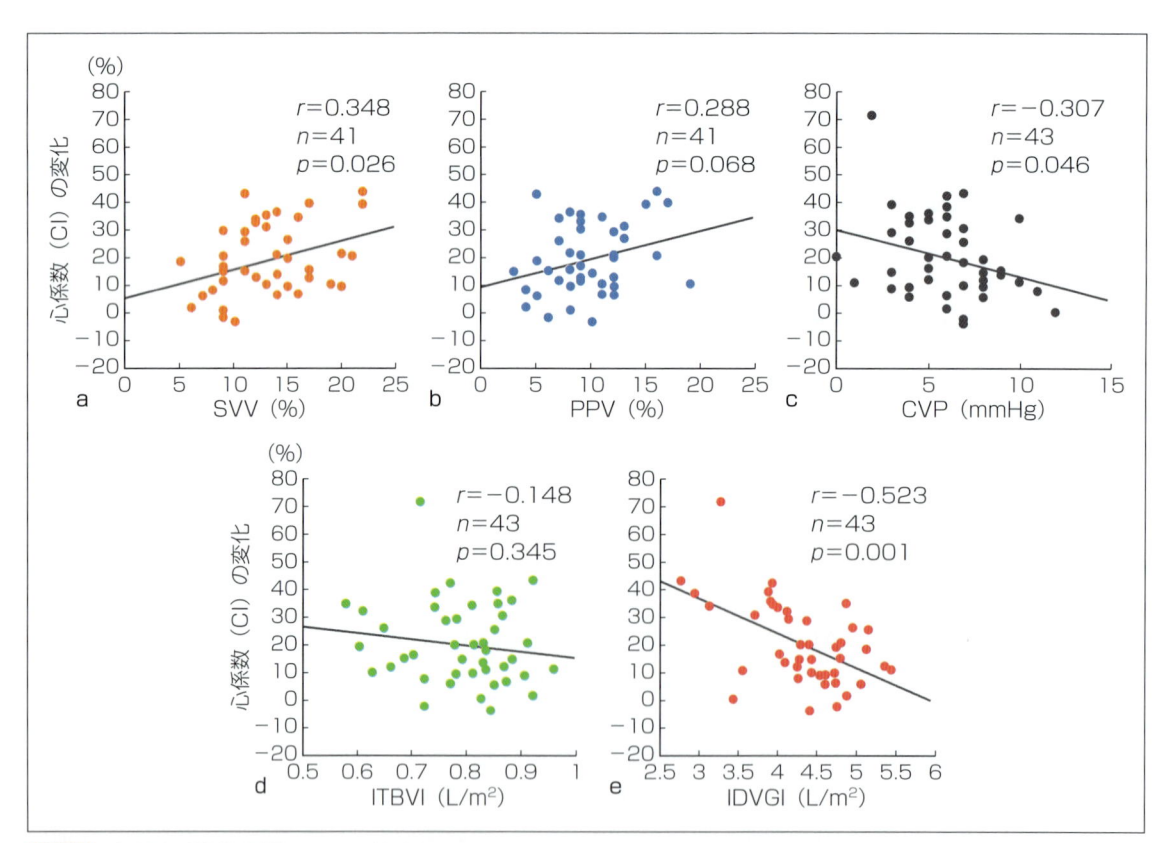

図 3 食道癌手術後早期における輸液反応性

輸液負荷直前の各測定値と輸液負荷による心係数の変化率（％）を示す．
a：SVV（1 回拍出量変動），b：PPV（脈圧変動），c：CVP（中心静脈圧），d：ITBVI（胸郭内血液量係数），e：IDVGI（IDVG 係数）．
ITBV，IDVG は体表面積を基準として算出し，各 ITBVI，IDVGI とした．

荷前の各パラメーターと輸液負荷後の CO の増加程度には，IDVG が最も高い相関関係が認められた（$r=-0.523$）（図 3）．

❻ IDVG 測定の問題点

- 問題点としては以下の点があり，今後の課題である．
  ① 腎不全，肝不全では，正常値が通常よりも多少大きく，また他の検討していない病態でも正常値が異なる可能性がある．
  ② 極度の低 CO（1.5 L/分/m² 未満）では IDVG の信頼性に問題がある．
  ③ 経皮的心肺補助（PCPS）ではサンプリング部位（送血部位，橈骨動脈）により IDVG 算出結果に差が出る．

（石原弘規）

▶PCPS：percutaneous cardiopulmonary support

文献

1) Guyton AC, Hall JE. Textbook of Medical Physiology. 10th ed. Philadelphia: WB Saunders; 2000. p.162-83.
2) Ishihara H, Giesecke AH. Fluid Volume Monitoring with Glucose Dilution. Tokyo: Springer; 2007. p.23-37.
3) Hirota K, et al. Estimation of the initial distribution volume of glucose by an incremental plasma glucose level at 3 min after i.v. glucose in humans. Br J Clin Pharmacol 1999; 47: 361-4.
4) Ishihara H, et al. Initial distribution volume of glucose can be approximated using a conventional glucose analyzer in the intensive care unit. Crit Care 2005; 9: R144-9.
5) Chinkes D, et al. Increased plasma glucose clearance in sepsis is due to increased exchange between plasma and interstitial fluid. Shock 1995; 4: 356-60.
6) Berkowitz DM, et al. Accurate characterization of extravascular lung water in acute respiratory distress syndrome. Crit Care Med 2008; 36: 1803-9.
7) Rose BO, et al. Repeatability of measurements of the initial distribution volume of glucose in haemodynamically stable patients. J Clin Pharm Ther 2004; 29: 317-23.
8) Ishihara H, et al. The initial distribution volume of glucose rather than indocyanine green derived plasma volume is correlated with cardiac output following major surgery. Intensive Care Med 2000; 26: 1441-8.
9) Ishihara H, et al. Does the initial distribution volume of glucose reflect the central extracellular fluid volume status in critically ill patients? Infusionsther Transfusionsmed 1996; 23: 196-201.
10) Saito J, et al. Corrected right ventricular end-diastolic volume and initial distribution volume of glucose correlate with cardiac output after cardiac surgery. J Anesth 2013; 27: 512-20.
11) Hashiba E, et al. Use of initial distribution volume of glucose to determine fluid volume loading in pulmonary thromboembolism and right ventricular myocardial infarction. J Anesth 2008; 22: 453-6.
12) Ghoneim M, Pearson K. Pharmacokinetics of drugs administered intravenously. In: Scurr C, et al, eds. Scientific Foundations of Anaesthesia. 4th ed. Chicago: Year Book Medical Publishers; 1990. p.559-71.
13) Ishihara H, et al. Comparison of the initial distribution volume of glucose and plasma volume in thoracic fluid-accumulated patients. Crit Care Med 2001; 29: 1532-8.
14) Ishihara H, et al. Comparison of initial distribution volume of glucose and intrathoracic blood volume during hemodynamically unstable states early after esophagectomy. Chest 2005; 128: 1713-9.

15) Suzuki A, et al. Can initial distribution volume of glucose predict hypovolemic hypotension after radical surgery for esophageal cancer? Anesth Analg 2001; 92: 1146-51.
16) Orban JC, et al. Hypovolaemic hypotension after abdominal aortic surgery is predicted by initial distribution volume of glucose. Eur J Anaesthesiol 2010; 27: 364-8.
17) He Z, et al. Assessment of cardiac preload status by pulse pressure variation in patients after anesthesia induction: Comparison with central venous pressure and initial distribution volume of glucose. J Anesth 2011; 25: 812-7.
18) 高田典和, ほか. 周術期におけるSVVとブドウ糖初期分布容量は相関するか？日臨麻会誌 2010; 30: S332.
19) Ishihara H, et al. Neither dynamic, static, nor volumetric variables can accurately predict fluid responsiveness early after abdominothoracic esophagectomy. Perioper Med 2013; 2: 3.

3. 周術期体液量の指標とGDT

1-3-6 その他の指標

① 心エコー

- 心エコー検査は，血行動態が不安定な患者において必須の検査法の一つである．
- この場合の心エコー検査では，まず迅速な対処を必要とする重篤な心疾患（心タンポナーデや重症弁膜症，心筋梗塞，肺塞栓を示唆する右心負荷）を除外する必要がある．そして，その次に求められるのは，その患者に輸液負荷が必要なのか，カテコラミンなのか，あるいは，その両方なのかをエコー所見を基に判断することである．
- 心エコーによる心臓前負荷の評価は，直接，左室拡張終期面積・容積を測定することもできるし，間接的な指標として下大静脈径を測定することもできる．
- 心エコーによる心臓前負荷評価は，大きく静的指標と動的指標に分けられる．静的指標とは，左室拡張終期面積や下大静脈径などを示し，動的指標とは，主に人工呼吸中の呼吸性変動を下大静脈径や左室流出路の1回拍出量，大動脈の血流速度などで求めることで表される．動的指標のほうが輸液反応性の予測に優れている．

a. 下大静脈径測定

- 下大静脈（IVC）径の測定自体は決して難しいものではなく，心エコーによる前負荷評価としてまず最初に行われるべきものである．経胸壁心エコー（TTE）下あるいは，経食道心エコー（TEE）下に下大静脈径を測定する．長軸像で描出し，右房より約2～3 cm尾側，肝静脈との合流部近傍のIVC測定を行う（図1）．

自発呼吸下評価

- IVC径とCVPやPAWPなどの心充満圧とのあいだには相関関係が存在する[1]．しかし，CVPやPAWPそのものは輸液反応性を予測するのには感度が悪いことが知られており[2]，静的なIVC径測定による輸液反応性の評価も鋭敏ではない．
- そこで，動的な指標として，Mullerらは急性循環不全患者において，自発呼吸下でIVC径を測定し，

$$\text{IVC collapsibility index (cIVC)} = (D_{max} - D_{min}) / D_{max}$$

のカットオフ値を40％とすると，感度70％，特異度80％で輸液反応性を予測できることを報告した（図2）[3]．
- しかしMullerらは，40％以下だからといって輸液反応性を除外することに

▶IVC：
inferior vena cava

▶TTE：
transthoracic echocardiography

▶TEE：
transesophageal echocardiography

▶CVP：
central venous pressure（中心静脈圧）

▶PAWP：
pulmonary artery wedge pressure（肺動脈楔入圧）

▶Dmax：
吸気時IVC径

▶Dmin：
呼気時IVC径

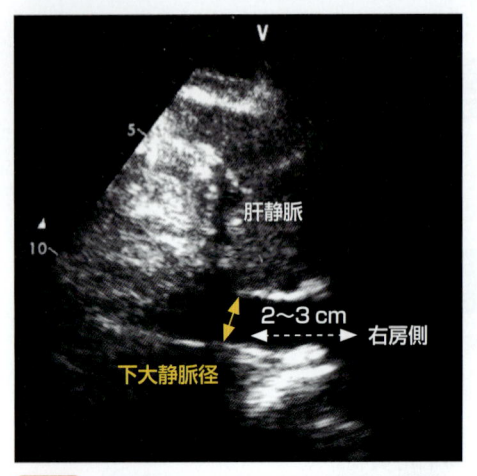

図1 経胸壁エコーによる下大静脈の描出

下大静脈径を測定する．長軸像で描出し，右房より約2〜3 cm尾側，肝静脈との合流部近傍の下大静脈測定を行う．

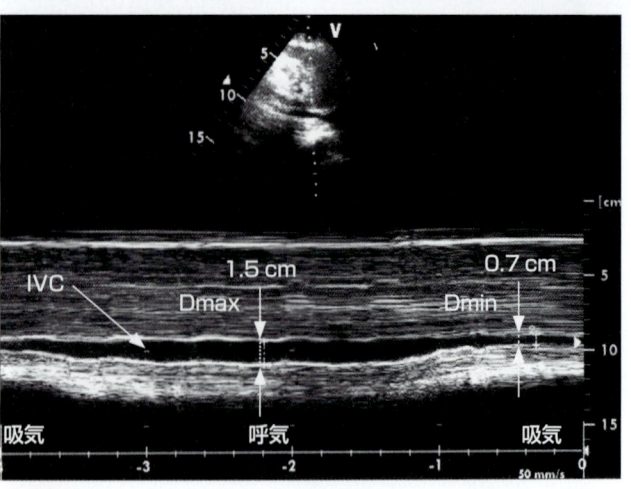

図2 Mモードによる下大静脈の描出と自発呼吸性の変動

IVC collapsibility index（cIVC）＝（Dmax－Dmin）/Dmax：(1.5 cm－0.7 cm)/1.5 cm＝0.53

▶Dmean：
平均のIVC径

▶SVC：
superior vena cava

はならず，自発呼吸下の評価の難しさも指摘している．

■ 人工呼吸下評価

- 静的指標として人工呼吸下におけるIVC径と右房圧のあいだにも弱い相関関係を認めるが，輸液反応性を予測することは難しい．しかし，動的指標として，BarbierらはJR人工呼吸下の

$$\text{IVC distensibility index} = (Dmax - Dmin) / Dmin$$

を測定し，カットオフ値を18％とすると，輸液反応性が感度90％，特異度90％で予測できると報告している[4]．

- また，Feisselらは，人工呼吸管理されている39名の敗血症患者において，

$$\text{IVC variation}（\Delta DIVC）= (Dmax - Dmin) / Dmean$$

がカットオフ値を12％として，陽性的中度93％，陰性的中度92％で輸液反応性を予測できると報告している[5]（**図3**）．

- すなわち，調節呼吸下動的指標のほうが，自発呼吸下測定よりも高い感度での予測が可能である．

b. 上大静脈径測定

- Vieillard-Baronらは，人工呼吸による胸腔内の陽圧が上大静脈（SVC）を虚脱させることを利用し，敗血症性ショック患者66名において，TEE下にSVCのcollapsibilityと輸液反応性について検討した[6]．

$$\text{SVC collapsibility index} = \text{SVC max on expiration} - \text{SVC min on inspiration} / \text{SVC max on expiration}$$

のカットオフ値を36％とすると，心係数が11％以上上昇する輸液反応性を感度90％，特異度100％で予測できたと報告している．

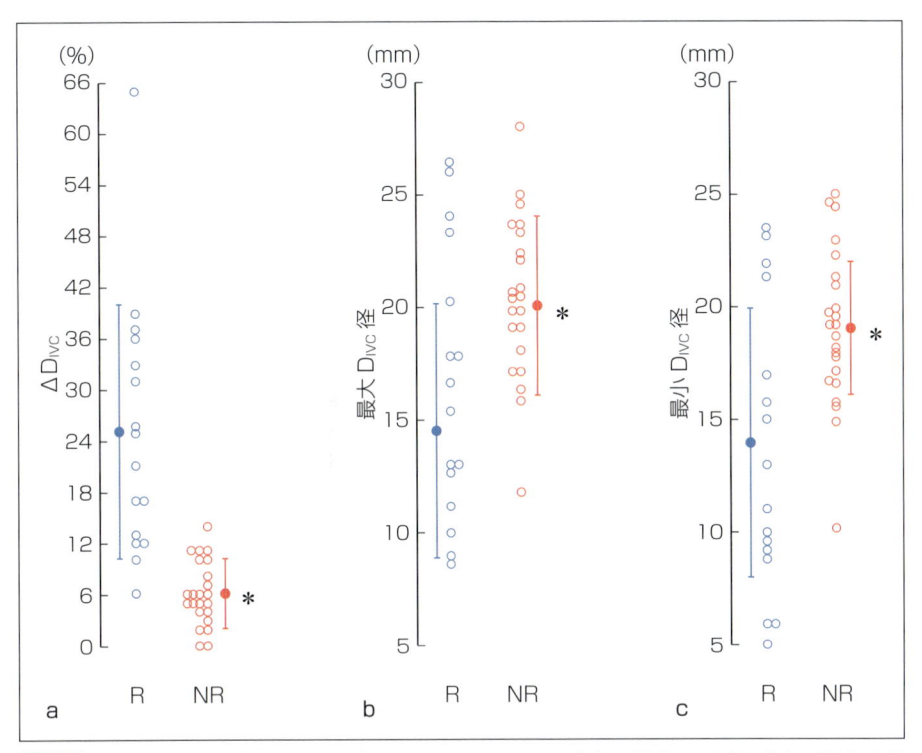

図3 輸液反応性の有無と人工呼吸下 IVC variation（a），最大 IVC 径（b），最小 IVC 径（c）

白丸（○○）は個々の値，色丸（●●）は mean±SD を表す．それぞれの値は輸液負荷前のものである．R：responder, NR：non-responder．＊：$p<0.05$ R vs. NR．
最大 IVC 径や最小 IVC 径は輸液反応性において有意差はあるが，オーバーラップが大きく，輸液反応性の予測は難しい．しかし，IVC variation にはオーバーラップが少なく輸液反応性の予測に適している．

(Feissel M, et al. Chest 2001; 119: 867-73[8] より)

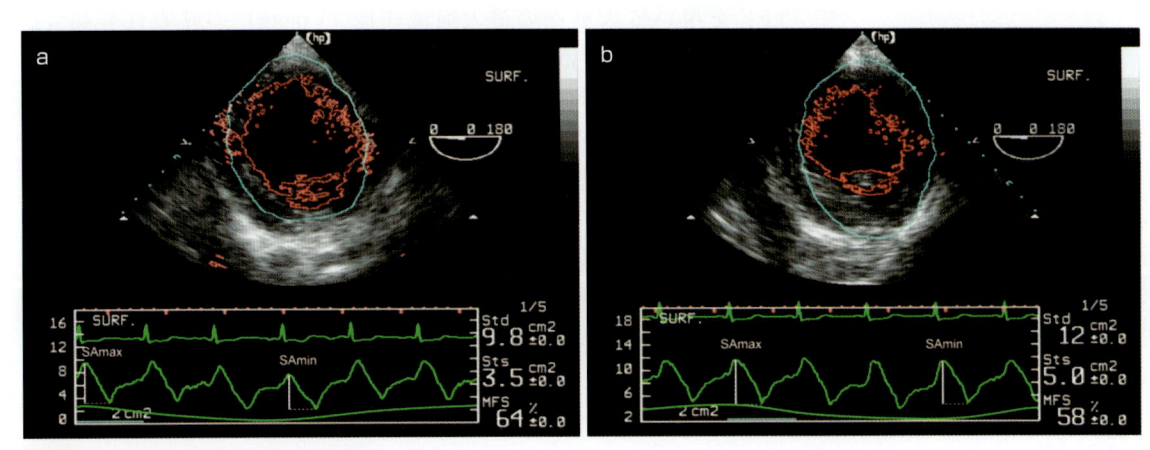

図4 左室拍出面積の呼吸性変動

LV stroke area は LV end-diastolic area − LV systolic area で求められ，ΔSA は
$[(SA_{max}-SA_{min})/([SA_{max}+SA_{min}]/2)]\times 100\%$で定義される．
a は下肢挙上前，b は下肢挙上（輸液負荷試験と同等）を示し，輸液負荷により ΔSA は低下した．

(Charron C, et al. Anesth Analg 2006; 102: 1511-7[12] より)

c. 左室拡張終期面積，左室拡張終期容積

- 左室拡張終期面積（LVEDA）とその値から算出される左室拡張終期容積（LVEDV）は，心臓前負荷の定義そのものであり，TEEで測定したLVEDAは，輸液反応群が非反応群より有意に小さかったという報告はある．しかし，そのカットオフ値が示されるまでには至っていない[7]．
- また別の研究では，輸液反応性の有無によるLVEDAの有意な差はなかったとも報告されており[8]，LVEDAでは心室腔の個体差や右心機能の影響も受けるため，輸液への反応性を予測するのは困難である．
- しかし動的指標として，TEEを用いて自動的に心拍ごとに算出されるLVEDAとLV systolic areaの差である左室拍出面積（SA）の人工呼吸中の呼吸性変動（$\Delta SA = SAmax - SAmin/[SAmax - SAmin]/2$）を検討した研究では，受動的下肢挙上（PLR）による輸液反応性をカットオフ値16%で，感度92%，特異度83%輸液反応性を予測できるとの報告がある[9]（図4）．

d. 1回拍出量，大動脈血流速度，平均流速の時間積分

- 左室の1回拍出量（SV），大動脈血流速度，左室流入血流速度などは，食道ドプラーや心エコー（経胸壁〈TTE〉，経食道〈TEE〉）でも評価できる．Frank-Starling曲線上で心臓前負荷とSVの関係を考えるとき，SVVやPPVが輸液反応性を予測できるように，心エコー検査によってSVやSV関係パラメーター★1で輸液反応性を予測できることがわかっている[10]（図5）．
- Slamaらは，ウサギを用いた脱血・輸液負荷モデルにおいて，TTEを用いて大動脈血流の平均流速の時間積分（VTIAo）の呼吸性変動（VTImax − VTImin/meanVTI）が輸液反応性の良い指標になることを示した[11]．
- さらに臨床検討でFeisselらは，人工呼吸管理されている敗血症患者において，TEEを用いて大動脈の最大血流速度（Vpeak）の呼吸性変動（ΔVpeak = [Vpeak max − Vpeak min]/meanVpeak）と輸液反応性との関係を検討した．すると，輸液負荷前のΔVpeakのカットオフ値を12%とすると，感度100%，特異度89%で輸液反応性を予測できたと報告している[8]．
- また，大動脈の血流速度のVTIもTEEを用いた臨床研究で，カットオフ値を20.4%とすると，PPVと同様に感度78%，特異度92%で輸液反応性を予測できたと報告されている[12]．

▶LVEDA：
left ventricular end-diastolic area

▶LVEDV：
left ventricular end-diastolic volume

▶SA：
stroke area

▶PLR：
passive leg raising

▶SV：
stroke volume

▶SVV：
stroke volume variation
（1回拍出量変動）

▶PPV：
pulse pressure variation
（脈圧変動）

★1
大動脈血流速度やvelocity-time integral（VTI）．

Advice　輸液反応性評価の注意点

心エコー検査は，治療前後の状態を経時的に繰り返し非侵襲的に再評価することができるメリットがある．心エコー評価による治療は，常に患者の臨床経過に基づいて判断しなければならない．

健常者では常に輸液反応性はあり，患者の心エコー検査で輸液反応性ありと判断しても，その血行動態に問題がある場合のみ治療すべきである．

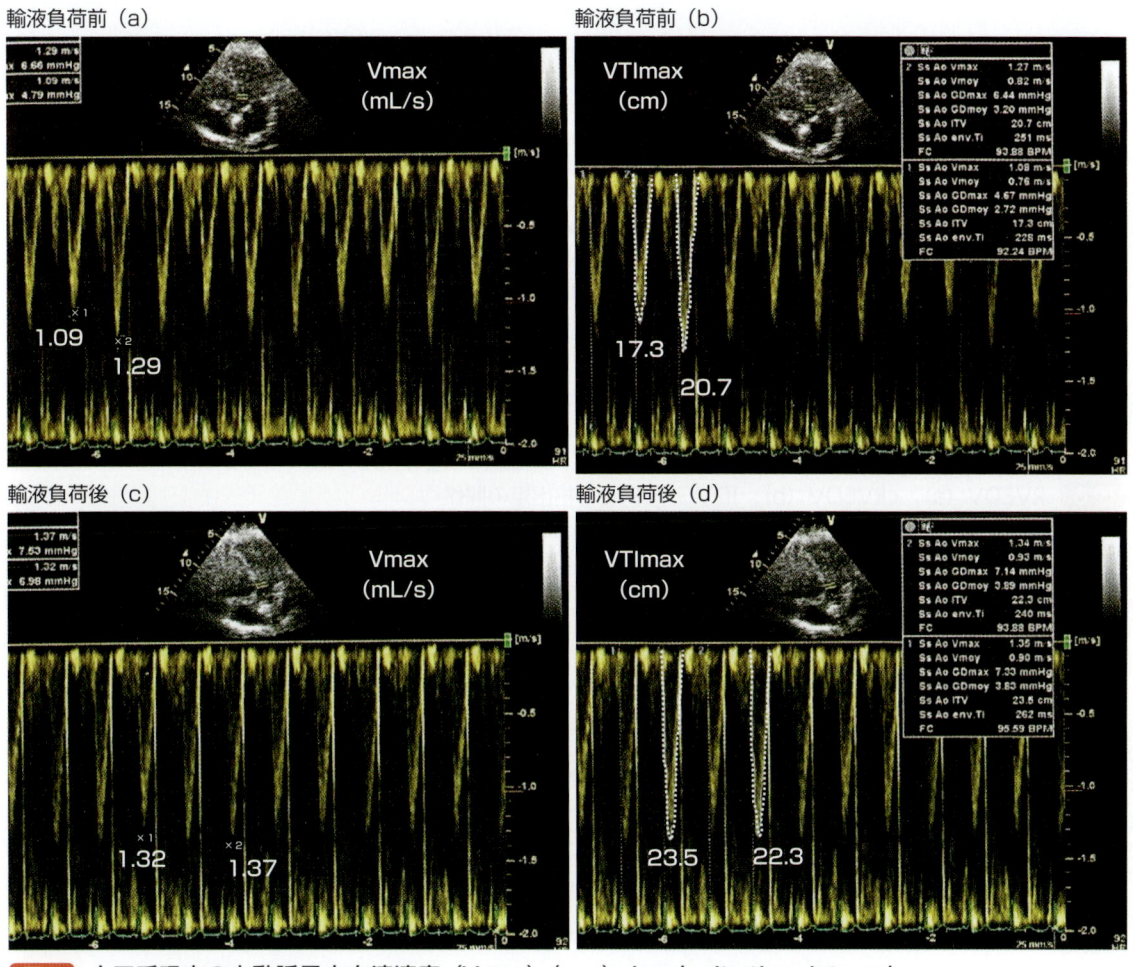

図5 人工呼吸中の大動脈最大血流速度（Vmax）(a, c) と velocity-time integral (VTI)(b, d) の呼吸性の変動

輸液負荷前の Vmax の変動 (a) は（Vmax − Vmin/ [Vmax+Vmin/2]；1.29−1.09/1.19＝17%）であったが，輸液負荷後の Vmax の変動 (c) は（1.37−1.32/1.34＝4%）へ低下した．また，輸液負荷前の VTI の変動 (b) は（VTImax−VTImin/ [VTImax+VTImin/2]；20.7 − 17.3/19＝18%）であったが，輸液負荷後の VTImax の変動 (d) は（23.5−22.3/22.9＝5%）へ低下した．

(Levitov A, et al. Critical Care Ultrasonography. McGraw-Hill Companies; 2009. p.119[10]より，数値や破線を加えて変動を示した．)

- さらに，心エコーではなく食道ドプラーによる下行大動脈の血流の人工呼吸による呼吸性変動も，カットオフ値を19%とすると，感度90%，特異度94%で輸液反応性を予測できるという報告もある[13]．
- ただし，これらの人工呼吸下の動的指標は，自発呼吸下での評価はまだされておらず，不整脈のある状態では測定できない．いずれも胸腔内圧の影響をみているものであり，PEEPなどの効果も考慮しなければならない．
- また心疾患，とりわけ，右心機能不全は右室の後負荷の変化がSVの呼吸性変化に影響することが知られ，心エコーによる上記のパラメーターによる輸液反応性を検討するときには，右室のサイズに注意する必要がある[10]．

▶PEEP：
positive end-expiratory pressure（呼気終末陽圧）

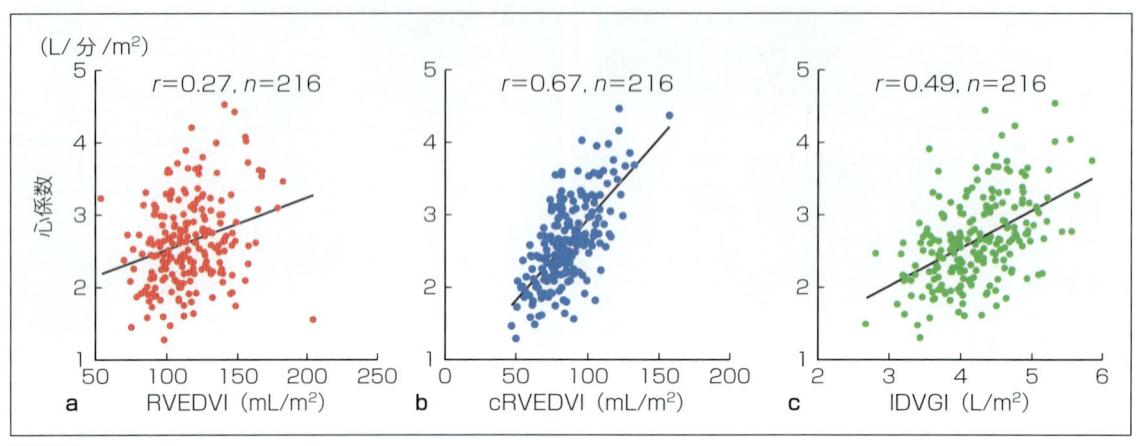

図6 RVEDV (a), cRVEDV (b), IDVG (c) と心拍出量の関係
いずれも体表面積で補正している.
RVEDV：右室拡張末期容量, cRVEDV：修正右室拡張末期容量, IDVG：ブドウ糖初期分布容量.
(Saito J, et al. J Anesth 2013; 27: 512-20[17]より, 回帰式等は省略)

▶PAC：
pulmonary artery catheter

▶RVEF：
right ventricular ejection fraction

▶RVEDV：
right ventricular end-diastolic volume

▶CCO：
continuous cardiac output

▶CEDV：
continuous end diastolic volume

▶cRVEDV：
corrected right ventricular end-diastolic volume

❷ 右室拡張末期容量(RVEDV)と修正右室拡張末期容量(cRVEDV)

- 熱線を有する肺動脈カテーテル (PAC) の中にはCOの連続測定とともに心拍数を加味すれば右室駆出率 (RVEF) が算出され, SVとRVEFから右室拡張末期容量 (RVEDV) を連続算出可能にしたカテーテルがある (Edwards社製 Swan-Ganz オキシメトリーCCO/CEDV). 正常値は80〜150 mL/m² とされる.

- RVEDVは心臓前負荷として有用とする報告はあるものの[14], RVEFが30%程度と低下した場合 (正常：40〜60%) には不正確となる[15]. このためRVEDVを実測したRVEFでさらに補正した修正右室拡張末期容量 (cRVEDV) がMalbrainら[16]によって提唱されている. cRVEDVはSaitoら[17]による心臓手術後の検討でもIDVGとともにCOとの相関関係を認めている (図6).

- 不整脈が存在するときには, RVEDVは, 通常, 測定不可であるが, モニター画面にRVEDV, RVEFが表示される限り, 多少の不整脈があってもCOと相関関係がみられた.

❸ 受動的下肢挙上 (PLR)

- 輸液反応性は, 従来, 一定量の輸液負荷で判定してきたが, 患者の病態によっては輸液負荷自体で病態悪化に陥る危険性がある. 輸液負荷に代わって, 受動的下肢挙上 (passive leg raising：PLR) が可逆性の輸液反応性評価に使用され始めている[18,19].

- PLRの施行法は, 理想的には45°の半座位で安定したPLR前のCOなどの

1-3-6 その他の指標

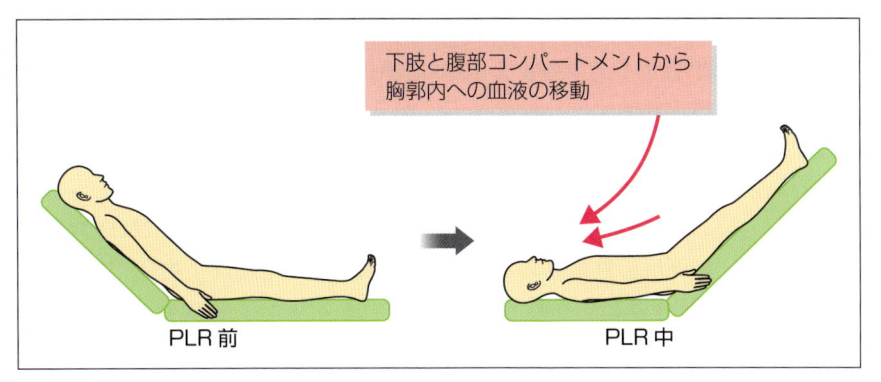

図7 PLR 施行前と施行中の体位

PLR では，輸液負荷のかわりに，体幹と下肢の位置は 45°に保ったまま両下肢を挙上する．
(Marik PE, et al. Ann Intensive Care 2011; 1: 1[18]より)

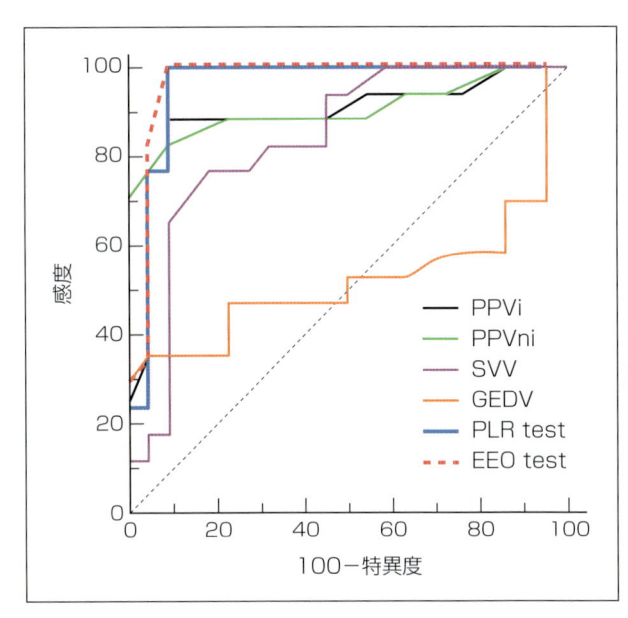

図8 各種輸液反応性の指標における ROC 曲線

輸液負荷後の CO 増加 15％をカットオフ値として，その前に施行した PLR，EEO を含む ROC 曲線．
PPVi：動脈ラインを使用した脈圧変動，PPVni：非侵襲的な方法により得られた脈圧変動，SVV：1回拍出量変動，GEDV：心拡張末期容量，PLR test：受動的下肢挙上法，EEO test：呼気終末閉塞法．
(Monnet X, et al. Br J Anaesth 2012; 109: 330-8[19]より)

データを記録する．その後，図のように体幹は水平仰臥位とし 45°の下肢挙上を施行する（図7）．PLR により血液 300～500 mL が胸郭内に移動する．施行直後1分間での最大 CO を記録する[19]．

- 通常，PLR による CO 増加 10％程度をカットオフ値とすると，輸液負荷にて CO 増加 15％のカットオフ値とは同等である★2．PLR では自発呼吸や不整脈があっても施行に問題がないが，腹腔内圧が 16 mmHg 以上では不正確となる．また，PLR の効果を CO の代わりに PPV で評価しても不正確となる[18]．

④ 呼気終末閉塞法（EEO）

- PLR と同様に輸液負荷の代わりとして自発呼吸活動を消失させた人工呼吸

★2
CO の測定に代わって，呼気終末 CO_2 を測定することにより PLR を評価しようとする試みもある[20]．自発呼吸がない人工呼吸施行患者で CO_2 濃度変化 5％以上では輸液反応性ありと判断している．実際の輸液負荷による CO 増加 15％をカットオフ値としてこの方法を評価すると ROC 曲線下面積（AUC）は 0.93，感度 71％，特異度 100％であり，CO を測定できない状態でも輸液反応性を評価できる可能性がある．

中には，呼気終末閉塞法（end-expiratory occlusion：EEO）がある．

- 呼気終末で呼吸サイクル停止を15秒間維持し，最後の5秒間におけるCO増大の最大値を評価する．輸液反応性がある場合には，EEOにより静脈還流が増加し，心臓前負荷が増加してCOが増大する．EEOはPLRと同程度の高い正確性を有している（図8）[19]．

- EEOの後に輸液負荷し，CO 15％増大をカットオフにして輸液反応性を検討すると，輸液反応性ありの場合のEEO時のCO増加は平均9〜10％，反応性なしの場合は2％であり，呼吸系コンプライアンス低下時（≦30 cmH$_2$O）でも，PPVと異なり結果は影響を受けなかった[21]．

（橋場英二，石原弘規）

文献

1) De Lorenzo RA, et al. Does a simple bedside sonographic measurement of the inferior vena cava correlate to central venous pressure? J Emerg Med 2012; 42: 429–36.
2) Osman D, et al. Cardiac filling pressures are not appropriate to predict hemodynamic response to volume challenge. Crit Care Med 2007; 35: 64–8.
3) Muller L, et al. Respiratory variations of inferior vena cava diameter to predict fluid responsiveness in spontaneously breathing patients with acute circulatory failure: Need for a cautious use. Crit Care 2012; 16: R188.
4) Barbier C, et al. Respiratory changes in inferior vena cava diameter are helpful in predicting fluid responsiveness in ventilated septic patients. Intensive Care Med 2004; 30: 1740–6.
5) Feissel M, et al. The respiratory variation in inferior vena cava diameter as a guide to fluid therapy. Intensive Care Med 2004; 30: 1834–7.
6) Vieillard-Baron A, et al. Superior vena caval collapsibility as a gauge of volume status in ventilated septic patients. Intensive Care Med 2004; 30: 1734–9.
7) Tousignant CP, et al. The use of transesophageal echocardiography for preload assessment in critically ill patients. Anesth Analg 2000; 90: 351–5.
8) Feissel M, et al. Respiratory changes in aortic blood velocity as an indicator of fluid responsiveness in ventilated patients with septic shock. Chest 2001; 119: 867–73.
9) Cannesson M, et al. Prediction of fluid responsiveness using respiratory variations in left ventricular stroke area by transoesophageal echocardiographic automated border detection in mechanically ventilated patients. Crit Care 2006; 10: R171.
10) Slama M, et al. Echocardiographic evaluation of preload responsiveness. In: Levitov A, et al, eds. Critical Care Ultrasonography. New York: The McGraw-Hill Companies; 2009. p.119.
11) Slama M, et al. Respiratory variations of aortic VTI: A new index of hypovolemia and fluid responsiveness. Am J Physiol Heart Circ Physiol 2002; 283: H1729–33.
12) Charron C, et al. The influence of tidal volume on the dynamic variables of fluid responsiveness in critically ill patients. Anesth Analg 2006; 102: 1511–7.
13) Monnet X, et al. Esophageal Doppler monitoring predicts fluid responsiveness in critically ill ventilated patients. Intensive Care Med 2005; 31: 1195–201.
14) Wiesenack C, et al. Continuously assessed right ventricular end-diastolic volume as a marker of cardiac preload and fluid responsiveness in mechanically ventilated cardiac surgical patients. Crit Care 2005; 9: R226–33.
15) Diebel LN, et al. End-diastolic volume. A better indicator of preload in critically ill. Arch Surg 1992; 127: 817–22.
16) Malbrain ML, et al. Grobal and right ventricular end-diastolic volumes correlate better with preload after correction for ejection fraction. Acta Anaesthesiol Scand 2010; 54:

622-31.
17) Saito J, et al. Corrected right ventricular end-diastolic volume and initial distribution volume of glucose correlate with cardiac output after cardiac surgery. J Anesth 2013; 27: 512-20.
18) Marik PE, et al. Hemodynamic parameters to guide fluid therapy. Ann Intensive Care 2011; 1: 1.
19) Monnet X, et al. Prediction of fluid responsiveness by a continuous non-invasive assessment of arterial pressure in critically ill patients: Comparison with four other dynamic indecies. Br J Anaesth 2012; 109: 330-8.
20) Monnet X, et al. End-tidal carbon dioxide is better than arterial pressure for predicting volume responsiveness by the passive leg raising test. Intenive Care Med 2013; 39: 93-100.
21) Monnet X, et al. Passive leg-raising and end-expiratory occlusion tests perform better than pulse pressure variation in patients with low respiratory system compliance. Crit Care Med 2012; 40: 152-7.

2

周術期輸血の新戦略

2.1.1 輸血用血液製剤を適正に使用するための基本的事項

❶ patient blood management と周術期輸血医療

- 現在,輸血療法の新機軸として patient blood management(PBM)[1-3]★1 の概念が浸透しつつある.患者のために,可能な限りの同種血輸血を回避する方策である.
- 周術期輸血医療の立場から PBM を考えた場合,①術前の患者評価(貧血や止血異常の是正),②自己血輸血の準備,③輸血代替物の有効使用,④術中・術後の出血量を減少させる工夫(丁寧な手術手技,低血圧麻酔など),⑤適切な術中輸血トリガーの設定,⑥術中の適切な止血凝固系の是正,⑦術後出血の適切な監視と対応,⑧過剰なモニタリング採血の制限などにより,最大限の周術期の同種血輸血回避が重要である(表1).
- 同種血輸血の有害事象を熟知し,とくに重篤な副作用発生時の迅速・適切な対応に習熟する必要がある.
- 予期せぬ危機的出血に遭遇した際には,的確かつ迅速な対応が患者の救命に直結する.必要時には躊躇することなく,無交差輸血★2 や O 型赤血球液を輸血する.
- 予期せぬ危機的出血への対応準備として,各医療機関で「危機的出血時のシミュレーション」を行っておくと,有事の際の対応がスムースになる.

★1 patient blood management(PBM)
各専門領域分野でのエビデンスに基づいた医療手段(evidence based medicine:EBM)を用いて実践される輸血回避戦略.患者の転帰を改善することを目的としている.「患者中心の輸血医療」「患者が望む輸血医療」などに和訳されることが多い.

★2 無交差輸血
交差適合試験を省略した同型血輸血.

▶2 章「2-3 危機的出血への新戦略」(p. 164)参照

表1 周術期輸血医療の立場から考えた PBM

①術前の患者評価 ・術前貧血の是正(鉄欠乏,ビタミンB_{12}欠乏,葉酸欠乏,腎性貧血など) ・止血異常の是正(先天性出血傾向患者,抗血栓療法中の患者など)	④術中・術後の出血量を減少させる工夫 ・丁寧な手術手技 ・低血圧麻酔 ・その他
	⑤適切な術中輸血トリガーの設定
②自己血輸血準備 ・術前貯血式自己血輸血 ・術直前希釈式自己血輸血 ・術中・術後の回収式自己血輸血	⑥術中の適切な止血凝固系の是正 ・フィブリノゲン製剤* ・その他
	⑦術後出血の適切な監視と対応
③輸血代替物の有効使用 ・晶質液 ・膠質液	⑧過剰なモニタリング採血の制限
	⑨その他

*日本ではフィブリノゲン製剤の使用は,平成 26 年 4 月現在,先天性無(低)フィブリノゲン血症のみ.

❷ 主な輸血用血液製剤

- 現在，日本赤十字社から供給される主な輸血用血液製剤は，①赤血球液（RBC[★3]），②新鮮凍結血漿（FFP[★4]），③濃厚血小板（PC），ならびに④人全血液（WB），である．WB を臨床現場で使用することは，現在ではほとんどない．すべての製剤で，混在する白血球による副作用軽減の目的で，保存前白血球除去[★5]（LR）処置がされている．
- 患者の特殊状況によっては，⑤洗浄赤血球浮遊液（WRC），⑥解凍赤血球濃厚液（FTRC），⑦合成血（BET[★6]），⑧濃厚血小板 HLA（PC-HLA）を使用する場合がある．詳しくは成書あるいは日本赤十字社情報[4]を参照されたい．
- 製剤にごく微量に混入するリンパ球によって生じる移植片対宿主病（graft versus host disease：GVHD）を予防するために，FFP を除く輸血用血液製剤には 15～50 Gy の放射線照射が必須である．日本赤十字社であらかじめ 15 Gy の放射線照射をしてから販売している照射血（irradiated：Ir）と，照射がされないで供給される製剤があるので，現場では照射がされていることを必ず確認する．
- 主な輸血用血液製剤の保管条件を**表 2**[5]に示す[★7]．輸血用血液製剤は，使用の直前まで保管部署（輸血部門，医療機関によっては検査部門あるいは薬剤部門）から持ち出さないことが，安全で適切な輸血医療には大切である．
- 主な輸血用血液製剤の規格・単位・容量を**表 3**[4]に示す．RBC の場合，由来する献血採血量と製剤容量が異なるので注意する．
- 輸血は，末梢ラインからの単独投与が原則である．各種薬剤の混注が輸血用

▶RBC：
red blood cells

[★3]
赤血球濃厚液（RCC）は平成 26 年 8 月より赤血球液（RBC）と名称が変更された．製剤内容に変更はない．

▶FFP：
fresh frozen plasma

[★4]
FFP は製造の過程で，高速遠心により血球が混じない条件下で製造される．このため，放射線照射の処置は不要である．

▶PC：
platelet concentrate

▶WB：
whole blood

[★5]
保存前白血球除去では，輸血用血液バッグに残存する白血球をゼロにすることはできない．このため，放射線照射（後述）は必ず行うべきである．

▶LR：
leukocytes reduced

▶WRC：
washed red cells

▶FTRC：
frozen thawed red cells

[★6] BET
blood for exchange transfusion の略．洗浄した O 型の赤血球層に，白血球の大部分を除去した AB 型のヒト血漿を加えたもの．

▶PC-HLA：
platelet concentrate HLA

現場では，FFP 以外の輸血用血液製剤は，照射血（Ir）であることを必ず確認する

[★7]
輸血用血液製剤は，その機能を最大限に発揮させるため，適正に保管することがきわめて重要である．

表 2　主な輸血用血液製剤の保管条件と使用有効期限

輸血用血液製剤	保管温度	使用有効期限（献血日を 1 日目とする）	備考
RBC（赤血球液）	2～6℃	21 日間	・使用前に，室温に放置（あるいは保温）する必要はない ・開封後 6 時間以内に輸血を終了する
FFP（新鮮凍結血漿）	−20℃以下	1 年間	・採血後 6 か月間は，貯留期間のため医療機関に販売されない ・破損のインシデントが最も多いので，取り扱いは丁寧に行う ・溶解は 30～37℃（温度厳守！）ですみやかに行う ・溶解後，3 時間以内に輸血を終了する（平成 26 年 7 月現在の指針）
PC（濃厚血小板）	20～24℃	4 日間（正確には 4 日目の 24 時まで）	・使用まで，専用保管庫で水平振とうしながら保管する ・開封後 6 時間以内に輸血を終了する

表3 主な輸血用血液製剤の規格・単位・容量

販売名	略称	規格（献血の種類）	実単位数	容量（mL）
照射赤血球液-LR「日赤」 (Ir-RBC-LR)	Ir-RBC-LR-1	200 mL 採血由来	1	140
	Ir-RBC-LR-2	400 mL 採血由来	2	280
新鮮凍結血漿-LR「日赤」 (FFP-LR)	FFP-LR120	200 mL 採血由来	1	120
	FFP-LR240	400 mL 採血由来	2	240
	FFP-LR480	成分採血由来		480
照射濃厚血小板-LR「日赤」 (Ir-PC-LR)	Ir-PC-LR-1	成分採血由来	1	20
	Ir-PC-LR-2	成分採血由来	2	40
	Ir-PC-LR-5	成分採血由来	5	100
	Ir-PC-LR-10	成分採血由来	10	200
	Ir-PC-LR-15	成分採血由来	15	250
	Ir-PC-LR-20	成分採血由来	20	250

濃厚血小板1単位には，0.2×10^{11}個以上の血小板を含有する．
現在，日本赤十字社から供給される血小板製剤はすべて成分献血由来である．

表4 各種薬剤の混注が輸血用血液製剤に及ぼす影響について（報告例）*

薬剤分類	薬剤名（販売名）	影響
カルシウム含有薬剤	カルチコール，コンクライトCa，ハルトマン液，ラクトリンゲル注，ラクテックG輸液，ポタコールR輸液，リンゲル液，ハイカリック液1号・2号	カルシウムが凝固系に作用するため，血液は凝固する
ブドウ糖含有製剤	5%ブドウ糖液，10%ブドウ糖液，プラスアミノ，ハイカリック液1号・2号，フィジオゾール3号輸液	赤血球の凝集を高め，泥状になる
	ブドウ糖電解質液	溶血
糖単独薬剤	5%ブドウ糖液，5%果糖液，5%キシリトール	溶血
ビタミン剤	ビタメジン，ケイツー，M.V.I（総合ビタミン剤）	赤血球製剤は褐色〜黒褐色に変化する（微小凝集，沈殿が生じることがある）
抗生物質	ミノマイシン，トブラシン	混注すると凝固することがある
グロブリン製剤	日赤ポリグロビンN5%，献血ベニロン-I，献血グロベニン-I，献血ヴェノグロブリンIH，ガンマガード，サングロポール	抗A凝集素，抗B凝集素などにより赤血球集合（凝集＋集合）を促進する

*記載されていない薬剤については，データなどがないということで，混注が可能であるということではない．
報告薬剤の記載のため，現在販売されていない薬剤が含まれる．

血液製剤に及ぼす影響を表4[5]に示す．やむを得ず同一ラインを使用する場合でも，輸血施行中は単独投与とし，輸血前後にラインを生理食塩水でフラッシュする．

（玉井佳子）

文献

1) Goodnough LT, Shander A. Blood management. Arch Pathol Lab Med 2007; 131: 695-701.
2) Spahn DR, et al. Patient blood management: The pragmatic solution for the problems with blood transfusions. Anesthesiology 2008; 109: 951-3.
3) 紀野修一. 周術期輸血の新しい考え方とその実際：Patient Blood Management—患者中心の輸血医療. LiSA 2012; 19: 1150-5.
4) 日本赤十字社血液事業本部. 血液製剤添付文書集〈2013年3月現在〉. 東京：日本赤十字社；2013. http://www.jrc.or.jp/mr/top.html
5) 日本赤十字社血液事業本部医薬情報課. 輸血用血液製剤取り扱いマニュアル（2010年11月改訂版）. 東京：日本赤十字社；2010.

2-1-2 周術期輸血療法の目的

1. 血液製剤とその適正使用

- 周術期の安全管理に関して，輸血療法は重要な位置を占める．
- patient blood management（PBM）の概念に基づき，同種血輸血を最大限回避する努力をしたうえで，個々の患者に最適な輸血医療を提供することが重要である．
- 周術期の輸血療法は，①術前の貧血や出血傾向の是正目的の輸血，②術中の出血に対する補充目的の輸血，③術後の貧血や出血傾向に対する輸血，に大別される．

❶ 術前の貧血や出血傾向の是正目的の輸血

- 術前のヘモグロビン濃度低値は，術中輸血のリスクを高める[1,2]．
- 多くのヘモグロビン濃度低値は，鉄欠乏性貧血と腎機能障害による腎性貧血である．鉄欠乏性貧血では血清フェリチン値低下，腎性貧血では腎機能低下に加えて貧血に応じたエリスロポエチン濃度の増加がないことが判断の指標として重要である．これらの場合には，術前の積極的な鉄剤の投与やエリスロポエチンの投与を検討する★1．平均赤血球容積（mean corpuscular volume：MCV）が110を超える場合には，ビタミンB_{12}と葉酸の欠乏がないかチェックする．
- 適切な術前自己血貯血を併用することが，周術期の同種血輸血回避に有用である．術前自己血貯血の場合，800 mL以上の術前貯血の場合にはエリスロポエチンの使用が認可されている．
- 抗血栓療法（抗血小板療法，抗凝固療法）を受けている患者に対しては，抗血栓療法継続の必要性につき担当医と十分に議論したうえで，出血傾向を最小限にする対応が必要である．
- 血友病などの先天性凝固因子欠乏症の患者の場合★2，手術直前から「濃縮凝固因子製剤」を補充することによって，健常者と同じ条件で手術が可能である．手術の予定が決まったら，周術期の凝固因子コントロールを血液内科に依頼するとよい．
- 出血傾向が予想される疾患・病態の患者については，術前に可能な限りの治療を考慮するとともに，術中・術後の危機的大量出血を念頭においた準備とシミュレーションが必要である．

❷ 術中の出血に対する補充目的の輸血

- 出血患者における輸液・成分輸血療法の適応としては，現在でもLundsgaard-Hansenの成分輸血に関する図[3,4]（図1）が広く用いられてお

★1
欧米では術前貧血に対する赤血球造血刺激剤（erythrocyte stimulating agent：ESA，エリスロポエチン）の使用が認可されているが，日本では術前貧血改善の目的でエリスロポエチンを使用することができない[3]．腎性貧血と診断した場合にはエリスロポエチン投与が保険適応となる場合があるが，投与量が異なるので注意が必要である．

▶2章「2-2-1 貯血式自己血輸血」（p.113）参照

★2
術中の予定外出血や，止血困難などの状況が生じることを念頭に，手術時間中は，血液内科担当医とすぐに連絡できる状況にしておくことが大切である．
理想的には，血液内科担当医は，手術場に頻繁に行って手術状況についての最新の現状を把握し，適切な指示を出すべきである．

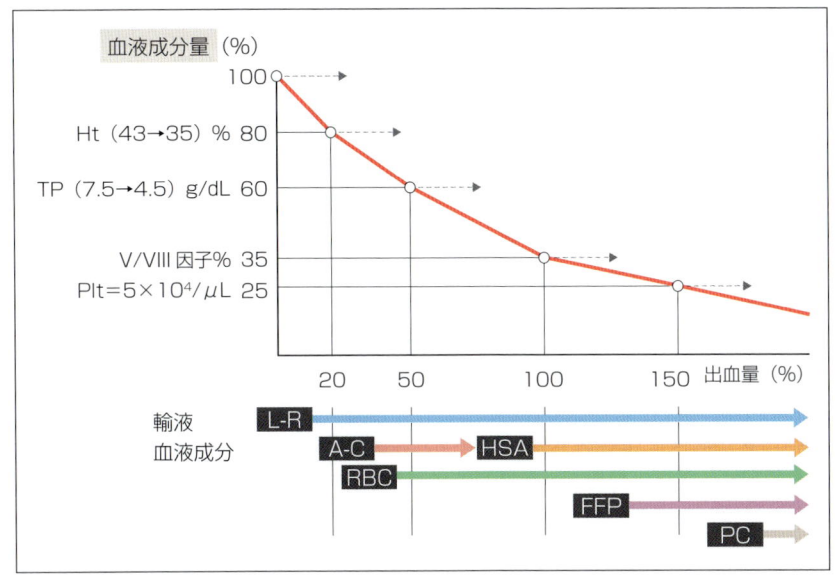

図1 出血時における輸液・成分輸血療法の適応

Ht：ヘマトクリット，TP：総タンパク，Plt：血小板，L-R：細胞外液補充液（乳酸リンゲル液，酢酸リンゲル液など），RBC：赤血球液，A-C：人工膠質液，HSA：等張アルブミン（5%人血清アルブミン，加熱人血漿タンパク），FFP：新鮮凍結血漿，PC：血小板濃厚液．
(Lundsgaard-Hansen P. Bibl Haematol 1980; 46: 147-69[3])の一部を改訂)
※平成26年8月よりRCC→RBCに名称変更している．

り，その有用性も高い．

- Lundsgaard-Hansenの報告は1980年のものであり，現在の最新の医療技術においては，輸血開始のトリガーをもっと厳しく設定できる場合が多い．最新のPBMの概念に照らし合わせて，個々の患者状況を適切に把握して輸血のトリガーを決めるべきである．
- 同種血輸血そのものが，輸血副作用発症のリスクのみならず，術後合併症を増加させたり，患者予後を悪化させたりするという報告[5,6]がある．このため，待機手術においては可能な限り同種血輸血を避ける方策を講じるべきである．
- 術中の希釈式自己血輸血は麻酔科医の手を煩わせるが，新鮮な自己血の確保という観点からきわめて有用である．術場で採血された新鮮自己血は，血小板と凝固因子を含み，止血能に優れた血液である．
- 出血が多量で同種血輸血が予定される場合，適切な手術前の輸血用血液製剤の準備が重要である．この際，各施設において血液製剤の備蓄量，製剤の発注から入手までの時間，赤血球製剤の場合には交差試験をはじめとする輸血前検査に要する時間などを把握しておき，適切な準備血をオーダーして，献血で提供される貴重な血液を無駄にしない努力も必要である[★3]．
- 抗線溶薬であるトラネキサム酸[★4]を有効に使用することで，止血コントロールが良好になり，大量出血者（あるいは大量出血リスクのある患者）の死亡率，出血死亡率が有意に減少した報告[8]が有名である．ただし，血尿（とくに出血量の多い肉眼的血尿）の際にトラネキサム酸を使用すると，尿路血栓が形成され，尿路閉塞・水腎症をきたすので使用禁忌である．
- 出血量が循環血液量と同等以上になった場合には，希釈性凝固障害により止血困難な状況に陥る．この本態は，低フィブリノゲン血症であり，適切な凝固因子補正が止血には不可欠である．

★3 献血者の不足[7]
輸血用血液製剤の約85%は50歳以上の患者に使用されている．現在の日本における献血者延べ人数は約500万人/年である．近年，少子高齢化社会に加えて，10〜20歳代の献血者割合が減少の一途をたどっており，血液需給バランスに深刻な影響を及ぼしている．日本赤十字社の試算では，2027年には必要献血者延べ人数約549万人/年に対して約101万人/年の献血者述べ人数が不足するという推計がなされている．

★4
トラネキサム酸は，プラスミンやプラスミノーゲンのリジン結合部位に強く結合することにより，フィブリンとの結合を阻害し，抗線溶作用を発揮して止血作用を示す．1,000 mgの単回静脈投与での血中半減期は約2時間で，投与24時間以内に76%が未変化体として尿中に排泄される．

> **Advice** 血液は無駄にしてほしくない．でも…"転ばぬ先の杖"の考え方も大切

術中に予定よりも出血が多く，輸血用血液製剤の追加の可能性が生じることが現場ではよくあるだろう．このとき，是非，以下のことを頭に入れておいてほしい．

① 外科医（執刀医）は，最終的に追加輸血を施行しなくても，輸血追加の可能性について早めに麻酔科医に伝えること．
② 麻酔科医は，外科医の申し出に対して「悲観的に最悪の状況までを想定して」多めの同種血輸血の準備を提言すること．
③ 血小板数は，早期から注意を払い，早めに追加注文の必要性について外科医と相談すること．
④ 出血量が大量の場合，希釈性凝固障害に陥り，止血困難になる危険性があるため，早めの新鮮凍結血漿（FFP）使用トリガーについての相互確認を行うこと．

輸血用血液製剤を注文・準備・検査・払い出しをする輸血部技師・検査部技師には，術場の状況が把握できていない．医師が最適な輸血製剤を注文したつもりでも，「RBC 追加」，「RBC 再追加」，「PC オーダー」，「FFP オーダー」，「RBC 再々追加」…となった場合には，時間的ロスが多くなり業務がスムーズに回らなくなる．

> **Column** 輸血用血液製剤オーダーのポイント

輸血用血液製剤をオーダーしてから術場に届くまで何分かを理解しておくと，緊急時にあわてず対応できる．また，自施設における輸血用血液製剤（RBC, FFP）の備蓄状況は，必ず把握しておくことが大切である．

1）赤血球液（RBC）の場合

〈院内備蓄がある施設〉患者検体が輸血検査部門に到着後，① 患者血液型検査，② 不規則抗体スクリーニング検査，③ 交差適合試験（クロスマッチ），が必要である．このうち①と②は術前に施行している施設がほとんどであるため，実際は③に要する時間となる．

交差適合試験の試験管法は，間接抗グロブリン法を含む方法で施行することが推奨されており，本法は遠心，37℃インキュベーション時間などを加味すると，習熟した技師でも 25〜30 分を要する．オーダーしたバッグ数が多い場合は，それ以上の時間を要する．カラム法で施行する場合には，約 40〜50 分かかる．

手術前の事前オーダーの場合では，あらかじめ準備しておくので問題ないが，緊急に追加の RBC を注文するときには，上記の時間を勘案してオーダーする必要がある．なお，手術血の準備をタイプ＆スクリーニング法（T&S 法；Column 参照〈p.93〉）で行っている医療施設も多い．この場合は，院内に在庫赤血球があればより短時間で赤血球液の準備ができる．

〈院内備蓄のない施設〉上記時間に日赤供給施設からの配送時間が加わる．

2）新鮮凍結血漿（FFP）の場合

〈院内備蓄がある施設〉30〜37℃で溶解する時間を要する．おおよその目安として，FFP-LR480 の溶解には 20〜30 分を要する．

緊急性の高い場合には，FFP-LR120（溶解時間 8〜10 分）や FFP-LR240（同 13〜15 分）などの少容量のバッグで注文すると，溶解時間が短縮できる．

〈院内備蓄のない施設〉上記時間に日赤供給施設からの配送時間が加わる．

3）濃厚血小板（PC）の場合

PC は有効期限が短いために，院内備蓄を有する施設はほとんどなく，多くの施設は前日（あるいは当日朝）の予約注文の形で配送されている．緊急に必要となった場合は，日赤の供給施設から当該施設に配送後，入庫管理を行えばすぐに使用できるが，最も近隣の日赤供給施設に必要十分量の PC の在庫がない場合も多い．この場合には，他の供給センターからの配送になるため，到着までに数時間を要することもある．

❸ 術後の貧血や出血傾向に対する輸血

- 術後出血の適切な監視と早期対応が，PBM には重要である．
- 術後は，術中の出血や麻酔の影響で体液が組織間へ移行することによる循環血液量の減少があることを念頭におく．術後数日目に，貧血が進行しているようにみえても，組織間へ移行した体液が血管内に戻って循環血液量が回復したための Hb 値低下の可能性も考慮して，輸血の必要性を判断する．
- 術後は患者が安静臥床している時間が多いので，ある程度の貧血は許容できる場合が多い．Hb 値のみで輸血の判断をしないことが大切である．
- ターニケットを使用する整形外科領域の手術では，術中出血量が比較的少なくても，術後出血が多くなることがあるので注意が必要である．
- 術後の凝固異常に伴う術創からの出血の持続も問題だが，過度の輸血による凝固機能の回復は，深部静脈血栓症（deep vein thrombosis：DVT）のハイリスクともなりうることを念頭におくことが大切である．
- 術後のモニタリングとしての頻繁な採血は，医原性の貧血を惹起しうるので必要最低限に計画すべきである．

> 術後では Hb 値のみで輸血の判断をしないことが大切

> 術後に凝固能の回復をめざし行う過度の輸血は"DVT"のハイリスク

（玉井佳子）

文献

1) Shander A, et al. Prevalence and outcome of anemia in surgery: A systematic review of the literature. Am J Med 2004; 116: S58–69.
2) Kulier A, et al. Impact of preoperative anemia on outcome in patients undergoing coronary artery bypass graft surgery. Circulation 2007; 116: 471–9.
3) Lundsgaard-Hansen P. Component therapy of surgical hemorrhage: Red cell concentrates, colloids and crystalloids. Bibl Haematol 1980; 46: 147–69.
4) 厚生労働省医薬食品局血液対策課．血液製剤の使用にあたって．第 4 版．東京：じほう；2009. p.63.
5) Surgenor SD, et al. The association of perioperative red blood cell transfusions and decreased long-term survival after cardiac surgery. Anesth Analg 2009; 108: 1741–6.
6) Ferraris VA, et al. Surgical outcomes and transfusion of minimal amounts of blood in the operating room. Arch Surg 2012; 147: 49–55.
7) 厚生労働省医薬食品局血液対策課．薬事食品衛生審議会．平成 22 年第 1 回血液事業部会献血推進調査会資料 4-2. http://www.mhlw.go.jp/stf/shingi/2r9852000000styz-att/2r9852000000su77.pdf
8) Shakur H, et al; CRASH-2 trial collaborators. Effects of tranexamic acid on death, vascular occlusive events, and blood transfusion in trauma patients with significant haemorrhage (CRASH-2): A randomized, placebo-controlled trial. Lancet 2010; 376: 23–32.

2-1-3 輸血用血液製剤の適正使用

1. 血液製剤とその適正使用

① 赤血球液（RBC）〈旧 赤血球濃厚液（RCC）〉

▶RBC：
red blood cells

▶LR：
leukocytes reduced

▶GVHD：
graft versus host disease

- 赤血球液製剤には，200 mL 献血由来から作製される RBC-LR-1（140 mL）と 400 mL 献血由来から作製される RBC-LR-2（280 mL）がある．製造時に白血球除去（LR）が行われている．
- 使用時には，輸血後移植片対宿主病（GVHD）予防のために，放射線照射が必須である．日本赤十字社で 15 Gy が照射されている場合には，製剤に Ir- の頭文字がついている．
- RBC-LR 投与時の予測上昇 Hb 値（**表1**)[1]を参考に，予想出血量を想定しながら輸血量を決定する．出血のない場合，体重 50 kg の患者に RBC-LR-2 を 1 袋投与すると，Hb 値は 1.5 g/dL 上昇する．
- 出血が多量で同種血輸血が予定される場合，手術前の輸血用血液製剤の適切な準備が重要である．RBC の場合，①血液型不規則抗体スクリーニング法（Type & Screen：T & S），②最大手術血液準備量（maximum surgical blood order schedule：MSBOS），③手術血液準備量計算法（surgical blood order equation：SBOE）を活用する．
- わが国の血液製剤の使用指針「血液製剤の使用にあた

> **Topics 赤血球製剤の新たな販売名**
>
> 赤血球製剤は 2014 年 8 月から販売名が変更になったので注意が必要である．製品内容に変更はない．
>
> 旧：赤血球濃厚液
>   （red cell concentrates：RCC）
> 新：赤血球液
>   （red blood cells：RBC）

表1 赤血球液（RBC-LR）投与時の予測上昇ヘモグロビン（Hb）値

RBC-LR-1 投与本数	体重（kg）													
	5	10	15	20	25	30	35	40	45	50	60	70	80	90	100
1	7.6	3.8	2.5	1.9	1.5	1.3	1.1	0.9	0.8	0.8	0.6	0.5	0.5	0.4	0.4
2		7.6	5.0	3.8	3.0	2.5	2.2	1.9	1.7	1.5	1.3	1.1	0.9	0.8	0.8
3			7.6	5.7	4.5	3.8	3.2	2.8	2.5	2.3	1.9	1.6	1.4	1.3	1.1
4				7.6	6.1	5.0	4.3	3.8	3.4	3.0	2.5	2.2	1.9	1.7	1.5
6					9.1	7.6	6.5	5.7	5.0	4.5	3.8	3.2	2.8	2.5	2.3
8							8.7	7.6	6.7	6.1	5.0	4.3	3.8	3.4	3.0
10								9.5	8.4	7.6	6.3	5.4	4.7	4.2	3.8

RBC-LR-1 の Hb 量＝26.5 g/1 本（日本赤十字社社内資料）で計算． (g/dL)

$$\text{予測上昇 Hb 値 (g/dL)} = \frac{\text{投与 Hb 量 (g)}}{\text{循環血液量 (dL)}}$$

循環血液量：70 mL/kg ［⇒循環血液量（dL）＝体重（kg）×70 mL/kg/100］

> **Column** 手術前の輸血用血液製剤の適切な準備[3]
>
> **血液型不規則抗体スクリーニング法（T＆S法）**
>
> 　待機的手術例を含めて，直ちに輸血する可能性が少ないと予測される場合，受血者のABO血液型，Rho(D)抗原および，臨床的意義のある不規則抗体の有無をあらかじめ検査し，Rho(D)陽性で不規則抗体が陰性の場合は事前に交差適合試験を行わない．緊急に輸血用血液が必要になった場合には，輸血用血液のオモテ検査によりABO同型血であることを確認して輸血するか，あるいは生理食塩液法による主試験が適合の血液を輸血する．
>
> **最大手術血液準備量（MSBOS）**
>
> 　確実に輸血が施行されると予測される待機手術例では，各医療機関ごとに，過去に行った手術例から術式別の輸血量（T）と準備血液量（C）を調べ，両者の比（C/T）が1.5倍以下になるような量の血液を交差適合試験を行って事前に準備する．
>
> **手術血液準備量計算法（SBOE）**
>
> 　患者の術前ヘモグロビン（Hb）値，患者の許容できる輸血開始Hb値（トリガー；Hb7～8 g/dL），および術式別の平均的な出血量の3つの数値から，患者固有の血液準備量を求める．術式別の平均的な出血量から出血予備量を減じ，単位数に換算する．その結果，マイナスあるいは0.5以下であれば，T＆Sの対象とし，0.5より大きければ四捨五入して整数単位を準備する方式である．

って」[2]では，急性出血（主として外科的適応）の場合，Hb値が10 g/dLを超える場合は輸血を必要とすることはないが，6 g/dL以下では輸血はほぼ必須とされている．Hb値のみで輸血の開始を決定することは適切ではないと付記されている．

- アメリカ血液銀行協会のガイドライン[4]では，入院安定患者群では，Hb 7～8 g/dLを赤血球液の輸血トリガーとして提示している．
- 赤血球輸血の第一義的な目的は，末梢循環系への十分な酸素供給である．このため，赤血球輸血開始のトリガーはHb値よりも全身の酸素需給のバランスモニターが適しているかもしれない．
- 全身の酸素需給のモニターとしては，中心静脈血酸素飽和度（$ScvO_2$）が臨床的に有用である．$ScvO_2$が70％を切って，Hb値が低ければ赤血球輸血を考慮する[5]．

$ScvO_2$が70％を切ってHb値が低ければ赤血球輸血を考慮する

- 同種血輸血そのものが，術後合併症を増加させたり，患者予後を悪化させたりすることが最近報告[7,8]されている．
- 当院の検討[9]でも，心臓血管外科における冠動脈手術や心臓弁手術において，周術期の大量輸血は術後人工呼吸管理時間および集中治療室滞在時間を延長させ，合併症発症リスクを高める可能性が示唆された．
- アメリカ麻酔科学会のガイドライン[10]では，開心術の場合の体外循環中のHb値を6 g/dL以上（65歳以上，慢性的呼吸器・循環器疾患患者では7 g/dL以上）に維持するように推奨されている．
- 肝切除術において，障害肝に対する肝切除周術期の赤血球輸血は，輸血が脾機能亢進症を増強させ，ビリルビン代謝に負荷をかけるとされており[11]，極力避けるべきである．
- 最近，Kochら[12]は，心臓外科領域の手術において，保存期間の長い（2週

表2 照射赤血球濃厚液（Ir-RCC-LR）の製剤内容液の経時的変化（$n=8$）

項目	1日目	7日目	14日目	21日目	28日目
容量（mL）	274.8±18.3	—	—	—	—
白血球数	すべて適合				
上清ヘモグロビン濃度（mg/dL）	12.8±4.3	24.8±7.1	35.0±8.5	49.3±15.6	68.8±24.8
ATP濃度（μmol/gHb）	6.3±0.7	6.4±0.8	6.4±0.6	5.9±0.6	5.0±0.9
2,3-DPG濃度（μmol/gHb）	14.0±1.4	9.7±2.6	2.8±2.0	0.6±0.9	0.1±0.3
上清ナトリウム濃度（mEq/L）	123.4±1.6	100.1±3.3	92.4±3.8	89.3±3.2	85.8±3.2
上清カリウム濃度（mEq/L）	1.7±0.3	36.3±4.8	49.5±4.8	56.6±4.6	60.3±4.6
上清総カリウム量（mEq）	0.2±0.1	4.6±0.7	6.2±0.8	7.1±0.8	7.6±0.8
pH	7.20±0.02	7.06±0.02	6.84±0.02	6.70±0.02	6.64±0.02
赤血球数（×10^4/μL）	615±25	620±29	621±27	617±26	621±24
ヘマトクリット（%）	54.3±1.6	52.2±1.6	51.5±1.7	51.2±1.9	51.1±1.8
平均赤血球容積（fL）	88.3±2.4	84.2±2.3	83.0±2.4	82.9±2.1	82.4±2.2
ヘモグロビン濃度（g/dL）	19.1±0.7	19.1±0.7	19.0±0.7	19.1±0.7	19.0±0.7
10%溶血点（% NaCl）	0.521±0.017	0.484±0.016	0.475±0.018	0.472±0.019	0.473±0.023
50%溶血点（% NaCl）	0.477±0.018	0.429±0.020	0.415±0.019	0.410±0.019	0.409±0.021
90%溶血点（% NaCl）	0.425±0.030	0.353±0.045	0.349±0.016	0.345±0.022	0.345±0.030

平均±標準偏差．
1日目（採血当日）に15 Gy以上50 Gy以下の放射線を照射．
ATP：アデノシン三リン酸．

★1
Ir-RCC-LR「日赤」の内容液の経時的変化を**表2**に示す．表に示されたほかにも，病原体（ウイルス，細菌など）混入，混在白血球によるサイトカインなどの影響もあるかもしれない．

間以上）赤血球輸血は術後合併症のリスクを増大させるとともに，急性期死亡率を増加させ，長期生存率を低下させるという興味深い報告をした．この報告に関しては，群の振り分けにおけるリスク調整が不十分だという批判もあるが，血液製剤の保存障害の観点から注目され，今後の研究報告に期待したい★1．

> **Topics 制限的輸血戦略の有用性**[6]
>
> 重度の急性上部消化管出血患者921名をHb値<7 g/dLで輸血を施行する制限的輸血戦略群461名と，Hb値<9 g/dLで輸血を施行する非制限的輸血戦略群460名に無作為に割り付け，その転帰を検討した報告[6]では，6週時点での生存率，さらなる出血の回避，有害事象の発生ともに制限的輸血戦略群のほうが優れており，その有用性が示された．この論文は，手術や麻酔の影響がない場合でも，同種血輸血を制限したほうが患者の予後向上につながることを示唆している．

表3 新鮮凍結血漿-LR（FFP-LR）投与時の予測上昇凝固因子活性値

FFP-LR120 (%)

投与本数 （投与量）	体重（kg）														
	5	10	15	20	25	30	35	40	45	50	60	70	80	90	100
1本（120 mL）	60	30	20	15	12	10	9	8	7	6	5	4	4	3	3
2本（240 mL）		60	40	30	24	20	17	15	13	12	10	9	8	7	6
3本（360 mL）			60	45	36	30	26	23	20	18	15	13	11	10	9
4本（480 mL）			80	60	48	40	34	30	27	24	20	17	15	13	12
5本（600 mL）			100	75	60	50	43	38	33	30	25	21	19	17	15
6本（720 mL）				90	72	60	51	45	40	36	30	26	23	20	18
7本（840 mL）					84	70	60	53	47	42	35	30	26	23	21
8本（960 mL）					96	80	69	60	53	48	40	34	30	27	24
9本（1,080 mL）						90	77	68	60	54	45	39	34	30	27
10本（1,200 mL）						100	86	75	67	60	50	43	38	33	30

FFP-LR240 (%)

投与本数 （投与量）	体重（kg）														
	5	10	15	20	25	30	35	40	45	50	60	70	80	90	100
1本（240 mL）		60	40	30	24	20	17	15	13	12	10	9	8	7	6
2本（480 mL）			80	60	48	40	34	30	27	24	20	17	15	13	12
3本（720 mL）				90	72	60	51	45	40	36	30	26	23	20	18
4本（960 mL）					96	80	69	60	53	48	40	34	30	27	24
5本（1,200 mL）						100	86	75	67	60	50	43	38	33	30
6本（1,440 mL）							90	80	72	60	51	45	40	36	
7本（1,680 mL）								93	84	70	60	53	47	42	
8本（1,920 mL）									96	80	69	60	53	48	
9本（2,160 mL）										90	77	68	60	54	
10本（2,400 mL）											100	86	75	67	60

補充凝固因子の血中回収率を100%[*1]とした場合．
[*1] 血中回収率は目的とする凝固因子により異なる．

表4 凝固因子の生体内における動態と止血レベル

因子	止血に必要な濃度[*1]	生体内半減期	生体内回収率	安定性（4℃保存）
フィブリノゲン	75〜100 mg/dL	3〜6日	50%	安定
プロトロンビン	40%	2〜5日	40〜80%	安定
第V因子	15〜25%	15〜36時間	80%	不安定[*2]
第VII因子	5〜10%	2〜7時間	70〜80%	安定
第VIII因子	10〜40%	8〜12時間	60〜80%	不安定[*3]
第IX因子	10〜40%	18〜24時間	40〜50%	安定
第X因子	10〜20%	1.5〜2日	50%	安定
第XI因子	15〜30%	3〜4日	90〜100%	安定
第XII因子	—	—	—	安定
第XIII因子	1〜5%	6〜10日	5〜100%	安定
von Willebrand因子	25〜50%	3〜5時間	—	不安定

[*1] 観血的処置時の下限値．
[*2] 14日保存にて活性は50％残存．
[*3] 24時間保存にて活性は25％残存．

❷ 新鮮凍結血漿（FFP）

▶FFP：
fresh frozen plasma

- 新鮮凍結血漿には，200 mL 献血由来から作製されるFFP-LR120（120 mL）と400 mL 献血由来から作製されるFFP-LR240（240 mL），成分献血から製造されるFFP-LR480（480 mL）がある．
- FFP-LR 投与時の予測上昇凝固因子活性値（表3）[1)]を参考に，輸血量を決定する．凝固因子の生体内における動態と止血に必要な濃度は，凝固因子により異なる（表4）[1)]．生体内半減期や生体内回収率を参考に，投与量と投与間隔を決定する．凝固因子の消費が激しい播種性血管内凝固（disseminated intravascular coagulation：DIC）のような状況では，1日に2〜3分割投与をする必要性が生じる場合がある．
- 凝固反応（フィブリン生成）に最も重要な因子は，フィブリノゲン（凝固第I因子）と凝固第VII因子である．凝固第VII因子は生体内半減期が短いことに注意が必要である．
- 新鮮凍結血漿は，凝固因子の補充による治療的投与を主目的としており，予防的投与の意味はない[13)]．
- 循環血液量を超えるような大量出血が生じた場合に，赤血球濃厚液や膠質浸透圧維持

> **Topics** 新鮮凍結血漿製剤の新たな販売名
>
> 新鮮凍結血漿製剤は，2012年9月に販売名称が変更になった．これらの製剤は，2013年8月から順次供給されている．成分採血由来FFPの容量を整数倍である480 mL（容量120 mLを1単位としたときの4単位相当）に改め，それぞれの販売名および略号に内容量の目安である120，240および480が明記された．
> これは，旧FFP製剤が使用する製品によって内容量が異なるために，厳密なin-outバランス計算が煩雑であったことを解消するための変更である．

液の輸液ばかりが優先されると，希釈性凝固障害を招く．凝固障害時の出血は"oozing"とよばれる染み出し出血で，外科的に止血することは困難である．

- 現在も広く引用されている Lundsgaard-Hansen の報告[14]では，循環血液量以上の出血時に FFP 投与が推奨されているが，大量出血時の出血コントロールのためには，局所的な機械的止血に加えて凝固障害の改善が重要であり，早期からの FFP 投与を推奨する論文[15, 16]もある．
- 大量出血時の止血困難時の輸血治療で最も重要なのはフィブリノゲンであり，最低でも 100 mg/dL 以上を維持しなければ，出血のコントロールは困難である．
- 大量出血の際には，術中の止血能の評価が重要[17, 18]である．手術室内でモニターできるトロンボエラストメトリー（TEG，ROTEM など）は，凝固能を総合的に評価するのに優れている．これらの機器では，止血困難な状況が凝固因子の欠乏によるのか，線溶異常によるのか，などを判断するのに有用である．これらの機器がない場合でも，PT，APTT★2，フィブリノゲンを迅速に測定して希釈性凝固障害の有無を判断し，対応することは重要である．

▶PT：
prothrombin time（プロトロンビン時間）

▶APTT：
activated partial thromboplastin time（活性化部分トロンボプラスチン時間）

★2
凝固検査として頻繁に施行される PT，APTT は，たいへん大雑把な検査である．各凝固因子が 20％以上存在する場合には，ほぼ正常域の値を示す．裏を返せば，PT，APTT が延長するような状態は，凝固障害に陥っていると考えて対応するべきである．

❸ 濃厚血小板（PC）

- 現在，日本では濃厚血小板はほとんどが成分献血によって調整されている．PC-LR-5（100 mL），PC-LR-10（200 mL），PC-LR-15（250 mL），PC-LR-20（250 mL）がある．規格として少量の PC-LR-1（20 mL），PC-LR-2（40 mL）があるが，これらは注文時にそれぞれ 200 mL と 400 mL 全血献血由来血液からの用時調製となっている．成分献血による血小板製剤は，献血採血時に白血球除去フィルターによって保存前白血球除去がなされている．

▶PC：
platelet concentrates

Advice　もし希望の PC が入手不可能 and/or 入手までに長時間かかるといわれたら？

日本赤十字社血液センターのブロック化（供給施設はブロック化していない）に伴い，計画的に PC が入手できるようになった施設が多くなった．反面，予定外の緊急 PC オーダーに対して，PC 供給が遅れる施設（地域）が出現している．

こんなとき「注文した PC が来なかったら患者は死ぬんだよ！」と，輸血部・検査部・薬剤部の担当者を脅しても，「ないものはない！」のである．次善策を考えるべきである．
①異型適合 PC を活用しよう．
②最悪，異型不適合 PC を考慮しよう（この場合，製剤中に含まれる抗 A 抗体，抗 B 抗体の悪影響は避けられないが，致死的な悪影響も生じない）．可能であれば，生理的食塩水あるいは洗浄血小板作製時に使用する M-sol を用いるとベター．
③それでも血小板がまったく入手不能だったら
　1）出血部位の圧迫止血をきちんとする．
　2）容量負荷が可能な状態である場合には，FFP 1,000 mL 程度を可能な限り急速に輸血する（血小板が極端に少なくても，フィブリンが十分あれば止血できることが多々ある）．
④本当に患者が出血死しそうな場合に限り，可能な医療機関では新鮮血（後述）の使用を考慮する．

表5 濃厚血小板（PC-LR）投与時の予測血小板増加数値

PC投与単位数	体重（kg）														
	5	10	15	20	25	30	35	40	45	50	60	70	80	90	100
1	3.8	1.9	1.3	1.0	0.8	0.6	0.5	0.5	0.4	0.4	0.3	0.3	0.2	0.2	0.2
2	7.6	3.8	2.5	1.9	1.5	1.3	1.1	1.0	0.8	0.8	0.6	0.5	0.5	0.4	0.4
5	19.0	9.5	6.3	4.8	3.8	3.2	2.7	2.4	2.1	1.9	1.6	1.4	1.2	1.1	1.0
10		19.0	12.7	9.5	7.6	6.3	5.4	4.8	4.2	3.8	3.2	2.7	2.4	2.1	1.9
15			19.0	14.3	11.4	9.5	8.2	7.1	6.3	5.7	4.8	4.1	3.6	3.2	2.9
20				19.0	15.2	12.7	10.9	9.5	8.5	7.6	6.3	5.4	4.8	4.2	3.8

血小板濃厚液1単位：含有血小板数 0.2×10^{11} 個以上． （万/μL）

$$\text{血小板輸血直後の予測血小板増加数 (/μL)} = \frac{\text{輸血血小板総数}}{\text{循環血液量 (mL)} \times 10^3} \times \frac{2}{3}$$

循環血液量：70 mL/kg ［⇒循環血液量（mL）＝体重（kg）×70 mL/kg］

Column 「新鮮血はすぐ止まる！」でも…

大量出血で難渋し，外科的な止血操作ではもはや止めることが困難な出血の際に，新鮮血を使用した経験のある麻酔科医・外科医は，その止血能の素晴らしさを忘れがたいであろう．実際，院内で緊急採血した新鮮血は驚異的な止血能を発揮して，無事に手術を終了させることが多々ある．

しかし，新鮮血は，日赤が供給する同種血に比べて安全性が劣ることは肝に銘じなければならない．院内緊急採血は特殊な事情で，日本赤十字社の血液センターからの血液の搬送が間に合わない緊急事態の場合に限って行われるべきであり，施行する際には十分な説明と同意が必須である．

新鮮血の危なさ

①**感染症検査**：院内緊急採血の場合，日本赤十字社が行っている核酸増幅検査（nucleic acid amplification test：NAT）[★3] は施行しない．HBV，HCV，HIVに関しては抗原・抗体検査で対応することがほとんどであり，検査感度の問題から，ウイルス陽性血がすり抜けによって輸血されてしまう危険性が高い．また，新鮮血では梅毒感染の危険がある（梅毒スピロヘータは冷蔵72時間で感染性を失うので，日赤血の赤血球製剤は採血後4日以降のものが医療機関に供給される）．

②**免疫副作用**：免疫副作用の多くには献血者の白血球が関与している．このため，日赤血では血液製剤製造時に保存前白血球除去を行って，免疫副作用を軽減している．新鮮血は，白血球除去を行わない．これは，白血球除去フィルターによって血小板の多くも除去されてしまい，新鮮血のメリットがなくなってしまうからである．そのため，日赤血に比べて，新鮮血では免疫副作用が出現する頻度が高くなる．

③**輸血後GVHDの問題**：輸血用血液製剤に放射線照射が施行されるようになり，2000年以降，日赤血による輸血後GVHDの報告はない．しかし，院内緊急採血では放射線照射を施行することが原則であるが，放射線装置を保有している医療機関はわずかである．さらに放射線照射をしても，新鮮で元気な大量のリンパ球に対して，通常量の放射線照射が必要十分であるのかどうかのエビデンスがない．

> **Column** 日本の急性大量出血（危機的出血）への対応は MTP に向かう？　アンチ MTP に向かう？
>
> 「新鮮血は止血能に優れる」という概念から，Borgman ら[23]，Young ら[24] の大量輸血プロトコル（massive transfusion protocol：MTP）の概念は臨床的に納得のいくものであり，非常に魅力的な分野である．現在，術中の MTP の有用性などは明らかではない[25]とされているが，アメリカの多くの外傷センターで MTP が採用されている．
>
> しかし，日本の輸血用血液製剤の製造は，1 バッグが 1 個人由来の製品になっている．このため，MTP を採用すると，複数の他人（非自己）に曝露されることを免れえない．非自己の曝露人数が多ければ多いほど，輸血副作用のリスクは増大する（後述の「2-1-4 同種血輸血の副作用」を参照）．このことから日本では，「抱き合わせ輸血」と称して，MTP に関しては使用することに反発も多い．
>
> 超大量出血が生じた場合には，MTP は，最終的には総輸血量を減じて輸血の無駄を削減する可能性があるので，今後の報告の蓄積に注目したい．

★3 核酸増幅検査（NAT）
ウイルスを構成する核酸（DNA，RNA）を抽出して，独自の配列部分を挟むようにプライマーを作製して，プライマー間の核酸を数千万から約 1 億倍に増幅してウイルスを検出する方法．感度と特異度が高く，血清学的検査（抗原・抗体検査）に比べて，ウィンドウピリオド（微量のウイルスが存在するのに，検出感度以下のために，偽陰性に出てしまう時期．すり抜けによる輸血後のウイルス感染の原因となる）の短縮を可能にした．

- PC-LR 投与時の予測血小板増加数値（**表 5**）[1]を参考に，出血の程度と出血リスクを想定しながら輸血量を決定する．出血による体外喪失のない場合，体重 50 kg の患者に PC-LR-10 を 1 袋投与すると血小板数は 3.8 万/μL 増加する．
- 一般的に，外科手術などの侵襲的な手技を施行する場合，積極的止血に働くためには血小板数は 5 万/μL 以上必要だといわれている．
- 開心術における体外循環中は，人工心肺回路で血小板が活性化される[17, 19, 20]ことが知られている．活性化した血小板は脾臓に捕捉されたり，回路内に結合したりするため，血小板数が低下する．
- 体外循環中は，とくに大出血がなければ血小板減少に対しても血小板輸血を行わずに対応し，体外循環離脱後に血小板を補充する輸血方法が有用である[17]．
- ヘパリンを用いた体外循環中に血小板が減少した場合，「ヘパリン起因性血小板減少症（heparin-induced thrombocytopenia：HIT）」と短絡的にとらえないことが重要である．ヘパリン投与 3 日以内（時には数時間以内）に血小板減少で発症する急速発症型 HIT は，ヘパリンの 3 か月以内の投与歴があり，すでに HIT 抗体を保有している．このような，ヘパリン使用直後から生じる HIT はきわめてまれである[21]．

④ 新鮮血

- 法的には，採血後 4℃前後に保管した 72 時間以内の全血液を新鮮血という．
- 平成 11 年 10 月から，日本赤十字社は新鮮血の供給を中止している．
- 現在，日本赤十字社が供給している人全血液（WB）は，2～6℃で保管され，有効期間は採血後 21 日間である．保存期間ならびに保管温度から，血

"人全血液 ≠ 新鮮血"である!!

表6 新鮮血の利点と欠点

		新鮮血	日赤血（赤血球濃厚液の場合）
利点	赤血球溶血	ほとんどなし	保存期間に応じて増加
	赤血球内 2,3-DPG	豊富	保存期間に応じて減少
	白血球	大量に含まれ，貪食作用を有する	白血球除去がされている
	血小板	十分な止血機能を発揮できる	ほとんど含まれていない
	凝固因子	十分な止血機能を発揮できる	止血機能活性はほとんどない
欠点	梅毒感染	危険あり（検査としては TPLP を施行）	危険なし（4日目以降の製剤を配給）
	HBV 検査	HBs 抗原，HBs 抗体，HBc 抗体	核酸増幅検査（NAT）
	HCV 検査	HCV 抗体	核酸増幅検査（NAT）
	HIV 検査	HIV 抗体	核酸増幅検査（NAT）
	白血球混在	大量→免疫性副作用の危険大	白血球除去がされている
	輸血後 GVHD	放射線照射なしではきわめて危険	放射線照射がされている

2,3-DPG：2,3-ジホスホグリセリン酸，HBV：B型肝炎ウイルス，HCV：C型肝炎ウイルス，HIV：ヒト免疫不全ウイルス，GVHD：移植片対宿主病．

小板ならびに凝固因子の機能は期待できない製剤で，新鮮血とはまったく異なるものである．
- 現在，医療現場で新鮮血とよばれるものは，当日採血した血液であり，院内で緊急に採血されたものであることがほとんどである．
- 新鮮血は，良好な止血能を有する利点もある反面，感染や輸血副作用のリスクが高いため，日本赤十字社の血液センターからの適切な血液の供給体制が確立されている地域においては，特別な事情のない限りは使用するべきではない[22]．
- 新鮮血と日本赤十字社が供給する RCC との対比を表6に示す．
- 希釈式自己血は，自己血であると同時に新鮮血でもある．血小板機能ならびに凝固活性が残存しており，同種血輸血回避のみならず良好な止血を得るのに有用な血液である．

▶2章「2-2-3 希釈式自己血輸血」(p.139) 参照

5 血漿分画製剤・各種凝固因子製剤

a. フィブリノゲン

- 循環血液量を超える大量出血の場合，希釈性凝固障害防止のために早期から FFP の投与を推奨する論文があるが，その有効性の本質はフィブリノゲンの補充によると考えられている．山本ら[26]は，術中大量出血に対しての濃縮フィブリノゲン製剤，クリオプレシピテートの有用性を報告している．
- 現在，急性大量出血における蘇生治療として，出血コントロールが最優先であり，局所的な外科的止血に加えて，全身の凝固障害の改善が最重要であると考えられている（hemostatic resuscitation）[15, 16]．
- 日本で，フィブリノゲン補充製剤としては，FFP，クリオプレシピテート，

表7 フィブリノゲン補充のための製剤比較

	新鮮凍結血漿（FFP）	濃縮フィブリノゲン製剤（Fib）	クリオプレシピテート（CP）
日本での製造・販売	日本赤十字社 FFP-LR120，FFP-LR240，FFP-LR480	日本血液製剤機構・田辺三菱製薬 乾燥人フィブリノゲン	なし （各医療機関にて作製）
内容・構成物	すべての凝固因子 他の血漿タンパク成分	精製フィブリノゲン	フィブリノゲン，第VIII因子，vWf，第XIII因子など
フィブリノゲン含有量	献血者により異なる 約160〜320 mg/dL （健常者濃度の80%換算）	1 g/瓶（溶解後濃度：2,000 mg/dL）	作製医療機関により異なる
ABO血液型適合の必要性	原則あり	なし	原則あり
製剤準備の時間	解凍時間を要する FFP-LR480を1袋で20〜30分	溶解時間を要する 約10分	溶解時間を要する 約30分
フィブリノゲン3g投与必要容量	約1,500 mL	150 mL	施設により異なる
安全性	ウイルス不活化（−） 容量過負荷の危険 輸血副作用発症の危険	ウイルス不活化（＋）	ウイルス不活化（−） 輸血副作用発症の危険
安定供給	可能	きわめて困難	作製可能施設が限定されている
その他		後天性低フィブリノゲン血症は，保険適応外	

vWF：von Willebrand 因子．

濃縮フィブリノゲン製剤の3種があるが，後天性低フィブリノゲン血症に対する保険適応があるのはFFPのみである．クリオプレシピテートは，医薬品として販売されておらず各医療機関での院内調整となるため一般医療機関に普及していない．濃縮フィブリノゲン製剤は，先天性低（無）フィブリノゲン血症にのみ保険適応がある．それぞれの製剤の特徴を**表7**に示す．

- 外科的に止血困難な凝固障害による出血（microvascular bleeding）のコントロールには，フィブリノゲン濃度を100 mg/dL（150 mg/dL）以上に保つことが重要であるが，FFPで補充する場合には容量過負荷の問題が生じうる．
- 急性大量出血時，凝固障害を伴う病態に対しての濃縮フィブリノゲン製剤の有用性は高く，RBC，FFP，PCの輸血用血液製剤の使用削減にもつながるため，早急な後天性低フィブリノゲン血症に対する保険適応の拡大が望まれる[26-28]．

b．アルブミン

- アルブミンの適正使用に関しては，本書別項を参照されたい．
- わが国の血液製剤の使用指針「血液製剤の使用にあたって」[29]では，急性出

▶1章「1-1 周術期の輸液」（p.2）参照

> **Column** 私見ではありますが…「フィブリノゲンは凄い！」
>
> 　一度でも，新鮮血を使って，あれほど難渋していた出血がすみやかに止血された実体験をした医師は，「新鮮血の魔力」をよくご存知だと思う．新鮮血は，実際に素晴らしい止血効果を発揮する．しかし，前述したように「現在の同種新鮮血（希釈式自己血輸血を除く）」には，危険な落とし穴がいっぱいある．患者の救命をいちばんに考えたつもりが，悪い結果を引き起こす可能性をもっている．
> 　濃縮フィブリノゲン製剤はどうか？　一度でも難渋した大量出血に使用した経験がある医師は，新鮮血と同様の感銘を受けたはずだ．既知のウイルスに関しては不活化工程が稼働しており，アルブミンを使用するイメージと同じである．輸血用血液製剤よりも安全で安価．過去に，後天性低フィブリノゲン血症にも保険適応収載されていた時期に起こった不幸な「HCV感染問題」のため，現在，濃縮フィブリノゲン製剤は周術期から姿を消した．しかし，止血困難に陥った希釈性凝固障害や後天性低フィブリノゲン血症に対しての適正使用に関して，再評価する時期にきているのではないだろうか．

血（主として外科的適応）の場合，循環血液量の15〜20％の出血では細胞外液の補充を，20〜50％の出血では人工膠質液の補充を推奨し，50〜100％の出血では，適宜，等張アルブミン製剤を投与する，とされている．

- ただし，循環血液量を超える大量出血があらかじめ予測される場合や，患者病態が血管内容量の急激な負荷に堪えられない場合には，術中に生じる希釈性凝固障害による止血遅延を想定して，細胞外液や人工膠質液補充に固執せずに，早期からアルブミンやFFPを使用したほうがよい．
- 容量負荷が好ましくない場合のアルブミン補充には，肺水腫発症の危険を減らすために高張アルブミン製剤を使用することも考慮する．

c. 遺伝子組換え活性型凝固第VII因子製剤，血液凝固因子抗体迂回活性複合体

- 急性大量出血・希釈性凝固障害に陥り，止血不可能な状況になった場合，遺伝子組換え活性型凝固第VII因子製剤（ノボセブン®），血液凝固因子抗体迂回活性複合体（ファイバ®）などの因子製剤が有効であったとの報告[30-33]が多くみられ，注目されている．
- これらの製剤は，きわめて強力な止血効果を発揮するが，保険適応外であること，非常に高価であることに加えて，血栓症発症の危険性があることを理解したうえで使用しなければならない．
- このため，これらの製剤を使用するにあたっては，十分な説明のうえ同意を得なければならない．可能であれば，事前に保険適応外使用について各医療機関の倫理委員会の承認を得ておくことが望ましい．

〈玉井佳子〉

文献

1) 日本赤十字社血液事業本部医薬情報課. 血液製剤投与早見表（2010年10月改訂版）. 東京：日本赤十字社；2010.
2) 厚生労働省医薬食品局血液対策課. 血液製剤の使用にあたって. 第4版. 東京：じほう；2009. p.45.
3) 厚生労働省医薬食品局血液対策課. 血液製剤の使用にあたって. 第4版. 東京：じほう；2009. p.29-30.
4) Carson JL, et al. Red blood cell transfusion: A clinical practice guideline from the AABB. Ann Intern Med 2012; 157: 49-58.
5) 宮尾秀樹. 麻酔科からみた Patient Blood Management. 医学のあゆみ 2012; 243: 306-10.
6) Villanueva C, et al. Transfusion strategies for acute upper gastrointestinal bleeding. N Engl J Med 2013; 368: 11-21.
7) Surgenor SD, et al. The association of perioperative red blood cell transfusions and decreased long-term survival after cardiac surgery. Anesth Analg 2009; 108: 1741-6.
8) Ferraris VA, et al. Surgical outcomes and transfusion of minimal amounts of blood in the operating room. Arch Surg 2012; 147: 49-55.
9) Personal data.（大久保礼由ほか「第61回日本医学検査学会」〈演題番号571〉2012.）
10) American Society of Anesthesiologists Task Force on Perioperative Blood Transfusion and Adjuvant Therapies. Practice guidelines for perioperative blood transfusion and adjuvant therapies: An updated report by the American Society of Anesthesiologists Task Force on Perioperative Blood Transfusion and Adjuvant Therapies. Anesthesiology 2006; 105: 198-208.
11) 佐野圭二. VIII 術後管理の Knack & Pitfalls. 1 必須検査とその読み方. 幕内雅敏, 監, 高山忠利, 編. Knack & Pitfalls 肝臓外科の要点と盲点. 東京：文光堂；1998. p. 262-4.
12) Koch CG, et al. Duration of red-cell storage and complication after cardiac surgery. N Engl J Med 2008; 358: 1229-39.
13) 厚生労働省医薬食品局血液対策課. 血液製剤の使用にあたって. 第4版. 東京：じほう；2009. p.51.
14) Lundsgaard-Hansen P. Component therapy of surgical hemorrhage: Red cell concentrates, colloids and crystalloids. Bibl Haematol 1980; 46: 147-69.
15) Hess JR, et al. Damage control resuscitation: The need for specific blood products to treat the coagulopathy of trauma. Transfusion 2006: 46: 685-6.
16) Gonzalez EA, et al. Fresh frozen plasma should be given earlier to patients requiring massive transfusion. J Trauma 2007; 62: 112-9.
17) 能見俊浩. 高齢者の開心術—循環動態と凝固機能のバランスを操る輸血管理. LiSA 2012; 19: 1214-21.
18) Spinella PC, Holcomb JB. Resuscitation and transfusion principles for traumatic hemorrhagic shock. Blood Rev 2009; 23: 231-40.
19) de Jong JC, et al. Hematologic aspects of cardiotomy suction in cardiac operations. J Thorac Cardiovasc Surg 1980; 79: 227-36.
20) Paparella D, et al. Coagulation disorders of cardiopulmonary bypass: A review. Intensive Care Med 2004; 30: 1873-81.
21) 宮田茂樹. ヘパリン起因性血小板減少症における最近の知見. 日本血栓止血学会誌 2012; 23: 362-74.
22) 厚生労働省医薬食品局血液対策課. 血液製剤の使用にあたって. 第4版. 東京：じほう；2009. p.37-9.
23) Borgman MA, et al. The ratio of blood products transfused affects mortality in patients receiving massive transfusions at a combat support hospital. J Trauma 2007; 63: 805-13.
24) Young PP, et al. Massive transfusion protocols for patients with substantial hemorrhage. Transfus Med Rev 2011; 25: 293-303.
25) Curry N, et al. Trauma-induced coagulopathy--A review of the systematic reviews: Is

there sufficient evidence to guide clinical transfusion practice? Transfus Med Rev 2011; 25: 217-31.
26) 山本晃士, ほか. 術中大量出血を防ぐための新たな輸血治療—クリオプレシピテートおよびフィブリノゲン濃縮製剤投与効果の検討. 日本輸血細胞治療学会誌 2010; 56: 36-42.
27) 高松純樹. 大量出血時における濃縮フィブリノゲン製剤, クリオプレシピテートの有効性. 日本血栓止血学会誌 2010; 21: 409-11.
28) 前田平生. 大量出血における止血重視の輸血療法—フィブリノゲン製剤の新展開. 医学のあゆみ 2012; 243: 301-5.
29) 厚生労働省医薬食品局血液対策課. 血液製剤の使用にあたって. 第4版. 東京: じほう; 2009. p.54.
30) Fries D. The early use of fibrinogen, prothrombin complex concentrate, and recombinant-activated factor VIIa in massive bleeding. Transfusion 2013; 53; S91-5.
31) Repessé X, et al. Recombinant factor VIIa for uncontrollable bleeding in patients with extracorporeal membrane oxygenation: Report on 15 cases and literature review. Crit Care 2013; 17: R55. ［Epub ahead of print］
32) 小林隆夫. 遺伝子組換え活性型血液凝固第VII因子製剤. Thrombosis Medicine 2012; 2: 363-9.
33) 牧野真太郎, 竹田 省. 17. 産科救急疾患. 島崎修次, ほか編. 救急・集中治療医学レビュー—最新主要文献と解説. 東京：総合医学社；2011. p. 233-44.

2-1-4 同種血輸血の副作用と初期対応

1. 血液製剤とその適正使用

- 周術期輸血医療の立場から PBM を考え，周術期における同種血輸血回避への最大限の努力が重要である．
- 同種血輸血は，NAT の導入（輸血後 HBV，HCV，HIV 感染の減少），放射線照射の普及（輸血後 GVHD の予防），保存前白血球除去（献血血液中に含まれる白血球に関与した副作用の軽減），初流血除去（採血時の皮膚常在菌の混入防止）などの処理を行うことにより，格段に安全な特定生物由来製品となった．
- 安全性が向上した現在でも，輸血副作用は血液バッグあたり 1.68％との報告[1]があり，まれなものではない．同種血輸血の副作用を十分に理解し，的確な初期対応を行うことはきわめて重要である[2]．
- 輸血副作用は，発生時期から即時型と遅発型，発症病態から溶血性と非溶血性に分類される．非溶血性はさらに，感染性，免疫性，その他に細分類すると理解しやすい．表1 に主な輸血副作用を示す．

▶PBM：
patient blood management

▶NAT：
nucleic acid amplification test（核酸増幅検査）

▶GVHD：
graft versus host disease

表1　主な輸血副作用

		即時型副作用	遅発型副作用
溶血性副作用		・急性溶血反応 （ABO 不適合輸血など）	・遅発性溶血反応 （不規則抗体による溶血など）
非溶血性副作用	感染性	・細菌感染症（敗血症性ショック）	・ウイルス感染症 （HBV，HCV，HEV，HIV など）
	免疫性	・非溶血性発熱反応 ・アレルギー反応 ・アナフィラキシー様反応／アナフィラキシー ・輸血関連急性肺障害（TRALI）	・輸血後 GVHD ・血小板輸血不応状態 ・輸血後紫斑病
	その他	・輸血関連循環過負荷（TACO） ・クエン酸中毒 ・高カリウム血症	・赤血球頻回輸血による鉄過剰症

GVHD：移植片対宿主病，HBV：B 型肝炎ウイルス，HCV：C 型肝炎ウイルス，HEV：E 型肝炎ウイルス，HIV：ヒト免疫不全ウイルス．

❶ アレルギー反応および類似の病態

- アレルギー反応および類似の病態で生じる輸血副作用には，① non-severe allergic reaction（皮膚・粘膜症状のみ），② severe allergic reaction（皮膚・粘膜症状に加え呼吸器・循環器症状を認めるもの），③ hypertensive transfusion reaction（血圧低下のみ），④ febrile non hemolytic transfusion reaction（非溶血性発熱性輸血反応），⑤アナフィラキシー様反応／アナフ

> **Column** 特定生物由来製品

特定生物由来製品とは，主に人の血液や組織に由来する原料または材料を用いた製品であり，「非自己」がかかわるため，生体に免疫反応をはじめとするさまざまな影響を及ぼす可能性がある．このため，適正使用・安全使用に十分に留意しなければならない．

生物由来製品の特徴
1. 未知の感染性因子を含有している可能性が否定できない場合がある．
2. 不特定多数の人（や動物）から採取されている場合，感染因子混入のリスクが高い．
3. 感染因子の不活化処理などに限界がある場合がある．

このため，薬事法により以下のことが定められている．
① 使用する際には，製品のリスクとベネフィットについて患者（またはその家族）に説明を行い，理解を得るようにすること．
② 使用した場合の情報を記録し，医療機関で使用日から少なくとも20年間保管すること．
③ 使用により，感染症などが生じた場合には，その情報を報告すること．

ィラキシーショック，が知られている．
- アレルギー反応による副作用のうち，最も重篤なアナフィラキシー/アナフィラキシー様反応は，エピネフリンを適切に使用することで回復する．
- 通常のじんま疹などのアレルギーに対しては，抗ヒスタミン薬や副腎皮質ステロイド薬が使用されることが多い．

❷ 非溶血性発熱性輸血反応

- 非溶血性発熱性輸血反応は，以下の1項目以上の症状を認めるものと定義される．
  ① 38℃以上の発熱または輸血前より1℃以上上昇
  ② 悪寒・戦慄
- 上記症状に加えて，頭痛・吐気を伴う場合もあり，急性溶血副作用，細菌感染症などの他の発熱の原因を認めないことが必要である．
- ほとんどの症例では原因が特定できないが，抗白血球抗体，抗血小板抗体，サイトカインなどの関与が考えられている．
- とくに発熱性サイトカインの影響が大きいとされており，輸血用血液製剤バッグ内に残存白血球が少なければ，発熱副作用が抑えられるという報告もある．現在は輸血用血液製剤の保存前白血球除去が行われるようになったため，以前よりは頻度が減少した．
- 初期治療としては，鎮痛・解熱薬の投与や副腎皮質ステロイドの投与が施行される．

▶TRALI：
transfusion-related acute lung injury

❸ 輸血関連急性肺障害（TRALI）

- TRALIは，輸血後6時間以内に生じる非心原性肺水腫と定義されている[3]．

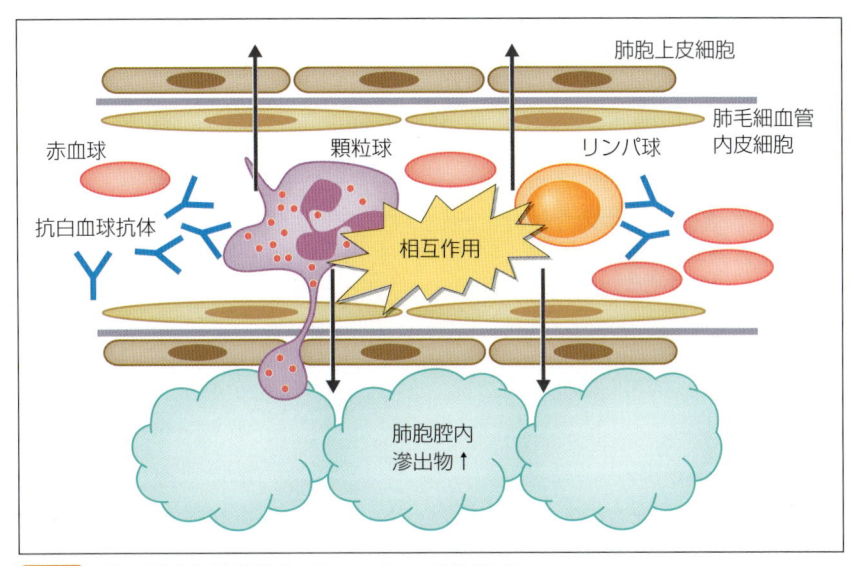

図1 輸血関連急性肺障害（TRALI）の発生機序

多くの場合は，輸血用血液製剤中に含まれる抗白血球抗体（抗HLA抗体，抗顆粒球抗体）と患者の白血球との抗原抗体反応により好中球が活性化され，肺の毛細血管に損傷を与えることで発症すると推測されている．

急激な呼吸困難とともに頻脈や発熱，重篤な場合には血圧低下を伴う場合もあり，両側肺野で湿性ラ音を聴取する．

- TRALIの病態は，抗白血球抗体（抗HLA抗体，抗顆粒球抗体）と白血球の反応により，肺毛細血管内皮細胞に障害を与えることにより非心原性肺水腫が発症すると考えられている．TRALIの多くが，輸血された同種血中の抗白血球抗体によると考えられている（図1）[4]．
- 日本では年間30〜50名程度の報告があり，致死率は約10％である．
- 早期診断と呼吸管理が最重要で，約70％に人工呼吸管理を要する．循環負荷はないので，利尿薬はむしろ循環血液量の低下と臓器不全を助長することがあるため使用しない．
- 臨床的に副腎皮質ステロイドや好中球エラスターゼ選択的阻害薬を使用することが多いが，確立したエビデンスはない．
- 現在，日本における輸血副作用による死亡は輸血関連急性肺障害（TRALI）によるものが多いとされている．輸血から6時間以内に生じた急性の肺水腫の場合，TRALIを疑い，適切な呼吸管理をすることが救命につながるが，輸血関連循環過負荷（TACO）との鑑別が重要である（表2）．

❹ 輸血関連循環過負荷（TACO）

- TACO[★1]は，輸血後6時間以内に生じる循環の過負荷に伴う心原性肺水腫と定義されている．①急性呼吸不全，②頻脈，③血圧上昇，④胸部X線写真での「butterfly shadow」を伴う肺浸潤影，⑤輸液・輸血過剰の状況，などによって診断する．

▶TACO：transfusion-associated circulatory overload

★1
わが国の「血液製剤の使用指針」では，慢性貧血（主として内科的適応）の場合のRCCの使用指針として，「（バイタルが安定している場合には）高度の貧血の場合には，一般に1〜2単位（200〜400 mL由来）/日のRCCを輸血量とする」と示されている．すなわち，慢性で循環血液量が一定に維持されているところに，Hb値のみを気にして大量輸血を施行すると，TACOを併発させる危険性を示している．

表2 輸血関連急性肺障害（TRALI）と輸血関連循環過負荷（TACO）の発症要因・症状・検査所見

	TRALI	TACO
血液製剤側の要因	白血球 vs. 抗白血球抗体 ・抗 HLA 抗体 ・抗顆粒球抗体	急激な血管内容量の増加 ・大量輸血 ・急速輸血
患者側の要因	白血球（好中球）が活性化される病態 ・重症感染症 ・大手術後	循環血液量増加に堪えられない病態 ・心臓疾患（現病，既往） ・高齢者 ・低身長・低体重
症状		
呼吸困難	あり（非常に強い）	あり
発熱	あり	ないことが多い
血圧	正常〜低下	正常〜上昇
動悸・頻脈	症例によって随伴することあり	あることが多い
アレルギー症状	時にあり（皮疹など）	ない
検査所見		
低酸素血症	あり	あり
胸部 X 線写真	心拡大のない末梢性肺水腫	心拡大を伴う中枢性肺水腫（butterfly shadow） 葉間胸水，CPA の鈍化（胸水）
(pro-) BNP	正常〜軽度の増加	著明増加
抗白血球抗体（抗顆粒球抗体，抗 HLA 抗体）	輸血された製剤（または患者）から検出	陰性
初期治療	・酸素投与（人工呼吸管理を要することが多い） ・副腎皮質ステロイド（エビデンスなし） ・好中球エラスターゼ阻害薬（エビデンスなし）	・酸素投与 ・利尿薬

BNP：脳ナトリウム利尿ペプチド，HLA：ヒト白血球抗原，CPA：肋骨横隔膜角．

- このとき，留意しなければならないことは，純粋な容量負荷のみで TACO が生じるわけではない点である．低体重，高齢ならびに循環器疾患により，通常と考えられる容量負荷にも耐えられない場合があることを理解しておくべきである．

5 ABO 異型不適合輸血

- ABO 型違いの「異型輸血」には，緊急時には施行しても大きな副作用を生じない「異型適合輸血」と，重篤な急性血管内溶血を惹起する「異型不適合輸血」がある．
- 輸血された赤血球の A 抗原，B 抗原に対する抗 A 抗体，抗 B 抗体を保有している患者の組み合わせが ABO 異型不適合輸血（major mismatch）となる．
- ABO 異型不適合輸血の頻度は，輸血検査体制が検査技師による 24 時間体

制になって以降，減少してきているが，ひとたび発生したABO異型不適合輸血の死亡率は18％と，救命率は改善していなかった．2004年に日本輸血・細胞治療学会が実施した調査でのABO不適合輸血の頻度は1：20万[5]であった．

- 輸血の際には，オーダーから検体採血，検体の提出，製剤の発注，検査，製剤の受け渡し，患者への投与と，多くの場面でヒューマンエラーが生じうる．医療安全情報として発出された（No. 11 2007年10月）データ[6]によると，輸血療法施行時に患者を誤った事例報告8例のうちの6件が，ベッドサイドでの患者と輸血製剤の照合が不十分であった．
- すべての医療者は，ABO異型不適合輸血の予防策を講じ，発生時の初期対応に習熟していなければならない．

a. ABO異型不適合輸血の予防策

- 輸血管理部門から輸血を受け取ったら，可能な限り製剤から手を離さない（どこかに放置しない）．急速輸血以外では，冷蔵保存されているRBCを保温する必要性はない．患者と製剤を確認後，そのまま輸血を開始するのが現場での取り違えを防ぐ．
- 輸血開始速度を遵守する．輸血開始時は，1 mL/分で15分間投与し，最初の5分間は患者の傍を離れずに状態観察をする．15分後にも患者の状態を確認した後，異状がなければ，5 mL/分に輸血速度を上げる．
- ABO異型不適合輸血の際には，患者容態が輸血早期に急速に悪化する．刺入部に始まる血管痛，顔面紅潮，肩痛，胸背部痛，呼吸困難，一過性の血圧上昇の後の急速な血圧低下などの症状が，輸血後数分から始まる．最初の患者状態の観察時に異状を認めて輸血を中止すれば，輸血量は少量である．10 mL以下の不適合輸血での死亡例は報告されていない．

b. ABO異型不適合輸血の初期対応

- すべての医療者はABO異型不適合輸血に遭遇した場合の初期対応を習熟していなければならない．
  ①直ちに輸血を中止する．
  ②留置針はそのままにして（抜針せずに），ルートごと生理食塩水に変更し，急速に輸液を開始する（3 L/2時間が一応の目安）．
  ③膀胱留置カテーテルを挿入して，ヘモグロビン尿を確認する．以降の尿量を継時的に確認する．
  ④乏尿・無尿が続く場合には，集中治療管理として持続的血液透析濾過を行う．
  ⑤随伴して生じる播種性血管内凝固（DIC）の治療を行う．

死亡事故を防ぐためには，現場でのダブルチェックを徹底し，輸血開始速度を遵守する

重篤な輸血副作用症例提示

注）血液製剤名は，副作用発症当時に使用されていた製剤名で記載している．

症例1 輸血関連急性肺障害（TRALI）の1例

症例：70歳代，女性，急性骨髄性白血病
妊娠・出産歴：3妊3産
輸血歴：多数（＞20回）
原因輸血製剤：濃厚血小板（PC）

発症までの状況
　Ir-PC-LR-10輸血開始1時間後に，背部に膨疹が2個出現し，掻痒を訴えた．その5分後に，悪寒・戦慄と胸痛，左下肢痛出現．呼吸苦の訴え．

身体学的所見
　意識清明．体温39.7℃，血圧100/54 mmHg，脈拍110/分，整だが微弱．湿性咳嗽出現．

初期対応
　酸素マスクで6 L/分投与．胸部X線撮影．ステロイド投与．

発症後経過
　胸部X線写真は心拡大を伴わない末梢性両側性肺水腫．SpO_2の最低値75%．呼吸苦は徐々に改善し，経過から6時間後に消失．SpO_2 93%．発症から8時間後のSpO_2 97%．人工呼吸管理なし．
　3日間で副腎皮質ステロイド中止．6日目で酸素投与中止．回復と判定．

検査結果
　患者：抗HLA抗体（class I陽性，class II陽性），抗顆粒球抗体陰性，抗血漿蛋白検査陰性，血漿蛋白欠損検査陰性
　輸血製剤：抗HLA抗体陰性，抗顆粒球抗体陰性
　クロスマッチ検査：
　　　患者Tリンパ球 対 輸血血液製剤：陰性
　　　患者Bリンパ球 対 輸血血液製剤：陽性

最終診断：TRALI（治癒）

症例2 輸血関連循環過負荷（TACO）の1例

症例：60歳代，男性，肉眼的血尿．身長165 cm，体重56 kg
既往歴：5年前に心筋梗塞（現在，通院歴なし，服薬治療なし）
輸血歴：なし
原因輸血製剤：赤血球濃厚液（RCC）注）当時の製剤名記載

新患受診時
　約1か月前から肉眼的血尿が出現するも放置．倦怠感著明，体動困難にて救急受診．Hb 4.5 g/dLのため，Ir-RCC-LR-2×2袋をゆっくり輸血するよう指示．

救急受診時の身体学的所見
　意識清明．悪寒あり，37℃台前半の微熱，BP 90台，受診から4時間自排尿なし

発症までの状況
　1袋目の輸血（Ir-RCC-LR-2）を2時間45分かけて緩徐に輸血．2本目の輸血開始前の身体学的所見はSpO_2 98%，倦怠感持続，嘔気なし，呼吸苦なし，動悸な

し，2 袋目の輸血（Ir-RCC-LR-2）を 2 時間 15 分かけて緩徐に輸血．輸血終了直後の身体学的所見は，呼吸苦，胸部不快出現．湿性咳嗽あり．BP 110 台，SpO$_2$ 84%（酸素 3 L/ 分カニューレ投与で 95% に回復），胸部 X 線写真は心拡大を伴う butterfly shadow．両側胸水と右葉間胸水あり．

初期対応
胸部 X 線撮影．TRALI を疑い，ステロイド投与．

発症後経過
発症から 2 時間後，症状はわずかに軽快したが，その後から再び増悪．3 時間 20 分後の SpO$_2$ 82%．発症から 6 時間後，集中治療室に搬送されて人工呼吸器管理となったが，発症から 17 時間後死亡．

検査結果
患者：抗 HLA 抗体陰性．検体量不足のため，抗顆粒球抗体，抗血漿蛋白検査，血漿蛋白欠損検査ならびにクロスマッチ検査は施行不能であった．
　　　輸血前 pro-BNP 1,110 pg/mL，発症後 pro-BNP 10,700 pg/mL．発症後に施行した心 US は hypokinesis〜akinesis，EF 20%
輸血製剤：抗 HLA 抗体陰性，抗顆粒球抗体陰性

最終診断：TACO の可能性が高い（死亡）

症例3 アナフィラキシー様ショックの 1 例

症例：30 歳代，男性，肝不全（肝手術中）
輸血歴：多数
原因輸血製剤：新鮮凍結血漿（FFP）

発症までの状況
肝不全による凝固因子欠乏のため，術中に新鮮凍結血漿（FFP-5 × 2 袋）輸血．輸血開始 51 分後，顔面紅潮，頻脈（116/ 分）出現．直後に，一過性の血圧上昇（160/90 mmHg）．その直後に，血圧低下（70/40 mmHg）．続いて頻脈（>180/ 分），収縮期血圧は最低で＜ 40 mmHg まで低下．

初期対応
エピネフリン持続投与，ノルアドレナリン持続投与．

発症後経過
発症から 50 分で収縮期血圧 >100 mmHg となり，バイタルも安定．顔面・体幹の紅斑は翌朝まで残存．

検査結果
患者：抗血漿タンパク質抗体陰性（検査項目：抗 IgA 抗体，抗 C4 抗体，抗 C9 抗体，抗ハプトグロビン抗体，抗セルロプラスミン抗体，抗 α2-マクログロブリン抗体）
血漿タンパク質欠損検査：上記タンパク質の欠損なし
総 IgE：正常域，特異的 IgE：正常域
トリプターゼ活性：発症 5 日前，当日発症前，発症直後，当日症状軽快後の 4 点で測定し，すべて正常域
ヒスタミン（正常域 <0.18 ng/mL）：発症 30 分前 60.0，発症 50 分後 8.86，翌日昼 0.22

最終診断：アナフィラキシー様ショック（原因不明）（治癒）

❻ おわりに

- 現在，輸血療法の新機軸としてPBMの概念が浸透してきている．これは，たいへんに好ましいことで，可能な限り同種血輸血を回避するため，われわれ医療関係者は努力を惜しむべきではないだろう．しかし，その一方で，同種血輸血を回避するあまりに患者の転帰を不良にしてしまっては本末転倒である．
- 同種血輸血は，「使わないですむ努力を最大限に，しかし，使う際には躊躇なく大胆に」使用することが大切だと考えている．

（玉井佳子）

文献

1) 高本 滋, ほか. 輸血副作用把握体制の確立―特に免疫学的副作用の実態把握とその対応―特定施設における輸血副作用の実態調査. 厚生労働省科学研究費補助金 健康安全確保総合研究分野 医薬品・医療機器レギュラトリーサイエンス総合研究. 平成21年度報告書. 2009. p.18-33.
2) 加藤栄史. 同種血輸血のリスク・同種血輸血と予後. 医学のあゆみ 2012; 243: 279-83.
3) 岡崎 仁. 輸血とARDS（TRALI）. 石井芳樹, 編. 最新ARDSのすべて. 別冊医学のあゆみ 2010: S164-9.
4) Popovsky MA. Transfusion-Related Acute Lung Injury（TRALI）. In: Popovsky MA, ed. Transfusion Reactions. 4th ed. Bethesda: AABB Press; 2012. p.191-215.
5) Fujii Y, et al. Consecutive national surveys of ABO-incompatible blood transfusion in Japan. Vox Sang 2009; 97: 240-6.
6) 公益財団法人日本医療機能評価機構. 医療事故情報収集等事業. http://www.med-safe.jp/, Medical Safety Information No.11: Blood transfusion to wrong patient. http://www.med-safe.jp/contents/english/index.html

2-2-1 貯血式自己血輸血

2. 自己血輸血

❶ 周術期輸血の戦略

a. 同種血輸血の問題点

- 近年の外科学の進歩には，輸血学の確立および血液の安定供給が大きく寄与してきている．わが国の同種血輸血は安全性が劇的に向上したが，頻度は高くないもののいったん発症すると致命的な輸血感染症，輸血後移植片対宿主病（GVHD），輸血関連急性肺障害（TRALI）（Column「輸血関連急性肺障害（TRALI）」参照）[1-4]など種々の問題がある．また，献血者のHIV抗体検査陽性者数が増加していることも問題点の一つである．

- 急速な少子高齢化社会を迎えつつあるため，主として若年層が中心となる献血者人口の減少と，中高齢者が主体となる輸血の必要な人口が増加することが予想され，結果として，輸血用血液製剤が不足することが予想[5]されている（図1）．

▶GVHD：
graft versus host disease

▶TRALI：
transfusion-related acute lung injury

▶HIV：
human immunodeficiency virus（ヒト免疫不全ウイルス）

b. 自己血輸血の必要性に関する日米の比較

- アメリカでは核酸増幅検査（nucleic acid amplification test：NAT）導入後に同種血輸血の危険性が著しく減少してきたことから，貯血式自己血輸血の必要性が疑問視されている．アメリカでは貯血式自己血輸血にエリスロポエチン（rEPO）が認可されていないために，貯血式は単なる血液希釈にすぎない[6]．そのため術後の貧血が回復しない場合には心筋梗塞を生じた症例も報告されている[7]．BrecherとGoodnoughは貯血式自己血輸血に向かっていた振子は振りきれてしまった"The pendulum has swung."とさえ述べている[6]．そこで，貯血式自己血輸血の必要性に関して日米の整形外科領域の2つのprospective study[8,9]を比較検討した（表1）．

▶rEPO：
human recombinant erythropoietin

- アメリカの症例は高体重，高Hb値の患者が多く，autologous donors, nondonorsともに同種血輸血は必要なかった．高体重，高Hb値患者の多いアメリカではrEPOのみならず術前貯血も必要ない．逆に，低体重では，rEPOが承認されていないため，貯血後の貧血の進行という危険性がある．すなわち，アメリカでは，貯血式の適応とメリットは非常に限られたものに

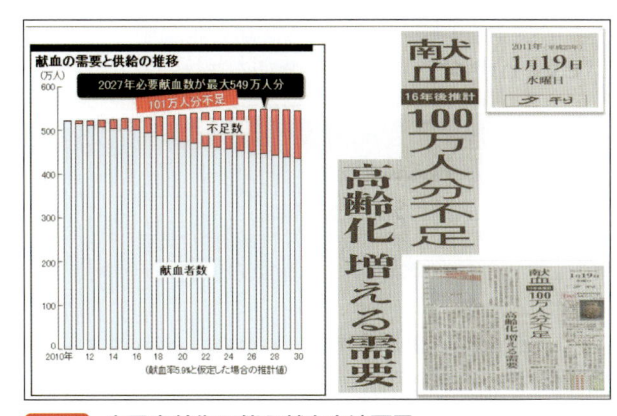

図1 少子高齢化に伴う献血血液不足
（2011年1月19日 朝日新聞夕刊[5]より）

表1 日米のprospective studyの背景因子と同種血輸血併用症例の比較

	アメリカ論文[8]		立花論文[9]	
	autologous donors	nondonors	rEPO	Placebo
貯血量（mL）	1,000	0	1,200	1,200
体重（kg）	89±20	86±23	54±8	53±6
貯血前Hb値（g/dL）	14.3±1.3	14.3±1.5	12.3±0.6	12.5±0.6
同種血併用症例	0/42	0/54	1/37	7/27*

*試験から脱落しrEPOを中途から補充した11例を除外.
(Billote DB, et al. J Bone Surg Am 2002; 84: 1299-304[8]；立花新太郎，ほか．医学のあゆみ 1993; 167: 661-77[9]より)

Column 輸血関連急性肺障害（TRALI）

TRALI（transfusion-related acute lung injury）とは，輸血中または輸血後6時間以内に起こる両側の肺浸潤影を伴う急性の呼吸不全を呈する輸血副作用である．胸部X線像で両側性肺水腫を認めるが，非心原性であることが特徴である．動脈血酸素分圧30〜50 mmHg程度の重篤な低酸素血症を呈し，多くの症例で湿性ラ音が聴取され，呼吸困難に伴う頻脈，発熱，重篤な場合は血圧低下も起こす．

1）診断基準[1]

表2 TRALIの診断基準

TRALI
a. 急性肺障害 　ⅰ．急激に発症 　ⅱ．低酸素血症 　　$PaO_2/FiO_2 \leq 300$ mmHg または $SpO_2 < 90\%$（room air） 　　またはその他の低酸素血症の臨床症状 　ⅲ．胸部X線上両側肺野の浸潤影 　ⅳ．左房圧上昇（循環過負荷）の証拠がない b. 輸血前に急性肺障害がない c. 輸血中もしくは輸血後6時間以内に発症 d. 急性肺障害に関連する輸血以外の危険因子を認めない
possible TRALI
a. 急性肺障害 b. 輸血前に急性肺障害がない c. 輸血中もしくは輸血後6時間以内に発症 d. 急性肺障害に関連する輸血以外の危険因子を認める

急性肺障害に関連する輸血以外の危険因子が存在する症例はpossible TRALI．
(Kleinman S, et al. Transfusion 2004; 44: 1774-89[1]より)

2）原因

現在のところ発症機序に関しては，輸血用血液中の白血球抗体と白血球との抗原抗体反応が肺障害を引き起こす免疫学的機序が考えられている．抗原抗体反応により，白血球や補体が活性化され，肺毛細血管への付着および傷害，そして血管透過性の亢進などを惹起し非心原性の肺水腫に至ると考えられている．TRALI症例では，輸血血液中から41.2%の症例でHLA抗体が検出されている[2]．

3）発生頻度

日本では，2004年から年間16〜45例のTRALI，11〜21例のpossible TRALIが報告されている．6年間でのTRALIによる死亡報告例は14例あった[3]．アメリカのFDAへの報告では，2005〜2009年の集計で輸血に関連した死亡例のうち48%がTRALIであり[4]，致死率が高く注意すべき輸血副作用とされている．

4）TRALIの治療

輸血により急激な呼吸困難が出現した場合はTRALIを強く疑う．直ちに輸血を中止するが，輸血ラインは確保したままとする．そして，機械的呼吸管理などの呼吸管理をする．利尿薬は心不全を合併していない場合はかえって症状を悪化させる可能性がある．

5）予防

血液製剤中の抗HLA抗体や抗顆粒球抗体の関与が疑われているので，それらの力価が高い血漿や経産婦の血漿を使用しないことが重要である．日本でも，男性ドナー由来血漿を優先的に使用する試みが始まっている．

なると考えられる.
- 一方，わが国の症例は低体重，低 Hb 値の患者であったため，rEPO 群とプラセボ群の比較で同種血輸血を追加した症例数には有意の差があった．すなわち，低体重，低 Hb 値患者の多いわが国では rEPO を併用した術前貯血が必須であると考えられる．

c. 日本における自己血輸血の必要性

- 自己血輸血には表3に示す利点がある．自己血輸血は輸血感染症や輸血後 GVHD および同種免疫抗体発生などを防止する効果がある最も良質な輸血療法である．とくに，日本では輸血部の設置されている病院が少ないために，適正輸血推進に向けての臨床医師に対する教育効果が大きい．自己血輸血を行うことにより臨床医師などが輸血副作用を認識し，手術時出血量を軽減する効果がある．
- また，貯血式自己血輸血には患者が医療へ参加し病気と闘う意識を高める精神的効果や術後血栓症の減少効果[10]がある．

表3　自己血輸血のメリット

- 輸血感染症や GVHD 防止効果
- 発熱，蕁麻疹などのアレルギー反応や TRALI などの同種免疫抗体発生防止効果
- 手術時出血量を軽減する効果
- 患者が医療へ参加し病気と闘う意識を高める精神的効果
- 術後血栓症の減少効果[10]

❷ 自己血輸血の種類と特徴

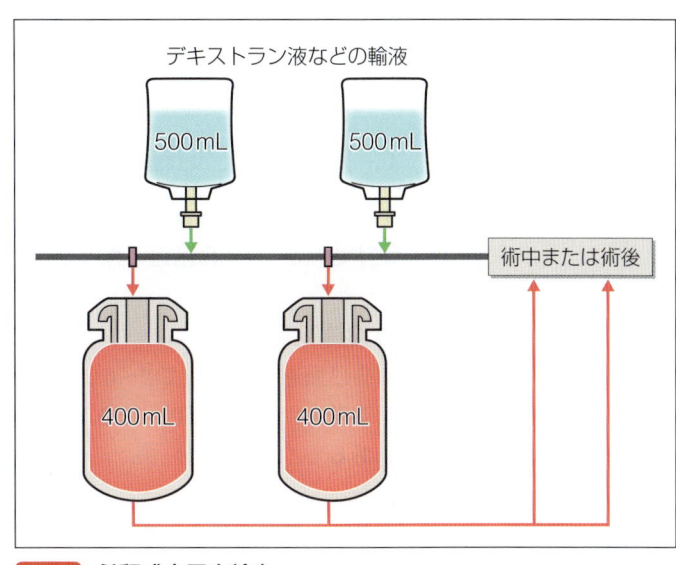

- 自己血輸血には希釈式自己血輸血，回収式自己血輸血，貯血式自己血輸血の3つの方法がある．希釈式自己血輸血と回収式自己血輸血は他の項目で詳述されているが，本項では3つの方法の長所と短所について概説する．

▶2章「2-2-2 回収式自己血輸血」(p.130)，「2-2-3 希釈式自己血輸血」(p.139) 参照

a. 希釈式自己血輸血

- 手術室で全身麻酔導入後，一度に 1,000 mL 前後の自己血を採血し，その後に代用血漿の輸液を行い，患者の体内の血液を薄める方法で，手術終了時に，血液を返血する（図2）．

長所

- 室温保存した血液を使用するため，血小板を含んだ新鮮な血液を輸血することになり術後出血を軽減できる．
- 患者の循環血液は希釈されているので，手術中に実際に失う赤血球量はみかけ上の損失よりも少なく，手術時出血量の軽減に寄与できる．
- 緊急手術にも対応可能である．
- 特別な装置を用意すれば，必要信仰上輸血拒否患者への対応が可能である．

短所

- 急激な循環動態の変化を生じる危険

図2　希釈式自己血輸血

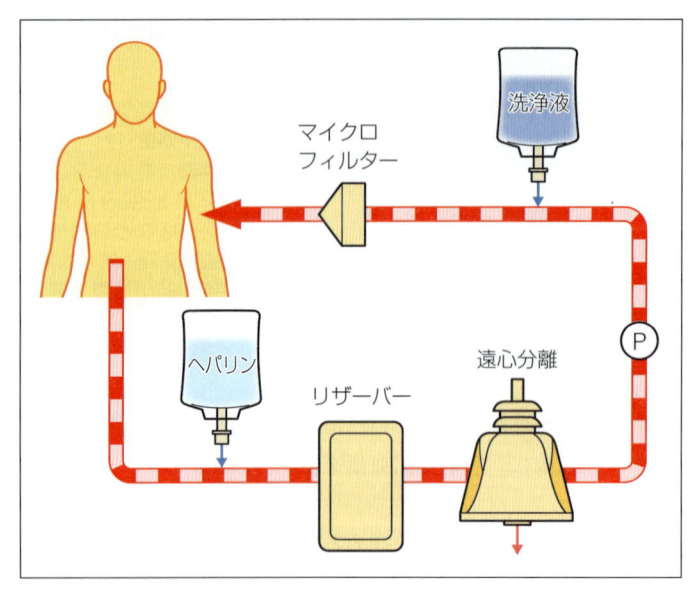

性があり，用意できる血液量に制限がある．
- 代用血漿の使用量と使用法に限界がある．
- 全身麻酔導入後に採血するために，手術時間が延長する．

b. 回収式自己血輸血

- 手術中や手術後に出血した血液を回収し，返血する（図3）．①手術中の出血を吸引によって回収し遠心分離器で赤血球だけを回収し返血する術中回収式自己血輸血と，②手術後に出血した全血をフィルターを通して戻す術後回収式自己血輸血がある．

長所
- 心血管外科，子宮外妊娠，側弯症手術など，術中に急激に出血する手術に対応できる．
- 術中はほとんど出血がなく術後にだけ出血する人工膝関節手術に適応がある．

短所
- 術中回収式自己血輸血で回収できるのは赤血球だけで，凝固因子や血小板が含まれていない．
- 癌患者の手術や胆汁が混入する手術では禁忌である．

図3 回収式自己血輸血

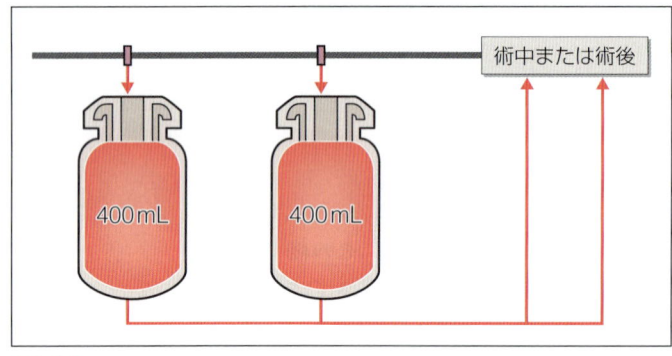

図4 貯血式自己血輸血

c. 貯血式自己血輸血

- 手術前に2～3回採血を行い，採血した血液を手術中や手術後に患者に輸血する（図4）．自己血の保存法によりさらに3つに分けられる．

▶CPD：
citrate-phosphate-dextrose

▶CPDA-1：
citrate-phosphate-dextrose-adenine

■ 全血冷蔵保存

- 自己血を全血として2～6℃で冷蔵保存する．保存液としてCPD液を使用する場合には21日間，CPDA-1液を使用する場合には35日間の保存が可能である．

長所
- 特別な器具装置を必要とせず，どの施設でも実施可能である．

短所
- 血液の保存期間が制限されているうえに，1 週に一度の採血時に Hb 値が 11 g/dL 以上なくては採血できないという 2 つの制約があるため貯血量に限界がある．

■ MAP 赤血球と新鮮凍結血漿（FFP）保存
- 自己血を赤血球と血漿に分離した後，赤血球に MAP 液を加え冷蔵保存する．42 日間保存が可能である．血漿は FFP として凍結保存する．

▶MAP：mannitol-adenine-phosphate

長所
- 液状で 42 日間の保存が可能である．

▶FFP：fresh frozen plasma

短所
- 赤血球と血漿に分離するため，大型遠心機が必要である．
- 全血保存と比べエルシニア菌汚染の危険性が高い（後述の「⑥貯血式自己血輸血の合併症とその対策」〈p.122〉を参照）．

■ 凍結赤血球と FFP 保存
- 自己血を赤血球と血漿に分離した後，それぞれを凍結保存し，手術当日に解凍して使用する．

長所
- 凍結した赤血球は 10 年有効であるため，予定手術に先立って数か月も前から必要量を数回に分けて採血し，貯血できる．
- 新鮮血と同様な解凍血を手術に用意できる．

短所
- 冷凍・解凍・脱グリセロールの操作に対し特別な設備が必要である．
- 解凍操作に 2〜3 時間を要する．また，解凍後 12 時間以内に使用しなければならない．
- 冷凍・解凍・脱グリセロールの過程で溶血を生じるため，回収率が低下する．

③ 貯血式自己血輸血の問題点

- 本項からは最も一般的な貯血式自己血輸血の全血冷蔵保存について記載する．
- 日本では貯血式自己血輸血は輸血部のない病院で教育を十分に受けているとはいえない研修医や看護師が実施することが多いため，採血時の血管迷走神経反応（VVR）が多い[11]という問題がある．また，貯血式自己血輸血を実施する際の手技が確立されていないために，採血時の細菌汚染が多い[12]点や自己血返血時の ABO 不適合輸血[13-15]，あるいは血液バッグ内での血液凝固や溶血などの問題点も指摘されている．
- 厚生労働省の輸血療法の実施に関する指針[16]には「自己血輸血は院内での実施管理体制が適正に確立している場合は，同種血輸血の副作用を回避し得る

▶VVR：vasovagal reaction

最も安全な輸血療法であり，待機的手術患者における輸血療法として積極的に推進する」ことが求められている．
- したがって，同種血輸血の安全性が高まってきた現在，より安全性を念頭においたうえで，貯血式自己血輸血を実施する必要がある．

❹ 貯血式自己血輸血の適応と禁忌

- 貯血式自己血輸血を安全に遂行するには誰がどのように行うかを明確にする必要がある．実施者については「自己血輸血看護師制度」において記載する．本項では「日本自己血輸血学会　貯血式自己血輸血実施指針」[17]（表4）に沿って実施法について記載する．

▶2章「2-2-4 自己血輸血看護師制度の拡充と今後の課題」(p.153) 参照

a．適応

- 貯血のための貯血ではなく，手術のための貯血であることを念頭に適応患者（①〜③など）を決定する必要がある．
  ①循環血液量の15％以上の出血量が予想される待機手術
  ②全身状態が良好でNYHAのI度やII度あるいはASA physical statusのI度やII度の患者
  ③まれな血液型や不規則交代がある場合

▶NYHA：
New York Heart Association

▶ASA：
American Society of Anesthesiologists

b．禁忌

- 表5 に示す細菌感染やその危険性のある患者あるいは重篤な心血管系の合併症患者は，貯血式自己血輸血の禁忌である（Tips「アメリカにおける貯血の禁忌」〈p.122〉参照）．

❺ 貯血式自己血輸血の実際

a．採血前準備

- 以下の手順で採血前準備を行う．
  ①血圧や体温を測定し全身状態をチェックする．
  ②血液バッグに患者が自筆で署名する．
  ③自己血液であること，IDナンバー，科名，採血日，最終有効年月日，採血者名を採血者が記入する．
  ④採血針開放後の空気混入を避けるためペアンで血液バッグのチューブをクランプする．

表4 日本自己血輸血学会 貯血式自己血輸血実施指針（2014）—予定手術を行う成人を対象とした原則

- 本指針を参考に，各施設が置かれている状況を反映させた院内マニュアルを整備することが望ましい[*1]．

施設	・学会認定・自己血輸血責任医師[*2]及び学会認定・自己血輸血看護師[*3]が共同で，貯血式自己血輸血を管理し，その適正化を図ることが必要である．
適応	・輸血を必要とする予定手術とする．
禁忌	・菌血症の恐れのある細菌感染患者，不安定狭心症患者，中等度以上の大動脈弁狭窄症（AS）[*4]患者，NYHA IV度の患者からは採血しない．
ウイルス感染者への対応	・原則として制限はないが，施設内の輸血療法委員会あるいは倫理委員会の判断に従う．
年齢制限	・制限はない．高齢者は合併症に，また若年者は血管迷走神経反応（VVR）[*5]に注意する．
Hb 値	・11.0 g/dL 以上を原則とする[*1]．
血圧・体温	・収縮期圧 180 mmHg 以上，拡張期圧 100 mmHg 以上の高血圧あるいは収縮期圧 80 mmHg 以下の低血圧の場合は慎重に採血する． ・有熱者（平熱時より 1℃以上高熱あるいは 37.2℃以上）は採血を行わない（採血の可否の決定には CRP 値と白血球数も参考とする）．
目標貯血量	・最大手術血液準備量（MSBOS[*6]）あるいは手術血液準備量計算法（SBOE[*7]）に従う．
1 回採血量	・上限は 400 mL とする． ・体重 50 kg 以下の患者は，400 mL×患者体重/50 kg を参考とする．
採血間隔	・採血間隔は原則として 1 週以上とする． ・手術予定日の 3 日以内の採血は行わない．
鉄剤投与	・初回採血の 1 週前から毎日，経口鉄剤 100～200 mg を投与する． ・経口鉄剤で不足する場合あるいは経口摂取できない場合は静脈内投与する．静脈内投与する場合には注入速度に注意する．
採血者	・医師（歯科医師）あるいは医師の監督のもとで看護師が行う． ・看護師が行う場合には前もって監督医師に連絡する．また，学会認定・自己血輸血看護師などの自己血採血の要点を理解した数人の看護師が行うことが望ましい．
皮膚消毒手順	1）採血者は穿刺前に手洗いする． 2）70%イソプロパノールまたは消毒用エタノールを使用し十分にふき取り操作を行う． 3）消毒は原則として 10%ポビドンヨードを使用する（ヨード過敏症は 0.5%グルコン酸クロルヘキシジンアルコールを使用する）． 4）消毒後はポビドンヨードでは 2 分以上，ポビドンヨード・アルコールでは 30 秒以上待った後，穿刺部位が乾燥したのを確認後に穿刺する．
採血場所	・清潔で静かな環境で行う．採血専用の場所で採血することが望ましい．
採血バッグ	・回路の閉鎖性を保つため，原則として，プラスチック留置針あるいは翼状針による採血は避け，緊急時に対応できる側管（2 way）のついた金属針の採血バッグを使用する． ・術後の静脈血栓・塞栓症（VTE）の発生およびバッグ内凝集塊産生を抑制する観点から，保存前白血球除去用血液バッグの使用が望ましい．
採血手技	・皮膚消毒後は穿刺部位に触れない．必要時には滅菌手袋を使用する． ・皮膚病変部への穿刺や同一バッグでの再穿刺はしない．
採血中の注意	・採血中は血液バッグ内の抗凝固剤と血液を常に混和する． ・採血中は VVR の発生に絶えず注意する．
VVR 予防	・若年者，低体重者，初回採血者は VVR に対し十分注意する．
VVR への対応	・VVR 出現時は即座に採血を中止し，頭部を下げ下肢を挙上する．必要があれば補液を行う．

表4 日本自己血輸血学会 貯血式自己血輸血実施指針（2014）─予定手術を行う成人を対象とした原則（続き）

採血後の処置	・チューブをシール（バッテリー式ハンドシーラー使用が望ましい）後に採血バッグを切離し，採血相当量の輸液を採血バッグの側管から行い，その後抜針する． ・抜針後5〜10分間（ワルファリン服用患者は20〜30分間）圧迫止血する． ・ペースメーカー装着患者は抜針後，患者から十分離れてシールする．
採血バッグの保管	・専用自己血ラベルに患者氏名，生年月日，ID番号などを記入した後，採血バッグに貼布する． ・採血バッグは輸血部門の自己血専用保冷庫で患者ごとに保管する． ・自己血の保管・出庫には検査技師が介助することが望ましい．
自己血の出庫と返血	・自己血の出庫前に自己血の血液型の確認や患者血液と交差適合試験を行う． ・返血時には患者氏名，生年月日，ID番号などを複数の医療従事者が確認する． ・自己血の返血は貯血開始前のHb値を目安に返血する．返血リスクがベネフィットを超える場合には返血しない．
同種血への転用	・転用できない．
採血日のドナー患者への注意	・採血前の食事は省かないで必ず摂取する．また，常用薬を服用する． ・外来患者として自己血採血を行う場合には，付き添いとともに来院することが望ましい． ・採血後には水分を十分に摂る．激しい運動や労働および飲酒は避ける．また，原則として採血後の車の運転や採血後2時間以内の入浴は避ける． ・自己血採血後の最初の排尿は座位で行う． ・帰宅途中または帰宅後に嘔気，立ちくらみなどの遅発性VVR様症状が約10%に発生するので患者にもその可能性を説明する．

*[1] 本指針の原則
本指針では成人を対象とした原則についてのみ記載している．Hb値11.0 g/dL未満の貧血者からの採血あるいは小児におけるプラスチック留置針の使用など，特殊な場合の対応については，以下の文献を参照の上，各施設の輸血療法委員会でご検討いただきたい．

*[2] 学会認定・自己血輸血責任医師
日本自己血輸血学会または日本輸血・細胞治療学会会員であり，別掲の学会認定・自己血輸血責任医師申請書（様式3-1〜3-4）及び登録料3,000円を提出し，学会認定・自己血輸血医師看護師制度協議会の審査に合格した者に対しては，学会認定・自己血輸血責任医師として登録し認定証を送付する．

*[3] 学会認定・自己血輸血看護師
日本自己血輸血学会または日本輸血・細胞治療学会会員であり，学会認定・自己血輸血医師看護師制度協議会の認定試験に合格した者に対しては，学会認定・自己血輸血看護師として登録し，認定証を授与する．

*[4] 中等度以上の大動脈弁狭窄症（AS）：左室・大動脈間圧較差が50 mmHg以上，あるいは手術を要する状態．軽度のAS合併患者から貯血を行う場合には，原則として，事前に心臓専門医へ相談する．また，採血は心臓専門医の立ち会い（オンコールを含む）の下に行う．

*[5] 血管迷走神経反応（VVR）の判定基準

	必須症状・所見	他の症状
I度	血圧低下，徐脈（＞40/分）	顔面蒼白，冷汗悪心などの症状を伴うもの
II度	I度に加えて意識喪失，徐脈（≦40/分），血圧低下（＜90 Pa）	嘔吐
III度	II度に加えて痙攣，失禁	

必須症状・所見がなければVVRとはいわない．

（厚生省血液研究事業 昭和59年度研究報告書集．p.56から引用）

*[6] 最大手術血液準備量（Maximal Surgical Blood Order Schedule：MSBOS）
確実に輸血が行われると予測される待機的手術例では，各医療機関ごとに，過去に行った手術例から術式別の輸血量（T）と準備血液量（C）を調べ，両者の比（C/T）が1.5倍以下になるような量の血液を交差適合試験を行って事前に準備する．

（「輸血療法の実施に関する指針」〈改訂版〉〈平成24年3月一部改正〉から引用）

*7 **手術血液準備量計算法（Surgical Blood Order Equation：SBOE）**
患者の術前ヘモグロビン（Hb）値，患者の許容できる輸血開始 Hb 値（トリガー；Hb 7〜8 g/dL），および術式別の平均的な出血量の3つの数値から，患者固有の血液準備量を求めるものである．はじめに術前 Hb 値から許容輸血開始 Hb 値を減じ，患者の全身状態が許容できる血液喪失量（出血予備量）を求める．術式別の平均的な出血量から出血予備量を減じ，単位数に換算する．その結果，マイナスあるいは 0.5 以下であれば，T＆S の対象とし，0.5 より大きければ四捨五入して整数単位を準備する方式である．

（「輸血療法の実施に関する指針」〈改訂版〉〈平成 24 年 3 月一部改正〉から抜粋・引用）

http://www.jsat.jp/jsat_web/standard2014/standard2014_04.pdf

b. 採血バッグの選択

- 側管（2 way）のついた金属針の採血バッグを使用する（図 5）．
- 回路の閉鎖性を保つため，原則として，プラスチック留置針あるいは翼状針による採血は避ける．
- 術後の静脈血栓・塞栓症（venous thromboembolism：VTE）の発生およびバッグ内凝集塊産生を抑制する観点から，保存前白血球除去用血液バッグの使用が望ましい．

c. 皮膚消毒

① 採血者は穿刺前に標準的な手洗いをする．
② 70％イソプロパノールまたは消毒用エタノールを使用し十分にふき取り操作を行う．
③ 消毒は原則として 10％ポビドンヨードを使用する（ヨード過敏症は 0.5％グルコン酸クロルヘキシジンアルコールを使用する）（図 6）．
④ 消毒後はポビドンヨードでは 2 分以上，ポビドンヨード・アルコールでは 30 秒以上待った後，穿刺部位が乾燥したのを確認後に穿刺する．原則として，ポビドンヨード液は採血終了まで除去しない．

d. 採血針の穿刺

① 消毒部位が乾いたことを確認後に採血針を刺入する．その際，穿刺を行わない手指は採血部に触れないように注意する（図 7）．
② 血液の逆流を確認後，採血チューブのクランプを開放する．

表 5　貯血式自己血輸血の禁忌

1. 全身的な細菌感染患者および感染を疑わせる患者
    - 治療を必要とする皮膚疾患・露出した感染創・熱傷のある患者
    - 熱発している患者
    - 1 か月以内に下痢のあった患者
    - 抜歯後 72 時間以内の患者
    - 抗生物質服用中の患者
    - 3 週間以内の麻疹・風疹・流行性耳下腺炎の発病患者
2. 不安定狭心症患者
3. 中等度以上の大動脈弁狭窄症（AS）患者
4. NYHA IV 度の患者

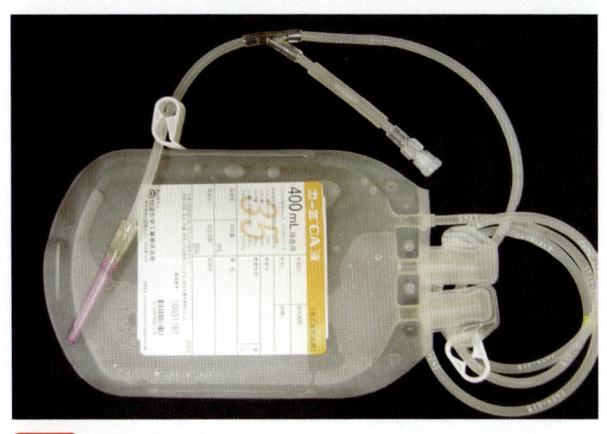

図 5　採血バッグ

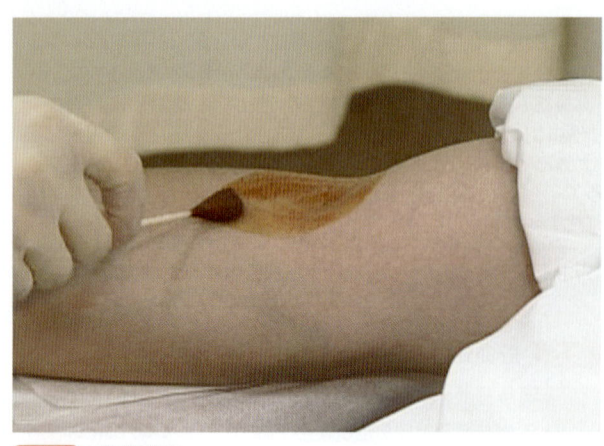

図6 皮膚消毒

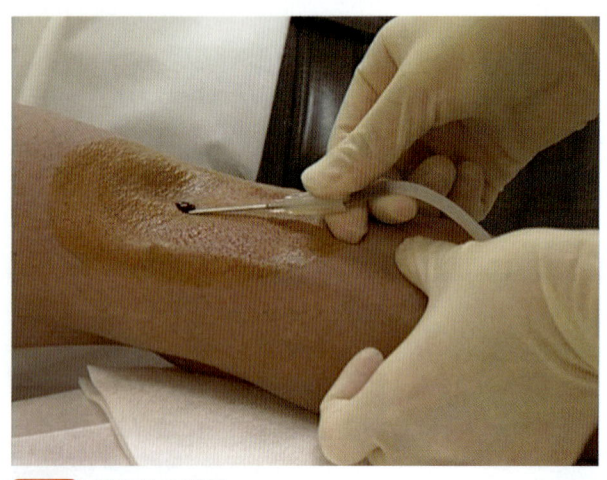

図7 採血針の穿刺

e. 採血中の処置

- 採血中はバッグ内血液凝固を生じないために，抗凝固剤（保存液）と血液とを絶えず緩やかに混和する．
- 血管迷走神経反応（VVR）に注意する（後述の「⑥貯血式自己血輸血の合併症とその対策」参照）．

f. 採血後の処置

① 採血終了後，チューブシーラーでチューブを二重にシールする（図8）．
  - バッテリー式ハンドシーラー使用が望ましい．
  - ペースメーカー装着患者は抜針後，患者から十分離れてシールする．
② 血液バッグ切離後に側管から採血量と等量の輸液を行う．
③ 抜針後5～10分間（ワルファリン服用患者は20～30分間）圧迫止血する（図9）．
④ 血液バッグを患者ごとに，2～6℃で温度管理が可能な自記温度記録計が装備された専用保冷庫で保管する（図10）．

Tips　アメリカにおける貯血の禁忌[18]

アメリカにおける自己血貯血の禁忌は以下の通り．

- 細菌感染症の証拠および菌血症の危険
- 大動脈弁狭窄症の予定手術患者
- 不安定狭心症
- 活動性の痙攣
- 6か月以内の心筋梗塞または脳血管障害
- 内科主治医から手術可能とは判断されていない重篤な心または肺疾患患者
- 左主冠動脈の高度の疾患
- チアノーゼを呈する心疾患
- コントロールされていない高血圧

日本自己血輸血学会の規定している禁忌のほかに
- 活動性の痙攣
- コントロールされていない高血圧

が記載されている．これらの事項には十分注意が必要で，筆者も一度，てんかんの患者からの採血中に痙攣（ふるえ）が収まらず苦労した経験がある．

6 貯血式自己血輸血の合併症とその対策

- 自己血輸血には，同種血輸血後にみられるウイルス感染症や輸血後GVHDの危険はまったくない．そのため，"自己血輸血は安全である"という"錯覚"に陥りやすい．ところが，わが国では十分な教育を受けているとはいえない研修医あるいは看護師が自己血採血を行うことが少なくないため，貯血式自己血輸血にも採血・保存・返血の過程で同種血輸血と同じ，あるいはそれ以上のリスクがある．
- そこで以下に，貯血式のリスクについて，同種血輸血と対比する形で言及する．

a. 血管迷走神経反応（VVR）[19]

- 日本自己血輸血学会が整形外科手術症例を対象として行った前向き調査[11]では，VVRの発生率は3.4%/症例，2.1%/採血回数であり，献血時の0.81%[20]より高率であった．
- 筆者の施設でも3,900例の検討から，1997年までは1.53%/症例，0.58%/採血回数と高頻度にVVRを経験したが，1998年以降，椅子型から採血ベッド（ドナーチェアー）へ変更，CPDA-1導入により採血戻し血輸血の中止，採血量の再検討，看護師介助の導入，貯血開始前の500 mLの水分摂取導入[21]，採血技術の向上を図ることなどにより，0.20%/症例，0.09%/採血回数へ著明に改善した．
- VVR発症の予防策として，患者はdonor-patientであり余分な不安を与えずリラックスさせる配慮が重要である[22]．また，採血前夜は睡眠を十分にとる，採血時には空腹を避けるように指導する．一方，採血者は採血量が循環血液量の12〜15%を超えないように注意する[22]．また，採血時には十分注意をしてもVVRが生ずる可能性があり，しかも採血終了後にも起こることを認識する必要がある．
- 発症時の対応としては，VVRは通常は一過性であるが，まれに重篤な症状を呈する可能性があり，潜在的な冠不全や脳血管障害のある高齢者に併発した場合には慎重な

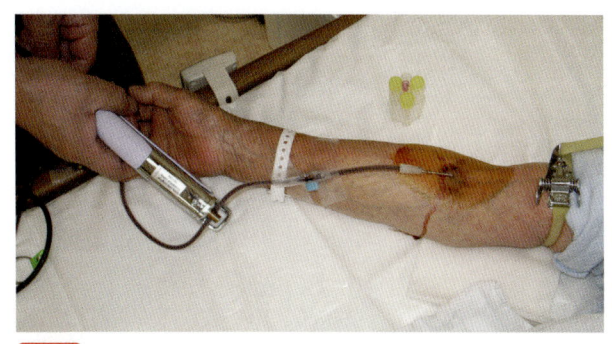

図8 チューブのシール

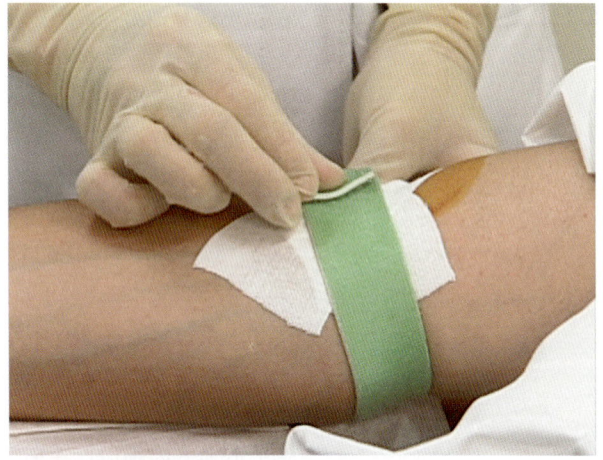

図9 穿刺部の止血

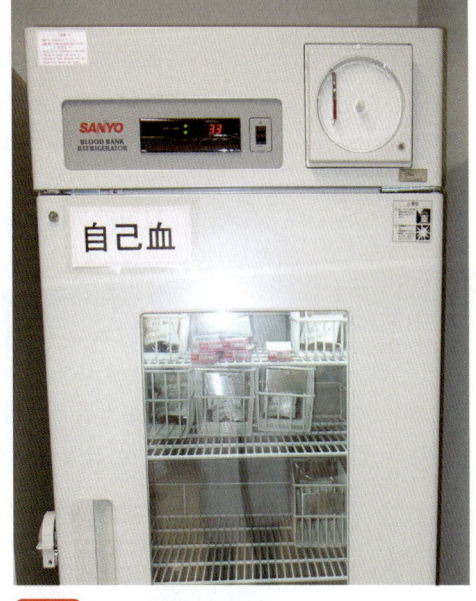

図10 自己血専用保冷庫

> 対応が必要である．
>
> I度：名前を呼ぶ，下肢を上げ頭を下げる，深呼吸をさせることなどで対応できる．硫酸アトロピン®を半量注射する必要があることもある．
>
> II度またはIII度：硫酸アトロピン®の注射に加えて昇圧薬投与と輸液が必要である．そのため，採血場所には硫酸アトロピン®などの薬剤を用意すべきである．

▶VVRによる症状群の程度別分類については，表4脚注＊5の判定基準（p.120）を参照

b．細菌汚染

- 平成11年度～平成16年度に日本赤十字社が26万7,796検体に行った無菌試験の結果，120検体が陽性（0.04％）であったが，そのうち103検体（85.8％）は病原性の低い *Propionibacterium acnes* であった[23]．実際に輸血用赤血球製剤の輸血で感染症を発症した症例は2000～2013年で5件であったが，死亡例はなかった．

- 貯血式には体系的な詳しいデータはない．献血時の頻度に準じて対応を考える必要がある．しかし，①健常ドナーよりも健康面に不安がある，②貯血の適応決定が献血より甘い，③血液保存期間が献血よりも長い，などの理由から貯血式にも細菌汚染の危険性が十分ある[24]ことを認識しなければならない．

- Sugaiら[12]は細菌培養を行った結果，貯血式140本中，5本（3.6％）が陽性であったと報告している．彼らの報告には穿刺部消毒法が記載されていないので詳細は不明であるが，細菌汚染率は献血時の100倍であった．

- 一方，佐川ら[25]は全国15施設（うち，大学病院10施設）を対象に前向き研究で貯血式の細菌培養を行った結果，血液3,735本中，3本（0.08％）が陽性であったことを報告している．

貯血式は献血よりも細菌汚染の危険性が高い可能性がある

- 以上の点から，貯血式は献血よりも細菌汚染の危険性が高い可能性があり，採血に際して日本自己血輸血学会の貯血式自己血輸血実施指針（2014）[17]に従って，十分なふき取り操作と入念な消毒を行った後に採血を実施しなければならない．

血液の保存期間が長いほどエンドトキシン・ショックの危険性が高くなる

- また，皮膚常在菌以外にも細菌が混入する危険性があり，その代表例が腸内細菌であるエルシニア菌による敗血症である．エルシニア菌はグラム陰性の桿菌で25℃が最適な増殖環境であるが4℃でも増殖可能であり，鉄を栄養源とする好冷菌である[26]．エルシニア菌の増殖とエンドトキシンの増加は血液保存開始後20日を過ぎると急激に高まることから，血液の保存期間が長いほどエンドトキシン・ショックの危険性が高くなる．このような理由から，日本の赤血球MAPも以前は有効期間が42日だったものが，現在は21日に短縮された．貯血式では医師の監督下に使用されるという理由から有効期間は42日であるが，このような問題点を認識すべきである．

c．神経損傷

- 2012年（平成24年）版厚生労働省血液事業報告[20]では献血時の発生率は0.044％で，内訳は神経損傷272例（0.005％），神経障害247例（0.005％），

穿刺部痛 1,772 例（0.034％）であった．
- 貯血式では具体的な報告例はないが，献血時と同様に生じる可能性がある．穿刺部位として，肘の尺側皮静脈（正中神経損傷），橈骨茎状突起部の橈側皮静脈（橈側皮神経損傷）は神経損傷の危険があり，十分な注意が必要である．

d. ABO 不適合輸血

- 返血時の合併症として最大の問題は，輸血用の血液を取違えることにより生じる ABO 不適合輸血後の血管内溶血反応である．貯血式でも ABO 不適合輸血の危険性は同種血輸血の場合と同様であり，しかも同一施設での症例数が増えるほど危険性は高くなる．
- 日本輸血学会調査[27]による ABO 不適合輸血は，2000～2004 年の 5 年間に 60 例が報告されている．一方，貯血式でも海外では血液の取り違えによる事故が数例報告されている[28]．日本でも少なくとも 3 件，自己血輸血時の ABO 不適合輸血の報告[13-15]があり，1 件は死亡している[14]．

❼ 貯血式自己血輸血の新たな展望：自己フィブリン糊

- フィブリン糊は生理的な血液凝固機序を利用した組織接着剤であり，広く利用されている．しかし，市販の同種フィブリン糊はヒトプール血漿から抽出した製剤であるために，高温殺菌を行っていても，アナフィラキシー様症状や感染症の伝播，さらには同種免疫反応の危険性は完全にゼロとはいえない．一方，自己フィブリン糊にはこのような危険性がない．

> 自己フィブリン糊にはアナフィラキシー様反応，感染症伝播，同種免疫反応の危険がない

a. 自己フィブリン糊の作製方法[29]

① CPDA-1 液入りの 3 連バッグで自己血 400 mL を採血する．
② 大型冷却遠心器で遠心分離（3,000 rpm，7 分間，22℃）を行う．
③ 遠心分離後の採血バッグを，分離スタンドで血漿を分離する．
④ 自己濃厚赤血球バッグと血漿バッグをチューブシーラーでシーリングして分離し，自己濃厚赤血球を保冷庫（2～6℃）で保存する．
⑤ 血漿バッグは保冷庫（−20℃以下）で 1 日以上凍結保存する．
⑥ 凍結したバッグをクリオ作製前日の夕方までに 4℃保冷庫へ移動し，緩徐に解凍する．
⑦ 作製当日 4℃保冷庫から取り出し（15 時間程度），溶け残りがないことを確認後，大型冷却遠心器で遠心（2,500 rpm，15 分間，2℃）する（図 11[30]）．
⑧ 遠心後のバッグを分離スタンドにはさみ，血漿成分を自己新鮮凍結血漿バッグに移す．
⑨ 自己クリオバッグ内の沈殿物を，戻した血漿とよく混和する．

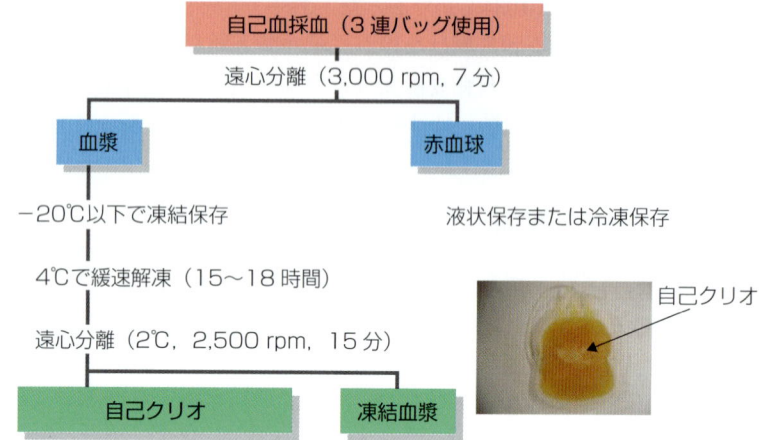

図11 自己クリオプレシピテート（自己クリオ）作製手順
（海堀いず美，ほか．自己血輸血 2011; 24: 101-6[30]）より）

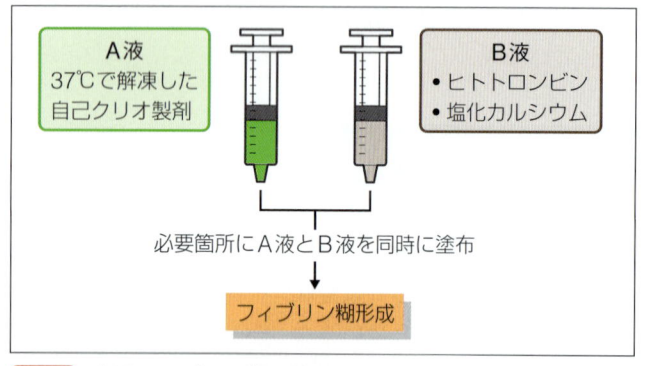

図12 自己フィブリン糊の使用方法
（牧野茂義，ほか．医学のあゆみ 2009; 231: 263-4[31]）より）

b. 自己フィブリン糊の使用方法（図12）[31]）

① 自己クリオを37℃にて解凍したものを無菌的に注射器に移しA液とする．
② ヒトトロンビン末（献血トロンビン）5,000単位と2%（0.5 M）塩化カルシウム1 mLに蒸留水7.5 mLを加えたものをB液とする．
③ それぞれ別々の注射器に用意した等量のA液，B液を，止血必要箇所に同時に噴霧または塗布して使用する．
④ 自己クリオを作製した後の血漿（乏クリオ血漿）は，凝固因子やフィブリノゲンが低下しているため，通常の新鮮凍結血漿と同じような凝固因子の補充目的は期待できないので区別して扱う．

c. 自己フィブリン糊を使用する診療科と使用理由・目的（表6, 図13）

- 自己フィブリン糊の使用目的は，脳脊髄液の漏出防止，止血凝固，空気の漏れ防止，関節腔内骨形成，血管吻合部の針穴からの出血防止などさまざまである．各領域における自己フィブリン糊の有効性についてはすでに報告されており，その内容を表6に示す．

d. 自己フィブリン糊の課題

■ トロンビン

- 自己フィブリン糊使用時に用いられるトロンビンは，ヒトあるいは動物由来の製剤である．自己血漿からクリオとトロンビン液を作製する全自己フィブ

表6 診療科別自己フィブリン糊の使用目的

診療科	使用目的
心臓血管外科	止血，人工血管の血液漏出防止
胸部（呼吸器）外科	空気漏出防止
脳外科	髄液漏防止，吻合部の補強
整形外科	止血，腔の閉鎖，骨形成（図13a）
消化器外科	臓器切断面の止血，胃腸管吻合部の吻合不全や局所感染症防止
口腔外科	止血，骨形成（図13b）
産婦人科	止血

(松崎道男．Modern Physician 2003; 23, 2508-9[32]）より）

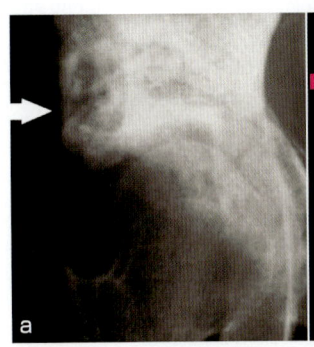

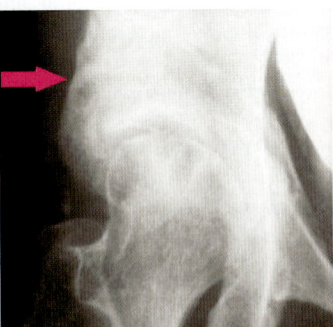

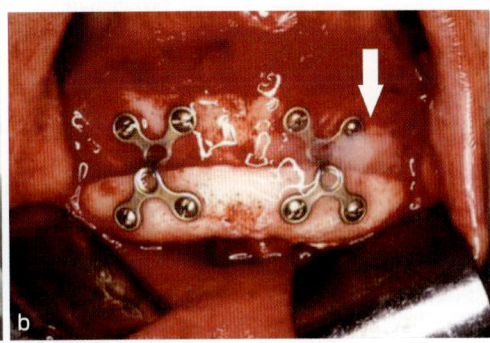

図13 フィブリン糊使用例
a：股関節骨切り術（RAO）術後．左：フィブリン糊使用なし，右：フィブリン糊使用．フィブリン糊使用例では骨移植後の骨形成（➡）良好．
b：下顎骨切り術に使用．下顎骨切り術手術時にフィブリン糊（⇨）を止血および骨形成目的に使用．
(牧野茂義．実践・輸血マニュアル—自己血輸血から輸血療法全般の理解を求めて．医薬ジャーナル社；2012．p.108-9[33]）より）

リン糊調製システム（クリオシール®）[34]が自己生体組織接着剤作成術として2012年に新規保険収載されたが，今後，市販後調査を実施し，臨床現場での有効性と安全性を確認する必要がある[★1]．

自己フィブリン糊の新規保険収載

- 自己フィブリン糊作製マニュアルがないこともあり，現在，自己フィブリン糊は保険収載されていない．今後，保険収載を目指して活動する予定である．

（脇本信博）

★1
筆者注：現在，製造販売業者と日本自己血輸血学会が市販後調査を始めており，一般での使用は2015年以降の予定である．

文献

1) Kleinman S, et al. Toward an understanding of transfusion-related acute lung injury: Statement of a consensus panel. Transfusion 2004; 44: 1774-89.
2) 日本赤十字社 血液事業本部 医薬情報課. 輸血副作用と HLA 抗体の調査結果について. 輸血情報 1107-128, 2011. http://www.jrc.or.jp/vcms_lf/iyakuhin_yuketuj1107-128_110818.pdf
3) 日本赤十字社 血液事業本部 医薬情報課. 赤十字血液センターに報告された非溶血性輸血副作用— 2010 年. 輸血情報 1108-130, 2011. http://www.jrc.or.jp/vcms_lf/iyakuhin_yuketuj1108-130_110818.pdf
4) US Food and Drug Administration. Fatalities reported to FDA following blood collection and transfusion: Annual summary for fiscal year 2009. Rockville, MD: United States Department of Health and Human Services; 2010.
5) 朝日新聞（夕刊）. 献血 100 万人分不足 高齢化 増える需要. 2011. 1. 19.
6) Brecher ME, Goodnough LT. The rise and fall of preoperative autologous blood donation. Transfusion 2001; 41: 1459-62.
7) Goodnough LT, Monk TG. Evolving concepts in autologous blood procurement and transfusion: Case reports of perisurgical anemia complicated by myocardial infarction. Am J Med 1996; 101: 33S-37S.
8) Billote DB, et al. A prospective, randomized study of pre-operative autologous donation for hip replacement surgery. J Bone Joint Surg Am 2002; 84: 1299-304.
9) 立花新太郎, ほか. 整形外科領域の術前貯血式自己血輸血法に対する recombinant human erythropoietin（KRN5702）皮下投与の臨床評価—プラセボを対照とした多施設二重盲検群間比較試験. 医学のあゆみ 1993; 167: 661-77.
10) Bae H, et al. The effect of preoperative donation of autologous blood on deep-vein thrombosis after total hip arthroplasty. J Bone Joint Surg Br 2001; 83: 676-9.
11) 脇本信博, ほか（日本自己血輸血学会安全性調査委員会）. 整形外科手術後の合併症調査—自己血輸血症例と同種血輸血症例の比較. 自己血輸血 2007; 20: 240-8.
12) Sugai Y, et al. Current status of bacterial contamination of autologous blood for transfusion. Transfus Apher Sci 2001; 24: 255-9.
13) Ohto H, et al. A survey of autologous blood collection and transfusion in Japan in 1997. Transfus Sci 2000; 22: 13-8.
14) 中日新聞. 輸血ミス, 男性死亡. 1998. 10. 1.
15) 久米田秀光, ほか. 自己血輸血の落とし穴. 日整会誌 1999; 73: S655.
16) 厚生労働省, 編. 血液製剤の使用にあたって—輸血療法の実施に関する指針, 血液製剤の使用指針, 血液製剤等に係る遡及調査ガイドライン. 第 4 版. 東京：じほう；2009. p. 36-7.
17) 日本自己血輸血学会. 日本自己血輸血学会 貯血式自己血輸血実施指針（2014）—予定手術を行う成人を対象とした原則. 自己血輸血 2014; 27: 会告（印刷中）.
18) AABB. Autologous Blood Donation and Transfusion, Technical Manual. 15th ed. American Association of Blood Banks; 2005. p. 117-38.
19) 厚生省血液研究事業. 供血者保護のための採血基準設定に関する研究. 昭和 59 年度研究報告書. 1985. p. 56-164.
20) 厚生労働省医薬食品局血液対策課. 血液事業報告平成 24 年版, 献血者の健康被害. 厚生労働省ホームページ http://www.mhlw.go.jp/new-info/kobetu/iyaku/kenketsugo/jigyouhoukoku_h25/pdf/15.pdf （2014 年 7 月現在）
21) Hanson SA, France CR. Predonation water ingestion attenuates negative reactions to blood donation. Transfusion 2004; 44: 924-8.
22) Popovsky MA. Vasovagal donor reactions: An important issue with implications for the blood supply. Transfusion 2002; 42: 1534-6.
23) 日本赤十字社 血液事業本部 医薬情報課. 血小板製剤で細菌感染が疑われた症例. 輸血情報 0609-101, 2006. http://www.jrc.or.jp/vcms_lf/iyakuhin_yuketu081015-05.pdf
24) Palavecino E, Yomtovian R. Risk and prevention of transfusion-related sepsis. Curr

Opin Hematol 2003; 10: 434-9.
25) 佐川公矯. 同種血輸血安全性向上に伴う自己血輸血適応の再検討. 厚生労働科学研究費補助金 医薬品・医療機器等レギュラトリーサイエンス総合研究事業 平成18年度総括・分担研究報告書. 2007; p.7-17.
26) 高橋雅彦, 名雲英人. 輸血用血液の細菌汚染と敗血症. 日本輸血細胞治療学会誌 2008; 54: 359-71.
27) 藤井康彦, ほか. ABO型不適合輸血の発生原因による解析. 日本輸血細胞治療学会誌 2007; 53: 374-82.
28) Goldman M, et al. Autologous donation error rates in Canada. Transfusion 1997; 37: 523-7.
29) 牧野茂義. 自己フィブリン糊の有用性と作製法. 検査と技術 2012; 40: 509-12.
30) 海堀いず美, 牧野茂義. 効率的な自己クリオプレシピテート作成条件の検討—適正な自己フィブリン糊作成を目指して. 自己血輸血 2011; 24: 101-6.
31) 牧野茂義, ほか. 自己フィブリン糊の特性. 医学のあゆみ 2009; 231: 263-4.
32) 松崎道男. 自己フィブリン糊とその適応. Modern Physician 2003; 23: 1508-9.
33) 牧野茂義, 脇本信博. 自己フィブリン糊 (2) 使用法. 脇本信博, 編. 実践・輸血マニュアル—自己血輸血から輸血療法全般の理解を求めて. 大阪：医薬ジャーナル社；2012. p.108-9.
34) Shimizu M, et al. Clinical evaluation of the use of novel and completely autologous fibrin glue during surgical procedures: Prospective open multicenter trial of the CryoSeal® FS System. 日本輸血細胞治療学会雑誌 2009; 55: 604-10.

2-2-2 回収式自己血輸血

① 回収式自己血輸血の特徴

- 回収式自己血輸血（以下，回収式）の原理は1827年イギリスの産科医Blundellらが開始した最も古い輸血法に由来している[1]．1900年のLandsteinerのABO血液型が発見される前の輸血は，同種血輸血を含めほとんどがこの方法であった．術野に出た血液を吸引して回収し患者に戻す方法で，出血した血液を吸引して使用するという意味で，原理からいえばすばらしい方法である．

a. 回収式の特徴

- 回収式は待機的手術予定患者に限らず緊急手術など急な出血症例にも対応できる．また，希釈式と同様に術前に通院して貯血をする必要はなく，採血に伴う痛みなどの苦痛も伴わない．しかし，洗浄式の場合は回収できるのが赤血球だけであることや，癌手術など適応にならない手術があることが問題である．

b. 回収式の種類・分類

- 血液の回収を行うタイミングの分類では，血液回収を手術中に行う「術中回収式」と，手術創部のドレーンからの出血血液を回収する「術後回収式」に分類される．また，回収する血液を生理食塩水で遠心しながら洗浄する「洗浄式」と，これを行わず回収した血液をフィルターを通しただけで直接返血する「非洗浄式」に分類される．
- これら分類の組み合わせで4つの方法があるが，実際には術中回収・非洗浄式は行われていないことから，①術中回収・洗浄式，②術後回収・洗浄式，および③術後回収・非洗浄式，の3法が臨床的に用いられている．

c. 洗浄式と非洗浄式の比較

- 洗浄式は回収血を洗浄することで良質な赤血球を作ることができるが，血漿成分や凝固因子などを回収することはできないので，大量出血では赤血球だけの返血で凝固因子不足を生じる危険性がある．
- 一方，非洗浄式は装置が簡単で迅速な返血が可能などの利点もあるが，洗浄しないことによる異物混入，溶血によるヘモグロビン血症や腎不全，DIC，脂肪球混入による肺塞栓など合併症の危険性も否定できない（表1，図1，2）[2]．

表1 洗浄式・非洗浄式術後回収式自己血輸血の利点・欠点

	洗浄式	非洗浄式
遊離ヘモグロビン[3,4]	○	×
浮遊脂肪滴[4]	○	×
出血傾向[5,6]	○	△〜×
血漿成分回収	×	○
費用（ディスポ部品）	×	△
骨セメントのモノマー	○	×

(冨士武史, ほか. 自己血輸血 2009; 22: 1-25[2]) より)

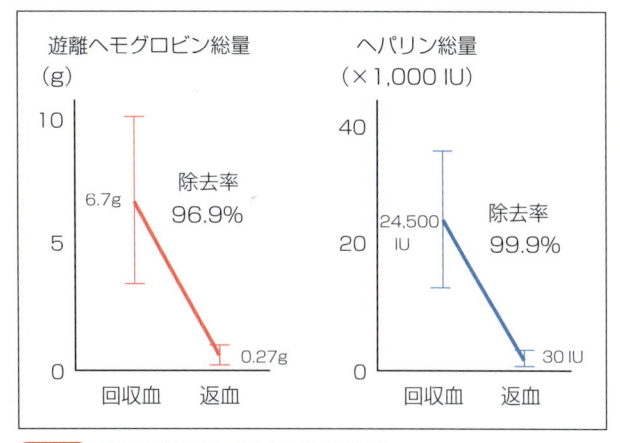

図1 術中回収式における洗浄効果
洗浄操作によって術中回収血の遊離ヘモグロビンと抗凝固薬であるヘパリンが有意に減少する.

(冨士武史, ほか. 自己血輸血 2009; 22: 1-25[2]) より)

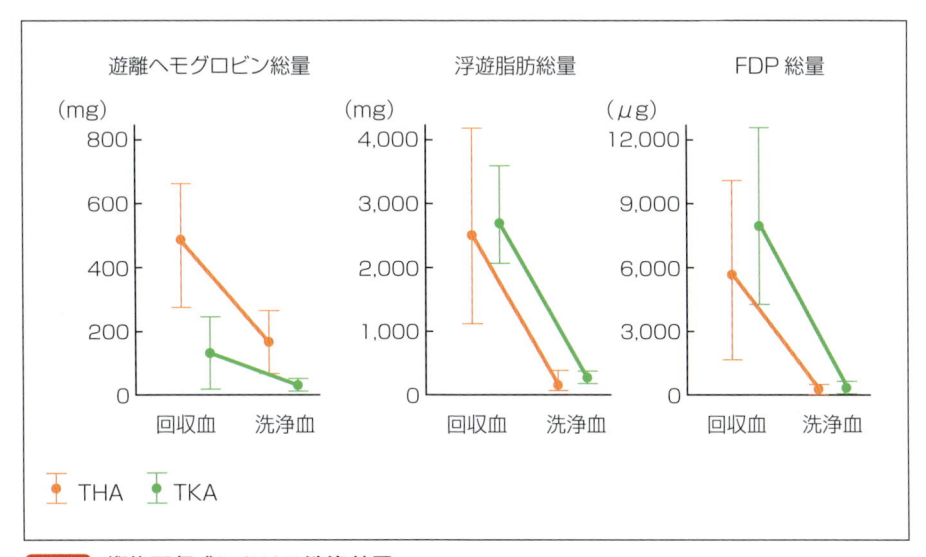

図2 術後回収式における洗浄効果
THA：人工股関節置換術, TKA：人工膝関節置換術.
洗浄操作によって術後回収血の遊離ヘモグロビン, 浮遊脂肪, フィブリン分解産物（FDP）が有意に減少する.

(冨士武史, ほか. 自己血輸血 2009; 22: 1-25[2]) より)

❷ 回収式の適応と禁忌

a. 回収式の適応（表2）

- 回収式は組織の挫滅が少なく, 細菌や腫瘍細胞の混入がない, 血液そのものが出ている術中や術後の大量出血例あるいは非開放性の外傷に伴う大量出血症例がよい適応になる.

表 2　回収式の適応手術

心臓血管外科領域	開心術，胸部・腹部大動脈瘤手術，大血管損傷（非開放性外傷）
整形外科領域	人工股関節全置換術（術中，術後），人工膝関節手術（術後），脊椎手術（術中）
産婦人科領域	卵巣出血，子宮外妊娠など

（面川　進．実践・輸血マニュアル―自己血輸血から輸血療法全般の理解を求めて．医薬ジャーナル社；2012．p.138-45[7]）から改変）

表 3　回収式自己血輸血の禁忌

回収血に細菌が含まれる手術	消化管の手術，骨髄炎，脊椎炎の手術　開放創のある手術（骨折手術）
腫瘍細胞が混入する手術	悪性腫瘍手術
羊水が混入する手術	帝王切開手術

（面川　進．実践・輸血マニュアル―自己血輸血から輸血療法全般の理解を求めて．医薬ジャーナル社；2012．p.138-45[7]）から改変）

- 心臓血管外科手術は手術野の汚染が少なく大量の血液そのものが術野に出てくるため，回収式の非常に良い適応になる．開心術はもちろんのこと，胸部および腹部大動脈瘤手術および破裂性大動脈瘤手術でも適応になる．しかし，大量の出血があるため，血漿成分や凝固因子を返血できない回収式だけでは同種血輸血回避に限界がある．
- 整形外科領域では，術中に輸血療法が必要になる可能性の高い人工股関節置換術や脊椎手術が術中回収式の適応である．人工股関節置換術では術後のドレーンからの出血も少なくないため，術後回収式の適応でもある．人工膝関節置換術は，通常は術中の出血量はそれほどなく術後の出血が大部分であるため，術後回収式が良い適応となる．
- 産婦人科領域では卵巣出血や子宮外妊娠など，大量の腹腔内出血を伴う際に回収式の適応となる．産婦人科手術では腹腔鏡下の手術も術中回収式を行うことができる．

b．回収式の禁忌（表 3）

■ 回収血に細菌が含まれる手術

- 細菌に汚染された血液を輸血すると敗血症になる可能性があるため，回収血に細菌が含まれる手術は禁忌である．回収式の保険適応も無菌的手術と限定されている．したがって，消化管手術や胆管炎や胆囊炎などが疑われる肝胆道系の手術，骨髄炎などは適応とはならない．開放創を伴う外傷手術でも細菌汚染のリスクから回収式は禁忌である．

■ 回収血に腫瘍細胞の混入の危険性がある悪性腫瘍手術

- 回収血に腫瘍細胞の混入の危険性がある悪性腫瘍手術も禁忌である．広範囲腫瘍切除術を行った場合でも回収血への腫瘍細胞の混入の危険性が否定できないことから，保険診療上は適応から除外されている．出血量が多い肝臓癌や転移性脊椎腫瘍なども適応にならない．泌尿器科手術も癌手術が多いことや尿路感染などの細菌汚染のリスクから回収式の適応となることは少ない．

■ 羊水混入の危険性がある手術

- 回収血に羊水混入の危険性がある帝王切開手術などの産科手術も禁忌である．

❸ 術中回収式の実際[2,7]

- 術中回収式は原則として洗浄式で行う．図3に術中回収式自己血輸血の概要を示す．実施に際しては，表4の「日本自己血輸血学会　回収式自己血輸血実施基準（2012）」[8]を参照することが望ましい．

a. 血液の回収

- 血液は空気とともに吸引するため溶血しやすく，遊離ヘモグロビンが多く含まれている．そのため，抗凝固薬を含んだ生理食塩水（たとえば生理食塩水 1,000 mL に対してヘパリン 30,000 単位）を混入しながら回収する．
- 切削した骨屑，骨ろう，微線維性コラーゲンなどの止血材料は自己血回収装置のリザーバー内の 170 μm のフィルターで除去されるため，血液に混じて吸引しても問題はない．

b. 回収血の分離・洗浄

- 一定量の血液がリザーバーに貯留されると分離・洗浄操作に入る．
- 回収血が遠心ボウルに導かれ赤血球と血漿などの上清の分離が行われる．上清は遠心ボウルから廃液バッグに送られる．
- 洗浄用の生理食塩水が遠心ボウルに入り，分離されている赤血球を洗浄する．洗浄によってヘパリンや溶血による遊離ヘモグロビンを除去する．洗浄

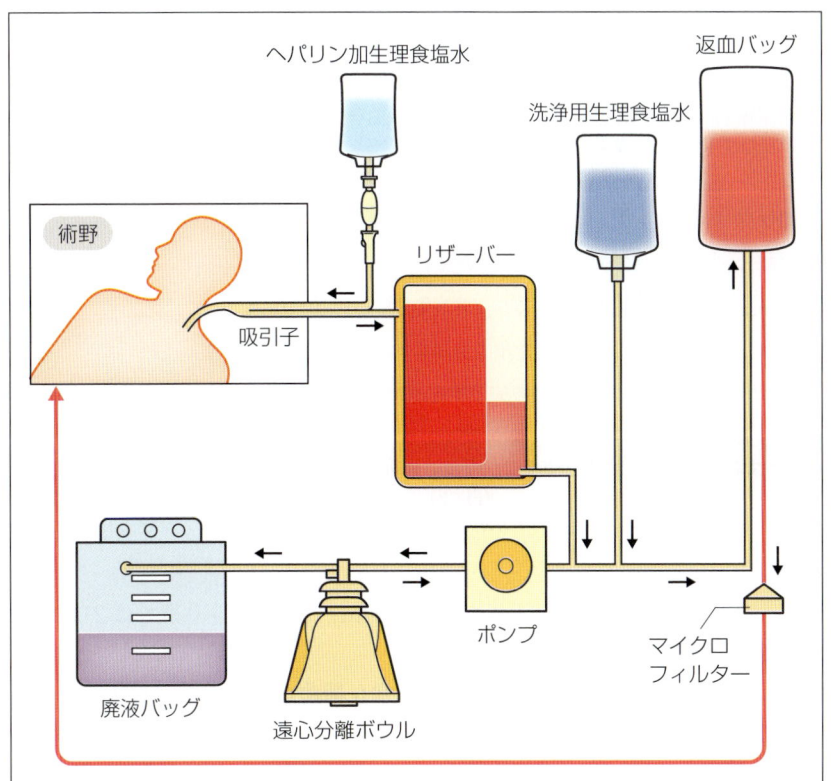

図3 Cell Saver（ヘモネティクスジャパン合同会社）の術中回収式のフロー図
（面川 進．実践・輸血マニュアル―自己血輸血から輸血療法全般の理解を求めて．医薬ジャーナル社；2012. p.138-45[7]より）

表4 日本自己血輸血学会　回収式自己血輸血実施基準（2012）―術中・術後回収式自己血輸血を行う手術での原則

- 本実施基準を参考に，各施設が置かれている状況を反映させた院内マニュアルを整備することが望ましい．

全般に関する基準	医学的適応	・開心術・大血管手術並びにその他の無菌的手術に適応がある
	禁忌	・細菌あるいは悪性腫瘍細胞の混入がある場合は禁忌である
	保険適応（4,500点）	・出血量が 600 mL 以上（ただし，12歳未満の患者においては 10 mL/kg）の手術に算定できる．ただし，上述の禁忌症例は除く（保険区分 K923）
	患者の全身状態	・年齢・Hb値・体重・血圧などに制限はない．ウイルス保菌者にも適応はあるが，手術室・器具・スタッフの感染防止に努める
	返血	・返血バッグには遅滞なく日時，ID，患者氏名，担当者名を記載する
		・返血バッグ内に分離した脂肪層があれば，この部分を返血しない．返血バッグ内に少量の空気が含まれているので，加圧輸血を行う際は空気注入に注意する
		・微小凝集塊除去フィルターを使用することが望ましい
	操作者	・機器の取り扱いに習熟した医師，看護師または臨床工学技師が操作する
	遊離ヘモグロビン	・洗浄式・非洗浄式にかかわらず遊離ヘモグロビンが含まれる．非洗浄式は，洗浄式より遊離ヘモグロビンが多いので注意する．ヘモグロビン尿が出現すれば，ハプトグロビンの投与を考慮する
術中回収式に関する基準	吸引圧	・溶血を減少させるために 150 mmHg 以下を目標とするが，急速な出血では吸引圧を上げる必要がある
	回収血に添加する抗凝固薬	・ヘパリン加生理食塩水（30単位/mL）を，回収血 100 mL に対し 15 mL で滴下する
		・ヘパリン起因性血小板減少症（heparin induced thrombocytopenia：HIT）患者の手術では，ヘパリン以外の抗凝固薬を使用する
		・添加した抗凝固薬は，そのほとんどが洗浄工程により除去される
	洗浄量	・機種や手術の種類によって，指定された量で洗浄する
	返血	・過誤輸血防止のため原則として手術室内で返血を開始し，手術室退室後に返血する場合には，患者取り違えに最大限の注意を払う
		・回収処理終了後4時間以内に返血を完了する．ただし，回収処理後4時間以内に冷蔵保存（1〜6℃）を行った場合には24時間保存が可能である
術後回収式に関する基準	吸引圧	・通常のドレナージチューブの吸引圧で行う
	抗凝固薬	・洗浄式では機種により添加するが，非洗浄式では添加しない
	洗浄量	・洗浄式では，機種に指定された量で洗浄する
	返血	・回収開始後6時間以内に返血を完了する．非洗浄式では，大量返血で出血傾向がでることに注意する

術中・術後連続して回収する場合：術中は術中回収式に関する基準に，術後は術後回収式に関する基準に従う．

（日本自己血輸血学会．自己血輸血 2012; 25: 会告8)より）
http://www.jsat.jp/jsat_web/standard2012/standard2012.pdf

には，通常，心臓血管外科手術では 1,000 mL，整形外科手術では 2,000 mL の生理食塩水を使用する．
- 回収した血液には術野の落下細菌，皮下常在細菌が混入していると考えられるため，リザーバー内で長時間放置するべきではない．逐次，濃縮・洗浄操作を行う．

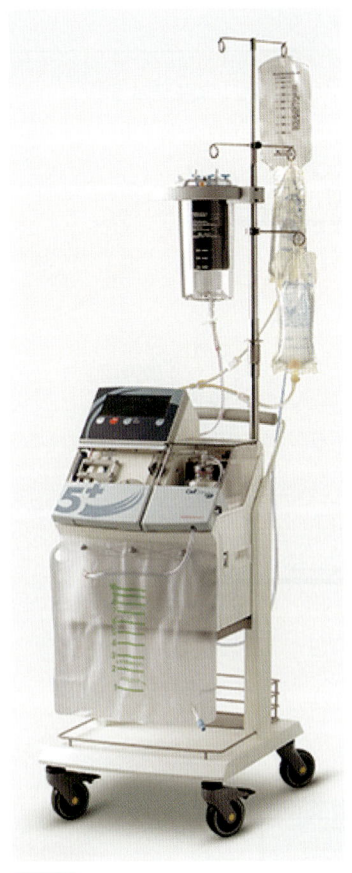

図4 Cell Saver5＋
（画像提供：ヘモネティクスジャパン合同会社）

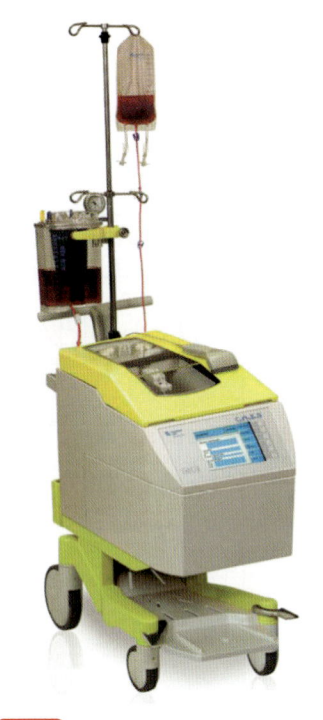

図5 C.A.T.S
（画像提供：フレゼニウス カービ ジャパン株式会社）

- 赤血球は洗浄濃縮されて返血バッグに回収される．遠心ボウルから溢れた洗浄用の生理食塩水は廃液バッグに入る．遊離ヘモグロビンやヘパリンおよび，血小板，凝固因子などの血漿成分も廃液バッグに入る．

c．回収血の返血

- 返血バッグの洗浄赤血球は術中や術後に輸血用フィルターを通して患者に戻す．微小凝集塊除去フィルターの使用が望ましい．
- 濃縮・洗浄後の処理血は，赤血球浮遊液となっておりヘパリンや遊離ヘモグロビンはほとんど除去されているが，細菌の混入が予想されるので長時間放置せずに輸血する．日本では術後6時間以内の輸血が推奨されているが，アメリカ血液学会の推奨では処理終了後4時間以内となっており[9]，処理血ができあがれば可及的早期に輸血する．
- 大量出血の場合には，回収式で返血できるのは赤血球だけで，凝固因子や血漿は含まれていないことを認識しておく．出血量が1,500～2,000 mLを超えるような場合には，状態によって凝固因子やアルブミンなどの補充を検討する．

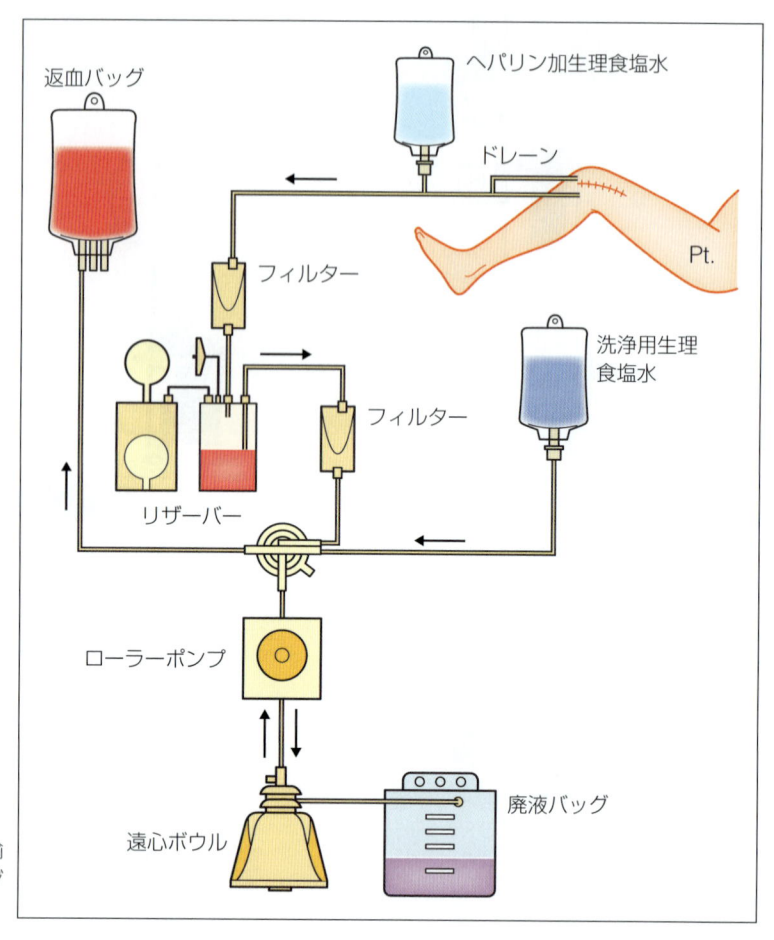

図6 術後洗浄式のシステム図
(面川 進. 実践・輸血マニュアル—自己血輸血から輸血療法全般の理解を求めて. 医薬ジャーナル社；2012. p.138-45[7]より)

回収血バッグには，患者氏名，患者ID，血液型，回収血作製時間などを明記

- 回収血バッグには，患者氏名，患者ID，血液型，回収血作製時間などを明記する．過誤輸血防止のため原則として手術室内で返血を開始する．
- やむを得ず手術室退室後に返血する場合には，患者取り違えに最大限の注意を払う．その場合には，以下の2点に留意する．
  ①患者と回収血バッグとの照合を患者氏名，患者ID，血液型などの読み合わせで行う．
  ②回収血を手術室で回収装置から外して病棟看護師に手渡す際に，手術を行った部屋で当該患者の点滴ルートに連結する（いくつかの部屋で術中回収式を実施している場合には，誤って他の患者の血液が渡ってしまう可能性がある）．
- 図4と図5に代表的な術中回収式の機器を示す[7]．

❹ 術後回収式の実際[2,7]

- 整形外科の股関節や膝関節手術などの術後に創部に挿入したドレーンからの出血血液を回収して処理し，患者に戻す自己血輸血法である．前述したよう

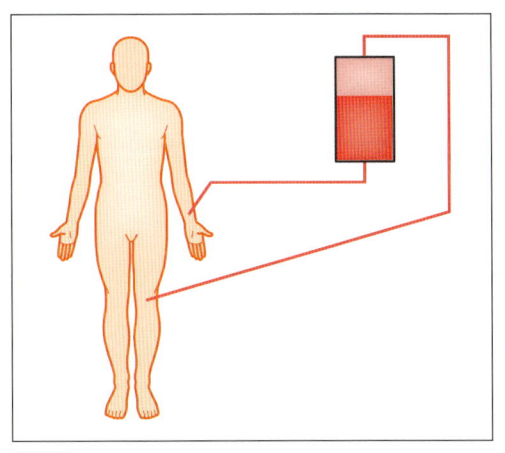

図7 術後非洗浄式のシステム図
（冨士武史，ほか．自己血輸血 2009; 22: 1–25[2]より）

表5 回収式自己血輸血の合併症
- 凝固因子不足による出血傾向
- ヘモグロビン血症
- 腎不全
- 肺の微小血栓症
- 細菌汚染，敗血症
- 脂肪球混入による肺塞栓

に洗浄式と非洗浄式に分類される．実施に際しては**表4**の「日本自己血輸血学会　回収式自己血輸血実施基準（2012）」[8]を参照することが望ましい．

a. 洗浄式

- 術中回収式と同様に，回収装置による遠心操作で洗浄・濃縮を行い，ドレーンからの回収血に含まれる遊離ヘモグロビン，浮遊脂肪，異物などを除去して，洗浄赤血球浮遊液を作製し返血する（**図6**）．

b. 非洗浄式[2,7]

- 術後にドレーンから集められた血液を，フィルターを通して組織片を除去するだけで輸血する．この方法は，装置が簡単で迅速な返血が可能であることに加え，血漿成分も廃棄されず返血することができる（**図7**）．
- 遊離ヘモグロビンは除去されないため低ハプトグロビン血症や腎機能不全患者では使用しない[10]．また，骨・関節手術では，ドレーン血に含まれる浮遊脂肪はフィルターで除去できないために，白血球除去フィルターを使用する必要がある[11]．実施に際しては**表4**の「日本自己血輸血学会　回収式自己血輸血実施基準（2012）」[8]を参照することが望ましい．

⑤ 回収式の合併症と留意点

- 回収式には**表5**にみられるような合併症の危険性がある[7]．回収式自己血輸血の3原則として，①清潔な術野，②手術室内での輸血回路への連結，③速やかな返血，これらを念頭に安全な回収式実施が望まれる[2]．

（面川　進，脇本信博）

文献

1) 遠山　博．輸血の歴史．遠山　博，編．輸血学．改訂第3版．東京：中外医学社；2004．p.2–18．
2) 冨士武史，脇本信博．回収式自己血輸血—現状と実際．自己血輸血 2009; 22: 1–25．
3) 岡崎　敦，ほか．回収血輸血法における術前ハプトグロビン測定の必要性．自己血輸血 1997; 9: 179–181．
4) 加藤泰司．術後回収式自己血輸血における洗浄操作の必要性．自己血輸血 1994; 7: 64–6．
5) 松田圭二．非洗浄回収式自己血輸血の安全性に関する研究—凝固線溶系に及ぼす影響について．自己血輸血 1996; 9: 49–61．
6) 加藤泰司，ほか．術後回収式自己血輸血の適応時間の検討．自己血輸血 1992; 5: 115–6．
7) 面川　進．回収式自己血輸血．脇本信博，編．実践・輸血マニュアル—自己血輸血から輸血療法全般の理解を求めて．大阪：医薬ジャーナル社；2012．p.138–45．
8) 日本自己血輸血学会．日本自己血輸血学会　回収式自己血輸血実施基準（2012）．自己血輸血 2012; 25: 会告．
9) American Association of Blood Banks. Standards for perioperative autologous blood collection and administration. 2nd ed. 2005.
10) 冨士武史，桜井　隆．整形外科自己血輸血マニュアル．改訂第2版．東京：金原出版；1996．
11) 脇本信博．自己血輸血の合併症と対策．リウマチ科 1998; 19: 253–63．

2. 自己血輸血

希釈式自己血輸血

❶ 希釈式自己血輸血の概念[1]

- 日本では，希釈式自己血輸血（hemodilutional autologous blood transfusion：HAT）とよんでいる．海外では isovolemic hemodilution（等量血液希釈）が一般的である．
- 希釈式自己血輸血は，手術直前に貯血を行う貯血式自己血輸血と考えられる．採血に伴い減少する血液量を代用血漿剤[2,3]で補い，赤血球減少に伴う組織への血液酸素運搬能の低下を生体の代償機能（心拍出量の増加と組織酸素摂取率の増加）で補う方法である．

❷ 血液希釈の生理[4]

- 希釈式自己血輸血を行うためには，血液希釈の生理を十分に理解する必要がある．

a. 血液希釈の限界点（図1）

- 高折らの研究によると，人為的に血液希釈を作製し，希釈の安全限界の破綻を追求した結果，血液ヘモグロビン（hemoglobin：Hb）値が3～4 g/dL に達すると，酸素供給不足に起因する嫌気性代謝が始まる．そして，安全限界は Hb 値 5 g/dL 付近にあると考えられる．

b. 血液粘度（図2）

- 血液希釈下での代償作用の中心である心拍出量増加に最も重要な役割を果たしているのは，血液粘度低下である．
- 血液粘度の 90％以上が赤血球濃度，つまりヘマトクリット（hematocrit：Ht）値が関係する．Ht 値が 50％以上では急激に血液粘度が高くなる．

c. 循環動態（図3）

■ 動脈圧

- 血液希釈下では，血液粘度低下により体血管抵抗が減少する．しかし，代償作用による心拍出量増加のため血圧低下は少ない．
- 血液希釈下の動脈圧波形は，拡張期血圧が低下する．血液粘度低下による体血管抵抗減少に起因すると思われる．

■ 心拍数

- 血液希釈下では血液粘度低下による血圧低下があれば，圧受容体反射で頻脈

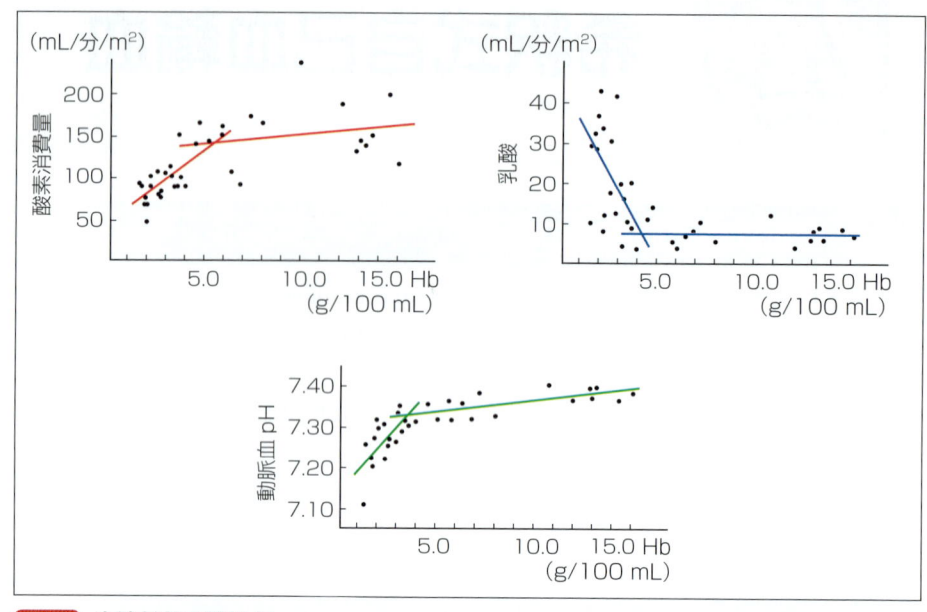

図1 血液希釈の限界点
血液希釈の安全限界を超えると嫌気性代謝となる．Hb 4 g/dL 以下になると乳酸が増加する．
(小堀正雄．新自己血輸血．改訂第3版．克誠堂出版；2006. p.69[4]より)

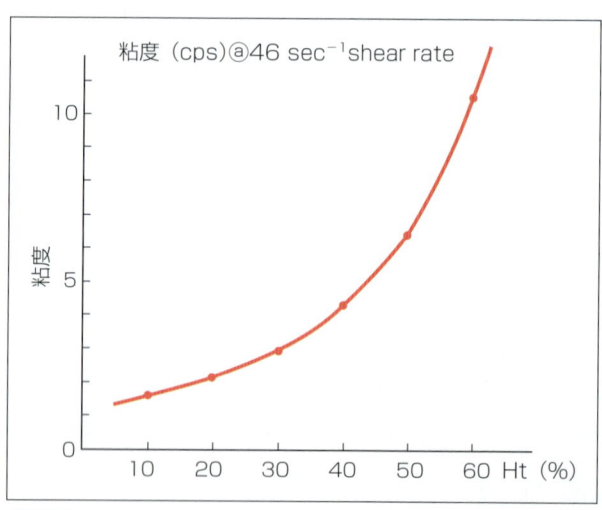

図2 ヘマトクリット値（Ht）と血液粘度との相関関係
cps：センチポイズ．
(小堀正雄．新自己血輸血．改訂第3版．克誠堂出版；2006. p.73[4]より)

になる．実際には，心拍出量増加などの代償作用と全身麻酔下であることから頻脈をあまり経験しない．

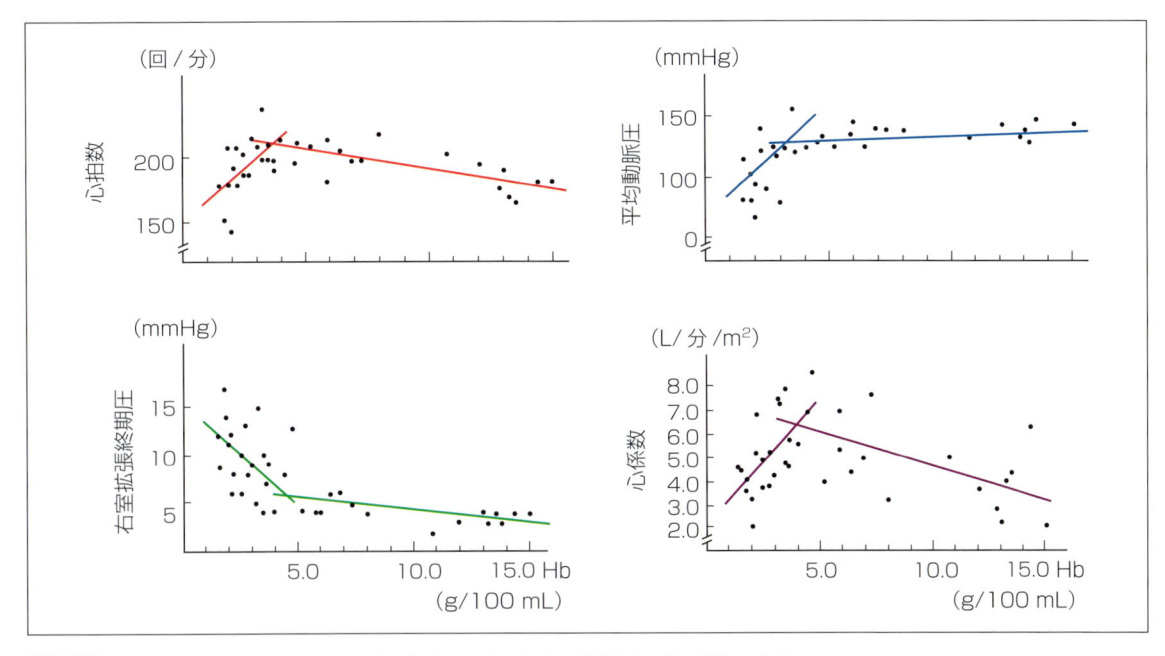

図3　血液希釈に伴う心拍数，平均動脈圧，右室拡張終期圧，心係数の変化
Hb 値が 4 g/dL ぐらいで心拍出量の増加が極限に達する．
Hb：ヘモグロビン．

(高折益彦. 自己血輸血マニュアル. 改訂第 2 版. 克誠堂出版；1996. p.83[5]) より)

心拍出量
- 血液希釈下での代償作用の中心は，血液粘度低下による心拍出量増加である．心拍出量増加の主因は 1 回拍出量増加であるが，希釈液の種類，使用量による影響が大きい．
- 代用血漿剤の選択として，血液粘度の点からは低分子型が望ましいが，血管外排泄が速い．分子量 20 万前後の中分子型が優れている．
- 日本では分子量 4 万〜7 万の低分子型しか入手できないので，400 mL 採血に対し 500 mL 輸液するなど，臨床上前負荷を少し多く保つ[★1]．

[★1] 2013 年 10 月から，分子量 13 万の製剤が使えるようになった．

心電図
- 臨床的に行う程度の血液希釈なら心電図変化はない．血液希釈が長期になれば，低電位となる．ST 変化にも注意する．

d. 臓器血流量

心筋
- 血液希釈で心筋血流，とくに左室領域の血流が増加することは，代償作用の中心である心拍出量増加の点から好ましい．しかし，冠動脈狭窄症例では，慎重に適応を検討すべきである．

◼ 脳
- 脳血流は，血液希釈下では心筋血流とともに優先的に増加する．

◼ 腹部内臓血流
- 血液希釈下では，上腸間膜動脈領域血流は増加するが，肝臓・腎臓血流では血流分布率が低下する．しかし，組織酸素分圧の低下はなく，直ちに障害が生じるわけではない．

> 血液希釈では心筋血流と脳血流は優先的に増加し，肝・腎血流は血流分布率が低下する

e. 呼吸動態
- 血液希釈では，肺酸素化改善，換気血流不均衡の是正がみられる．希釈液に晶質液を用いると膠質浸透圧が低下して，肺間質水分が増加し酸素拡散能が低下する．

f. 酸素消費量と組織酸素摂取率
- 血液希釈とは血中酸素含量の減少であり，代償作用が発揮されなければ酸素供給不足による嫌気性代謝となる．軽度な血液希釈では，心拍出量増加が代償作用の中心となるが，高度になると酸素摂取率増加が生じる．

g. 血液酸塩基平衡
- 一般に自己血採血によるHb量の減少は血液緩衝能を減少させるが，同時に血漿中の重炭酸系緩衝能で補われるため，極度の血液希釈状態にならない限り大きな変化は生じない．ただ，代用血漿剤の溶媒に注意する．

h. 止血機構

◼ 出血傾向
- 希釈に用いる代用血漿剤は，投与量に注意すれば影響は少ないと考えられる．ただ，血液希釈自体に出血傾向の可能性はあるので注意が必要である．
- 凝固因子の希釈，脆弱凝血塊，末梢循環亢進，静脈圧上昇，血管壁緊張低下が主な原因であるが，必然的に起こる事象である．

❸ 希釈式自己血輸血の適応[4-6]

a. 患者側の条件

◼ 血色素量，赤血球量
- 日本自己血輸血学会の貯血式自己血輸血実施基準（2011）[7]に従い，採血前のHb値は11 g/dL以上を原則とする．希釈後のHb値は，7〜8 g/dLまでとする．これは，同種血輸血開始基準とほぼ同じである．実際には，8〜9 g/dLぐらいを目標にするのが安全である．

■ 心機能
- 血液希釈の代償機能は心拍出量増加が中心となるために，心拍数増加，心筋収縮力増加が期待できる心予備能力が前提になる．
- 冠動脈疾患，心筋障害，弁膜症などの病的状態では，心拍出量の増加が見込めず，希釈式は避けたほうが安全である．
- 先天性心疾患による多血症も適応となりうるが，安全性の検討などはなされていない．

■ 肺機能
- 肺疾患であっても動脈血酸素分圧，酸素飽和度に問題がなければ可能である．

■ 止血機能
- 希釈式による出血傾向は，希釈自体による効果と代用血漿剤の人工膠質液による効果に分けられる．原則として，出血傾向があれば希釈式は行わない．
- 代用血漿量が 20 mL/kg 程度では，術前の止血機能に異常がなければ，人工膠質液による出血傾向は考えなくてよい．

■ 合併症
多血症
- 多血症（真性，症候性）で高血圧，末梢循環障害を有する症例では積極的な適応となる．
- 予想出血量が少なくても積極的に血液希釈を行い，血液粘度を下げ，心仕事量軽減・術後血栓防止のために行う．術中出血量が少なければ，自己血は無理に返血しない．

向精神薬服用患者
- 血液希釈により，服用薬物の血中濃度に影響を及ぼす可能性がある．

肺塞栓
- 低分子型代用血漿剤による血液希釈は，術後肺塞栓を予防すると考えられる．

■ 採血の難易度
- 採血速度が遅いと，採血バッグ内で凝固しやすい．末梢静脈からは，採血が難しいことが多い．肘静脈からは可能であるが，関節に近いので採血中の管理が難しい．内頸静脈，大腿静脈などを適宜選択する．
- 20 G であれば動脈ラインからの採血も可能である．カテーテル内の凝固には十分注意する．

■ 年齢，体重
- 希釈式では特別に限定する必要はないと考える．ただ，個々の患者の循環血液量と安全性を考慮しなければならない．とくに小児・高齢者および体重が

> 希釈式の採血では内頸静脈，大腿静脈などを適宜選択する．

少ない患者では慎重に行う．

◾ アレルギーの既往
- 非常にまれであるが，代用血漿剤によるアレルギーの既往があれば施行しない．代用血漿剤によるアナフィラキシー反応は，とくにゼラチン製剤で頻度が高い．
- 日本で使われている低分子型の代用血漿剤は抗原性が低く，重症とはならないと考えられる．実際に行うときは，顔面紅潮や全身発赤などの臨床症状に注意する．

◾ 発熱
- 発熱自体は必ずしも希釈式の禁忌にはならないが，菌血症が疑われるときは安全性を考慮し行わない．

◾ 腎機能障害
- 低分子型の代用血漿剤は，腎機能障害にはまったく問題がないといわれているが，慎重に投与する．

◾ 循環不全症例
- 循環動態や循環血液量が不安定な症例では行わない．採血中に不安定になれば，迷わず中止する．見かけ上のHb値やHt値だけで判断するのは危険である．

> 採血中に循環動態や循環血液量が不安定になれば迷わず中止する

b. 医療者側の条件

◾ 手術の種類
予想出血量
- 希釈式は緊急症例，担癌患者も含め，すべての手術に適応できる．一般に循環血液量の10％以下の予想出血量ならば同種血輸血の適応でないため，通常は自己血輸血を計画しない．
- 一方，50％以上の予想出血量では，希釈式による喪失血球量の削減ができたとしても同種血輸血は避けられない．希釈式では800〜1,200 mLの採血が限界であり，1,000〜2,000 mLの出血には対処できる．

> 希釈式では，800〜1,200 mLの採血が限界，1,000〜2,000 mLの出血に対処可能

採血量の設定
- 希釈の安全性と代用血漿剤の使用限界から，20 mL/kg（800〜1,200 mL）程度とする．大量輸血が予想される場合でも，希釈式により，喪失血球を削減できるので，同種血輸血を減らすことが可能である．また，採血した自己血は新鮮血であるため，赤血球以外の輸血の機会も減らせる．

緊急手術への対応
- 患者の状態を見て行うことは可能であるが，循環血液量が不安定なときは行わない．

◾ 麻酔の種類
- 希釈式では，循環血液量が変動するため，確実に呼吸・循環管理ができる全身麻酔下が望ましく，患者の苦痛もない．

◾ 施行要員
- 麻酔導入直後に，採血し希釈液輸液を行うため，循環動態の監視が必要であり，その施行は担当麻酔科医でなければならない．

> 施行は担当麻酔科医でなければならない

❹ 希釈式自己血輸血の実際[4, 8)]

a. 術前準備
- 術前の循環血液量不足（脱水状態）を避け，全身状態を良好に保つ．手術当日までに血色素量を十分保つ．そのため，1週間前ぐらいから鉄剤投与も考慮する．
- 貯血式を併用する場合は，エリスロポエチン製剤の投与も可能である．手術の内容および予想出血量についても十分検討する．

b. 麻酔管理
- 希釈式は，呼吸・循環動態を確実に管理できる全身麻酔が望ましい．

◾ 前投薬
- 一般的な処方に準じてよい．

◾ 麻酔導入
- 導入後，可及的すみやかに自己血採血操作を終了し，円滑に手術を開始するために，静脈麻酔薬による導入が適していると考えられる．

◾ 麻酔維持
- 吸入麻酔薬は，採血中に混入した麻酔薬が返血時に生体に影響を及ぼさないという点で最も適していると考えられるが，末梢血管拡張・心拍出量低下をきたしやすいので，慎重に管理する．
- 一方，静脈麻酔薬は採血した自己血に薬物が混和するので，返血中および返血後は十分観察する．

◾ 筋弛緩薬
- 麻酔導入・維持中に使用した筋弛緩薬が採血した自己血に混和するのは避けられないので，原則として手術室内で返血し，患者を十分観察して病棟に返す．回復室での管理が望ましい．

> 手術室内で返血して十分に観察することを原則とする

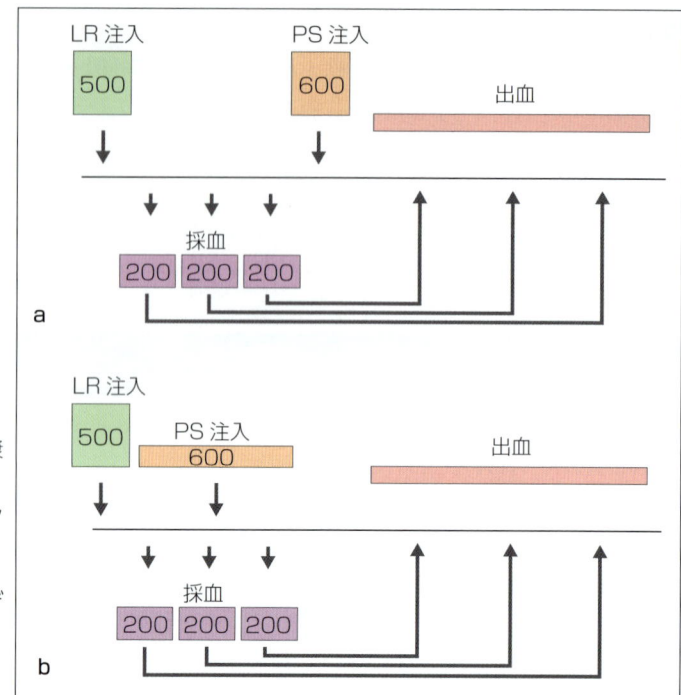

図4 希釈式自己血輸血実施の模式図
a：採血後代用血漿剤注入，b：採血・代用血漿剤同時施行．
a は理想的な希釈法であるが，実際は b が管理しやすく，循環も保たれる．
LR：lactate ringer solution（乳酸リンゲル液），
PS：plasma substitute（代用血漿剤），それぞれ単位は mL，採血の単位は g．
（小堀正雄．新自己血輸血．改訂第 3 版．克誠堂出版；2006. p.102[4])より）

■ 麻酔中の換気法
- 麻酔導入後の換気は，気管挿管下での陽圧換気とする．陽圧換気が静脈圧を上昇させ，採血を容易にする．

■ その他の併用補助手段
低血圧麻酔
- 代償作用としての心拍出量増加の主因は 1 回拍出量増加であり，前負荷が保たれている必要がある．
- 低血圧麻酔で使用する血管拡張薬は後負荷を低下させるプロスタグランジン E_1 が望ましいが，希釈下ではすでに体血管抵抗が低下しているので，慎重に投与する．

硬膜外麻酔
- 全身麻酔と併用する際，血液希釈が終了し循環動態が安定してから局所麻酔薬を注入するほうが安全である．

c. 自己血採血と循環血液量の維持

■ 術前輸液
- 術前には，脱水を避けることが望ましい．

■ 麻酔導入時の輸液（図 4）
- 麻酔導入中は通常より輸液量を増やす（細胞外液型輸液剤 10 mL/kg 程度）．自己血採血に備えるためである．

■ 採血中の循環変動
- 希釈式で最も危険なのは，麻酔導入直後に起こる血管拡張，心機能抑制に加え，自己血採血による循環血液量減少により循環動態を不安定にすることである．
- 自己血採血終了後に代用血漿剤の急速輸液を行うが，採血と代用血漿剤投与を同時に行ったほうが安全と考えられる（図 4b）．

d．採血手順と返血の基本

■ 採血時の消毒[7]
- 自己血採血時の消毒は，貯血式に準じて行う．

■ 採血する血管
動脈
- 動脈圧モニターとしての橈骨動脈からの採血は可能であるが，留置カテーテルは 20 G が望ましい．
- 動脈圧モニターに切り替えながら，またカテーテル閉塞に注意しながら間欠的な採血になる．

静脈
- 内頸静脈，大腿静脈が一般的である．外頸静脈，末梢静脈からも可能であるが，管理が難しい．18 G か 16 G のシングルルーメンカテーテル，7 Fr のダブルルーメンカテーテルなどを留置すると採血しやすい[★2]．

■ 金属針，留置針
- 末梢静脈から採血する場合，金属針でも可能であるが，採血の量や採血後の管理を考えれば留置針が望ましい．

■ 採血路，輸液路
- 1 静脈路のときは，採血後同じ静脈路から希釈液を輸液するということを繰り返すことになる．これでは，採血時の循環血液量の変動が大きく時間もかかるので，現実的ではない．採血路とは別に輸液路があったほうが管理しやすいし，効率的である．とくに静脈麻酔を行うときは必須である．

■ 体位と採血上の注意（図 5）
- 自己血採血は自然落差（重力）で採取する．必要があれば頭低位とする．時々，三方活栓から注射筒を用いて血液を引きカテーテルの詰まりがないか確認するのがよい．ただし，過度な陰圧は溶血を起こすので注意する．
- 採血量は重量計で測定する．
- 採血中は時々バッグを揺らし，血液と抗凝固薬を十分に混和させる[★3]．

■ 採血量の設定
- 一般的には 15～20 mL/kg である（60 kg の成人は 900～1,200 mL）．

希釈式では，麻酔導入直後の循環血液量減少による循環動態の不安定が最も危険

▶自己血採血時の消毒に関しては，「2-2-1 貯血式自己血輸血」(p.113) 参照

★2
カテーテルの種類によって内腔の詰まりやすさが異なるので，注意を要する．内腔のコーティングの違いによるものと考えられる．

★3
市販の採血装置を使えば，採血量の管理と抗凝固薬の混和が自動で行える．

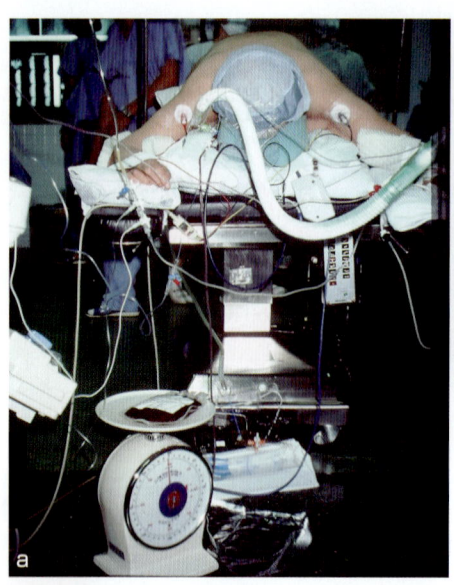

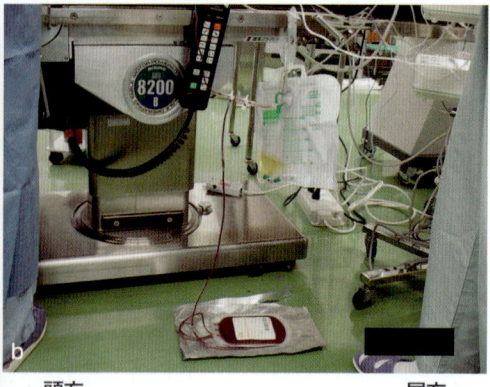

図5 自己血採血時の体位と採血中の注意点
a：右内頸静脈に7 Fr ダブルルーメンカテーテルを留置，自然落差（重力）で採血しているところ．時々揺らして凝固を防ぎながら，重量をチェックする．
b：頭頸部の手術のときは大腿静脈から採血する（7 Fr ダブルルーメンカテーテル留置）．

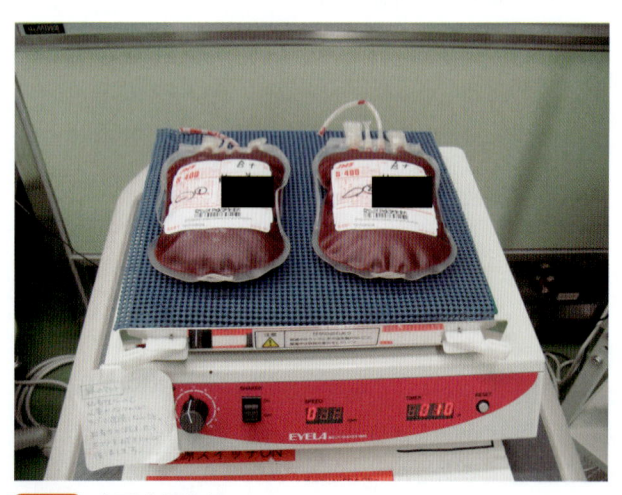

図6 自己血保存法
400 mL（g）のバッグ2袋を振盪器で揺らしながら室温で保存しているところ．手術をしているその部屋で保存し決して持ち出さない．新鮮血であり，血小板製剤と同じ扱いと考えればよい．

- 実際には200 mL 用，400 mL 用のバッグがあるので，患者の循環動態と，400 mL 採血後の末梢血像などを参考にして，最終的に採血する量を決める．
- 採血，希釈のために外科医の執刀を遅らせてはならない．本格的な出血操作の前に希釈をすませればよい．

自己血保存法（図6）

- 採取した自己血は手術室内で室温保存する．手術室内にとどめるのは，取り違え防止と血小板機能温存のためである．採血バッグには採血日時，氏名，血液型，採血順を記載する．振盪器で揺らしておくのがよい．
- 返血のタイミングが遅くなるようなときは，血小板機能をあまり問題にしなければ4℃保存が望ましい．

> 本格的な出血操作の前に希釈をすませる

自己血の返血順（図4）

- 採血順が後の自己血ほど代用血漿剤の混和が多く，血色素量も少ない．返血開始時には，まだ術野から出血しているため，後の自己血から順次返血する．理想的には物理的な出血がなくなってから返血を開始すれば，自己血が

無駄にならない．

■ 感染症患者
- HCVなどによる感染症を合併していても適応はある．とくに特殊な血液型の場合に積極的に行う．感染防止のため血液はとくに慎重に取り扱う．

■ 自己血の病棟での使用
- 希釈式で採取した自己血は，原則として病棟に持ち込まない．取り違えの可能性があるからである．手術室内で返すことを原則とする．少なくとも患者に返血しながら帰室とする（図7）．ただし，薬剤が混和しているので帰室後も十分観察する．

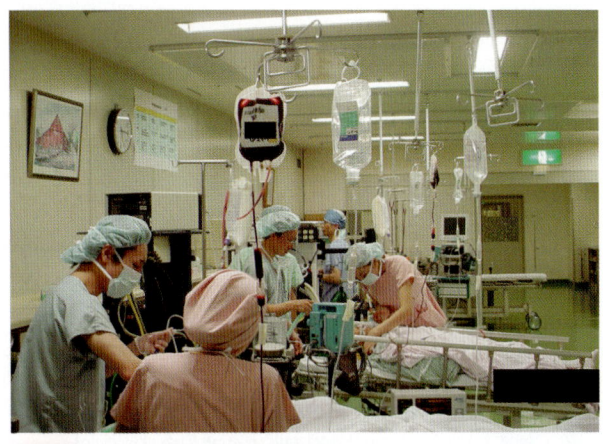

図7　回復室での自己血の返血
2人の患者でそれぞれ返血が行われている．少なくとも患者につながれば，取り違えは防ぐことができる．

e. 自己血採血後の循環血液量の補充

■ 希釈液使用量（図8）
- 採血量の1.2倍量の希釈液輸液が前負荷を増し循環維持に適している（採血400 mL〈g〉に対して500 mLの希釈液）．
- 血液希釈下では心拍出量は増大するが，それ以上に血液粘度低下による体血管抵抗低下により，血圧は低下する．血圧，他のバイタルサインをみながら輸液をする．

■ 希釈液の意義（図9）
- 等量希釈を維持する代用血漿剤の役割は，血漿と同程度の膠質浸透圧を保つこととそれを持続させることである．人工膠質液ができるだけ血管内にとどまることが重要である．

■ 代用血漿剤の問題点[2]
- 一般に，分子量が大きいほどアレルギー，腎機能障害，出血傾向などの合併症が生じる．腎糸球体での濾過閾値は分子量5万であることから，分子量4万の製剤では循環血液量が早期に維持できなくなる可能性がある．

f. 患者監視

■ 採血中のモニタリング
- 心電図，直接動脈圧，パルスオキシメータは必須である．中心静脈圧も参考にする．
- ほかに混合静脈血酸素飽和度，中心静脈血酸素飽和度が酸素の需要と供給のバランスの診断に役立つが，とくに前者はルーチンに行うのは侵襲が大きく煩雑である．

▶HCV：
hepatitis C virus（C型肝炎ウイルス）

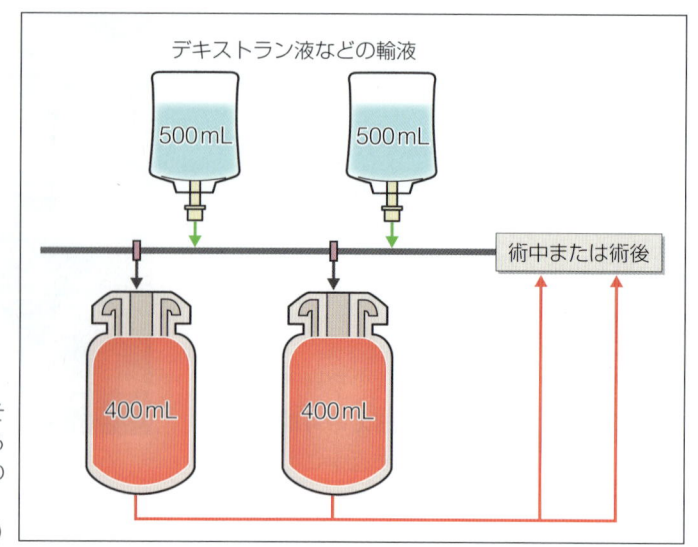

図8 希釈法
全身麻酔が開始された後，自己血を採血し，その後に輸液を行い，患者の体内の血液を薄める方法．採血量400 mL（g）に対して500 mLの希釈液輸液を行う．
（日本自己血輸血学会ホームページより）

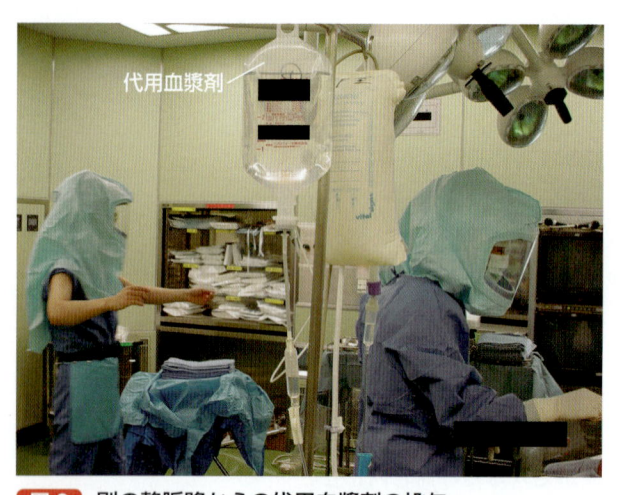

図9 別の静脈路からの代用血漿剤の投与
採血と同時に別の静脈路から低分子デキストラン加乳酸リンゲル液を投与しているところ．

★4
モニタリングの一つとしてブドウ糖初期分布容量[9]も注目されている．

手術の進行，出血の状況をよく把握する

- 動脈血ガス分析，末梢血血液像も参考にして採血量を決める★4.

■ 自己血の使用法

- 返血のタイミングはできるだけ後からにするのが効率的である．手術の進行状況をよくみて判断することが必要である．一般には，同種血輸血を開始するHb 7～8 g/dLぐらいで開始するが，動脈圧波形などをみながら遅れないようにする．
- アルブミン製剤，追加の代用血漿剤を併用することで自己血が無駄に失われないよう返血を遅らせる．
- 当然であるが，手術の進行，出血の状況をよく把握しないと自己血は有効に利用できないし，返血が遅れれば患者を危険にさらすことになるので注意する．

■ 術中出血量による管理法

予想以上の出血量のとき
- 希釈式自己血輸血で対処できなければ同種血輸血を行う★5.

少ない出血量のとき
- 返血はできるだけゆっくり行う．中心静脈圧，経胸壁心エコーなどを参考にして，循環血液量が過大にならないように注意する．

他の自己血輸血法の併用

貯血式自己血輸血[10]

- 予想出血量に対し貯血量が不足している場合，希釈式を併用する．貯血式を行っている症例では，積極的に鉄剤，増血剤を使っているので Hb 値は保たれている場合が多い．麻酔導入後の循環動態，Hb 値をみながら，採血量を決める．
- 返血は，古い貯血，希釈式自己血の順とする．術中出血量が少ないときは，希釈式自己血を返血し，貯血は無理に返血せず，術後必要に応じて使用する．

回収式自己血輸血[11]

- 回収式は洗浄式なので，血漿成分が失われる．凝固因子，血小板が含まれないので，希釈式を併用できれば，止血の面で有利と考えられる．

★5 あらかじめ希釈式で確保した自己血を新鮮血として温存しておき，同種血輸血を先行させ，止血の段階で返血するという考え方もある．そうすることで自己血に含まれる凝固因子，血小板の補充が期待できる．

❺ 希釈式自己血輸血の利点と欠点[1,5]

a. 利点

緊急性
- 患者の状態が許せば，術前の Hb 値や Ht 値を基準にしてすぐ対応が可能である．緊急手術でも行うことができる★6．

血液の生理性
- 採血し手術室に保存した血液はいわゆる新鮮血で，最も生理的な血液製剤といえる．とくに凝固・止血機能面において優れている★7．

経済性
- 必要なものは留置カテーテル，採血バッグなどであり，血液製剤を購入することを考えれば経済的といえる．

安全性
- 取り違えを発生させない．そのためにも手術室内で返血すべきである．保存期間が短いので，血液汚染の危険も少ない．

患者の負担
- 採血は全身麻酔下で行われるので，患者はまったく疼痛も不快感もない．

赤血球成分喪失の軽減
- 手術中は希釈された血液が失われるので，相対的に赤血球成分の喪失が軽減される★8．

b. 欠点

量的限界
- 採血・使用量が最大 20～25 mL/kg と制限される．

施行技術
- 施行技術に経験・訓練を必要とする★9．

★6 経験的には，脊椎領域や四肢の緊急手術などで積極的に行ってきた．

★7 これはあくまで理論上である．800～1,200 mL 採血したとして，4～6 U の血小板，新鮮血漿が得られる．これが臨床的にどの程度有利か証明するのは難しい．

★8 そのためにも，できるだけ短時間で本格的な出血が始まる前にきちんと希釈をすませることが肝要である．

★9 とにかく見かけ上の Hb 値，Ht 値にとらわれず，目の前の循環動態に応じた判断が要求される．無理は禁物である．

非適応患者
- 心疾患・貧血・易出血患者など非適応患者がある.

麻酔法
- 全身麻酔を必要とする.

時間的制約
- 採血・希釈のため手術開始時間が遅延する可能性がある[★10].

認識
- 血液希釈の生理,安全性に関する認識を必要とする[★11].

❻ 血液量増量自己血輸血 (hypervolemic hemodilution)[1)]

- 生体の血液量増加に対する忍容力を利用して,全身麻酔開始とともに 15 mL/kg の膠質液を注入する.これにより血液量増加を図り出血に対処する[★12].

この項を書き終えるにあたり,高折益彦先生らのご業績に心から敬意を表します.また,いろいろ引用させていただいたことをこの場で深謝いたします.読者の皆様には,引用文献を直接読んでいただくことを切に希望します.

(橋本 浩)

★10 原法に従えば,このことは避けられない(図 4a).しかし執刀は遅らせないことが大事である.本格的な出血操作が始まる前に採血・希釈をすませばよい.

★11 当然,専門的な知識をもった麻酔科医が行うべきである.

★12 この方法は採血をすることなく,貯血を生体内で行う方法と考えることができる.

文献

1) 高折益彦. 希釈式自己血輸血. 周術期輸血. 東京:克誠堂出版;2007. p.174-6.
2) 高折益彦. 代用血漿剤. 高折益彦, 編. 代用血漿剤と臨床. 東京:克誠堂出版;2004. p.3-147.
3) 高折益彦. 代用血漿剤としての条件. 代用血漿剤 HES. 東京:克誠堂出版;2010. p.7-13.
4) 小堀正雄. 希釈式自己血輸血. 高折益彦, 編. 新自己血輸血. 改訂第 3 版. 東京:克誠堂出版;2006. p.65-117.
5) 高折益彦. 希釈式自己血輸血. 高折益彦, 編. 自己血輸血マニュアル. 改訂第 2 版. 東京:克誠堂出版;1996. p.79-121.
6) 面川 進. 希釈式自己血輸血. 2 適応と禁忌. 脇本信博, 編. 実践・輸血マニュアル—自己血輸血から輸血療法全般の理解を求めて. 大阪:医薬ジャーナル社;2012. p.132-3.
7) 脇本信博. 貯血式自己血輸血. 3 実施基準(2), 4 実施基準(2). 脇本信博, 編. 実践・輸血マニュアル—自己血輸血から輸血療法全般の理解を求めて. 大阪:医薬ジャーナル社;2012. p.82-5.
8) 面川 進. 希釈式自己血輸血. 3 実施上の留意点. 脇本信博, 編. 実践・輸血マニュアル—自己血輸血から輸血療法全般の理解を求めて. 大阪:医薬ジャーナル社;2012. p.134-5.
9) 石原弘規. IDVG と血漿量. 石原弘規. ブドウ糖初期分布容量の基礎と臨床—周術期体液管理への応用. 東京:真興交易医書出版部;2012. p.56-65.
10) 清水喜徳, 加藤博久. 術前の自己血貯血—希釈式も組み合わせ,自己血貯血を最大限に利用する. LiSA 2012; 19: 1182-6.
11) 橋本 浩, 廣田和美. 術中の自己血輸血—希釈式と回収式で同種血輸血を回避せよ! LiSA 2012; 19: 1188-92.

2. 自己血輸血

2-2-4 自己血輸血看護師制度の拡充と今後の課題

① 看護師採血の実態

- わが国では輸血部のない施設が多いため，看護師あるいは研修医が自己血採血・輸血を行うことが多い．そのため，採血時の血管迷走神経反応（VVR）[1]や細菌汚染[2]の危険性が指摘されている．
- 同種血輸血の安全性が劇的に向上してきた今，教育を受けた医師あるいは看護師が採血時のVVRや細菌汚染などの危険性を回避し，適切な採血を行うことが重要である．ところが，中小の病院，とくに地方では，医師の立会いもなく自己血採血を看護師だけに任せている病院が多いと考えられている．
- 2012年度（平成24年度）の日本輸血・細胞治療学会 血液製剤使用実態基本調査報告書では，看護師が採血を担当している割合は全体で49.2％であった．病床数500床以上の施設での看護師担当率が35.7％であったが，300床未満の施設では54.0％で高率となっていた（図1）．
- 地方の中小の病院では看護師担当率はさらに高く，秋田県の調査[3]では看護師が自己血採血に関与している割合は55％で，その中で採血時の医師の立会いはわずか7％であった（図2）．青森県の調査[4]でも看護師が関与している割合は85％であった（図3）．

▶VVR：
vasovagal reaction

図1 全国の貯血式自己血の採血者
（平成24年度日本輸血・細胞治療学会. 血液製剤使用実態基本調査報告書より）

② 自己血輸血看護師制度の必要性

- 自己血採血を看護師だけが行っている鹿児島県の1施設のアンケート調査[5]では，看護師の75％が貯血式自己血輸血に対して不安をもち（図4），81％の看護師は貯血式に関して教育を受ける必要があると感じていた．また，81％が正確な知識・確実な手技の習得およびリスク管理体制の構築のためには資格制度が必要であり，学会認定・自己血輸血看護師の育成が不可欠で

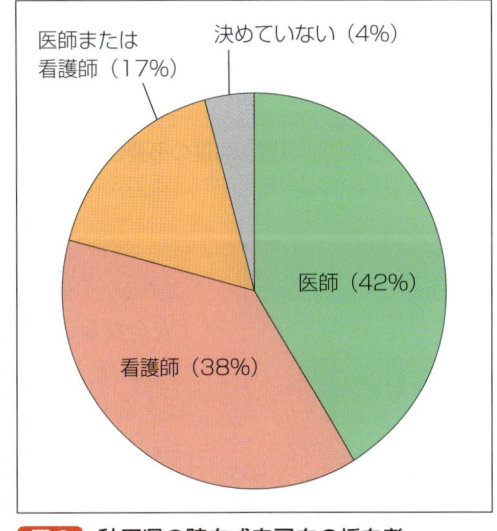

図2 秋田県の貯血式自己血の採血者
（面川 進，ほか. 自己血輸血 2007; 20: 43-8[3]より）

図3 青森県の貯血式自己血の採血者
(立花直樹, ほか. 青森県合同輸血療法委員会アンケート調査 2012[4]より)

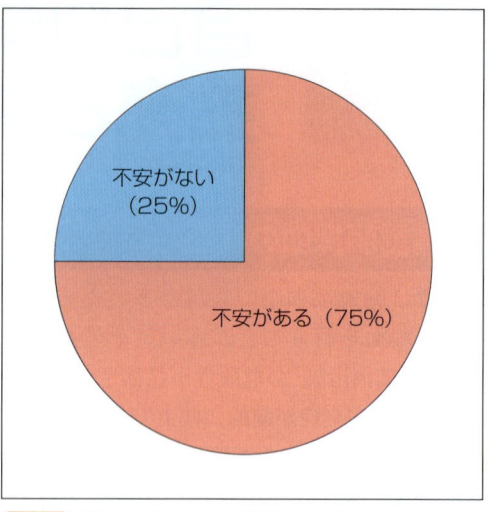

図4 貯血にかかわる業務への不安
(友清尚子, ほか. 自己血輸血 2007; 20: 228-34[5]より)

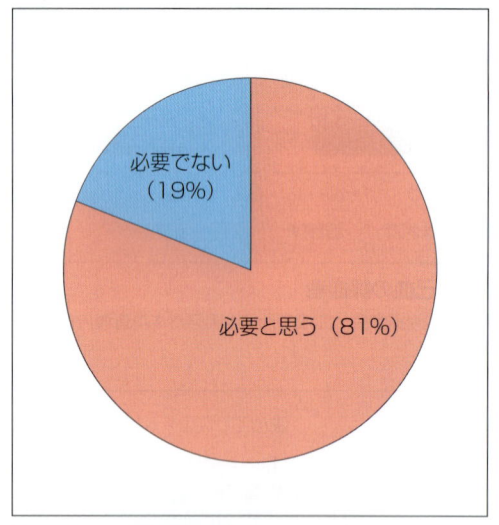

図5 自己血輸血看護師制度の必要性
(友清尚子, ほか. 自己血輸血 2007; 20: 228-34[5]より)

あると考えていた（**図5**）.
- 鹿児島県のみならず，自己血輸血に関する教育と専門の資格を望んでいる自己血採血担当看護師は少なくない．看護師にとって自己血輸血看護師制度への関心は高いと考えられる．
- そこで，日本自己血輸血学会と日本輸血・細胞治療学会は日本赤十字社の協力を得て，適正で安全な自己血輸血を推進する看護師の育成を目的として，学会認定・自己血輸血看護師制度協議会を設立した．

❸ 看護師採血の法律上の問題点

a. 看護師採血

- 看護師による自己血採血が法律的に認められるかについては，「医師法第17条」で「医師でなければ，医業をなしてはならない.」と規定されていた．ところが，「保健師助産師看護師法」第31条および37条（**表1**），および，「安全な血液製剤の安定供給の確保等に関する法律」第12条（**表2**）により，医師または歯科医師の指示に基づいて行われる看護師による自己血採血は，赤十字血液センターの献血採血が行われているのと同様に法律的には許されるものと考えられている．
- さらに，2002年（平成14年）9月30日の厚生労働省医政局長通知（**表3**）によって，「医師又は歯科医師の指示の下に保健師，助産師，看護師及び准看護師が行う静脈注射は，保健師助産師看護師法第5条に規定する診療の補

表1 保健師助産師看護師法
改正平成18・6・21・法律84号（施行平20年4月1日）

第5条　この法律において「看護師」とは，厚生労働大臣の免許を受けて，傷病者若しくはじよく婦に対する療養上の世話又は診療の補助を行うことを業とする者をいう．
第31条　看護師でない者は，第5条に規定する業をしてはならない．ただし，医師法又は歯科医師法（昭和23年法律第202号）の規定に基づいて行う場合は，この限りでない．
第37条　保健師，助産師，看護師又は准看護師は，主治の医師又は歯科医師の指示があつた場合を除くほか，診療機械を使用し，医薬品を授与し，医薬品について指示をしその他医師又は歯科医師が行うのでなければ衛生上危害を生ずるおそれのある行為をしてはならない．ただし，臨時応急の手当をし，又は助産師がへその緒を切り，浣腸を施しその他助産師の業務に当然に付随する行為をする場合は，この限りでない．

表2 安全な血液製剤の安定供給の確保等に関する法律
（昭和三十一年，法律第百六十号）

第十二条（採血等の制限）
次に掲げる物を製造する者がその原料とする目的で採血する場合を除いては，何人も，業として，人体から採血してはならない．ただし，治療行為として，又は輸血，医学的検査若しくは学術研究のための血液を得る目的で採血する場合は，この限りでない．
一　血液製剤
二　医学的検査，学術研究等のために必要がある物として政令で指定する物

表3 厚生労働省医政局長通知（1）
（医政発第0930002号：平成14年9月30日）

看護師等による静脈注射の実施について
標記については，これまで，厚生省医務局長通知（昭和26年9月15日付け医収第517号）により，静脈注射は，医師又は歯科医師が自ら行うべき業務であって，保健師助産師看護師法（昭和23年法律第203号）第5条に規定する看護師の業務の範囲を超えるものであるとしてきたところであるが，今般，平成14年9月6日に取りまとめられた「新たな看護のあり方に関する検討会」中間まとめの趣旨を踏まえ，下記のとおり取り扱うこととしたので，貴職におかれては，貴管下保健所設置市，特別区，医療機関，関係団体等に対して周知方お願いいたしたい．
　なお，これに伴い，厚生省医務局長通知（昭和26年9月15日付け医収第517号）及び同通知（昭和26年11月5日付け医収第616号）は，廃止する．
記
1　医師又は歯科医師の指示の下に保健師，助産師，看護師及び准看護師（以下「看護師等」という．）が行う静脈注射は，保健師助産師看護師法第5条に規定する診療の補助行為の範疇として取り扱うものとする．
2　ただし，薬剤の血管注入による身体への影響が大きいことに変わりはないため，医師又は歯科医師の指示に基づいて，看護師等が静脈注射を安全に実施できるよう，医療機関及び看護師等学校養成所に対して，次のような対応について周知方お願いいたしたい．
(1) 医療機関においては，看護師等を対象にした研修を実施するとともに，静脈注射の実施等に関して，施設内基準や看護手順の作成・見直しを行い，また個々の看護師等の能力を踏まえた適切な業務分担を行うこと．
(2) 看護師等学校養成所においては，薬理作用，静脈注射に関する知識・技術，感染・安全対策などの教育を見直し，必要に応じて強化すること．

> 医師の指示の下であれば，看護師による自己血採血は法律的には許されるものと考えられている

助行為の範疇として取り扱うものとする．」とされたことから，特殊なものは除き，看護師による採血および注射についても，医師の指示の下であれば実施してよいとの了解がなされたと解される[6]．

- ただし，採血に際して医学的適応の決定やインフォームドコンセントは医師がしなければならない．輸血についても採血と同様に考えてよいと解するが，採血のときよりも，さらに，厳重な医師の指示管理を要する．看護師の専門化が必要であることは輸血においてとくにいえるであろう[6]．

b．臨床検査技師や臨床工学技士の採血

- 施設によっては，臨床検査技師あるいは臨床工学技士による自己血採血も散見されている．臨床検査技師は「臨床検査技師等に関する法律」により検査のための採血にとどめなければならないこと，臨床工学技士は「臨床工学技士法」により生命維持管理装置の操作（生命維持管理装置の先端部の身体への接続又は身体からの除去であって政令で定めるものを含む．）および保守点検を行うことを業とすることに留意しなければならない．

❹ 自己血輸血看護師認定試験の実際

a．認定試験の概略

- 図6に示すように，「指定参考書を使用した自宅学習」→「受験申請」→資格審査→「合同研修（2日間）」・「筆記試験（2時間半）」・「施設研修（赤十字血液センター見学）」・「個人面接」を行う．

b．認定試験制度の変遷

- 受験者の経済的・時間的な便宜を図るため以下のように改善した．

■ 受験費用

- 第1～4回は6万円（申請1万円，合同研修・受験費用2万円，施設研修費用1万円，登録料2万円）であったが，第5～7回は5万円（登録料を1万円に変更）とし，さらに，第8回以降は4万円（施設研修費用0.5万円および登録料0.5万円）と変更し受験者の負担を軽減した．また，第7回からは臨床輸血看護師やアフェレーシス看護師の申請費用を0.5万円へと変更した．そして，第12回からは施設研修を中止した．

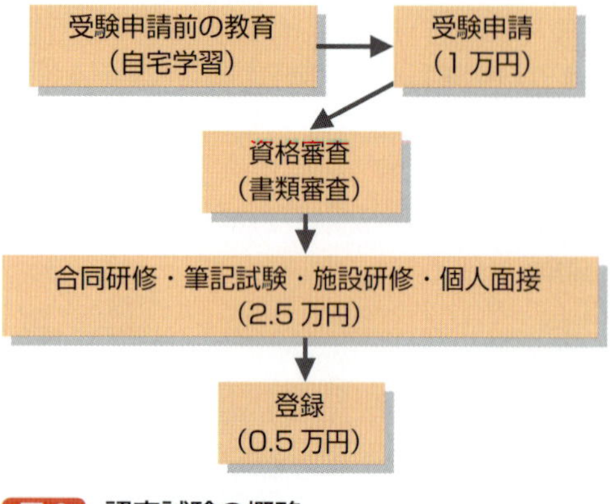

■ 認定試験開催時期

- 従来，合同研修・筆記試験と施設研修は2回に分けて別の時期に行ってきたが，旅費などの受験者の負担軽減のため，第8回以降は1回の開催に変更した．

図6 認定試験の概略

受験申請前の教育（自宅学習）→ 受験申請（1万円）→ 資格審査（書類審査）→ 合同研修・筆記試験・施設研修・個人面接（2.5万円）→ 登録（0.5万円）

c. 教育目標

- 自己血輸血看護師は適正で安全な自己血輸血を推進するとともに，認定取得後には，各施設において，自己血輸血のみならず臨床（ベッドサイド）の面でも指導的な役割を果たすことが望まれる．そこで，カリキュラムおよび認定試験内容は輸血療法全般とした．

■ カリキュラム

①輸血療法の考え方
②血液製剤の種類，管理，供給：種類と使用目的，保管管理と払い出し
③自己血輸血：目的と適応，利点と欠点，貯血式自己血輸血に必要な器材，方法（消毒，穿刺，貯血，輸液，等），エリスロポエチンの使い方，自己血輸血副作用と対応（救急医薬品の使用を含む），自己血貯血における看護師の役割，クリニカルパスの有用性，自己血採血と看護師制度の法的側面
④輸血検査
⑤輸血副作用
⑥輸血の実際：輸血に必要な器材と使用上のポイント，輸血手順・手技・患者ケア，輸血副作用と対応・予防策，輸血実施における看護上のポイント，輸血とリスクマネジメント
⑦各科の輸血：輸血の考え方，内科の輸血，外科の輸血，細胞治療，アフェレーシスの種類・実際の方法・副作用とトラブル・看護師の役割
⑧血液事業：献血の仕組み，成分採血と副作用，医薬情報
⑨輸血に関する倫理と法制度：インフォームドコンセント，宗教と輸血，安全な血液製剤の安定供給の確保等に関する法律，改正薬事法，被害救済制度

■ 自宅学習における指定参考書

- 認定試験受験者は必須参考書（表4）を認定試験前に入手し自宅学習するものとした．

d. 筆記試験内容（表5）

- 筆記試験はカリキュラム全範囲から出題する．自己血輸血に関する問題は約25%である．

5 指導医師や看護師所属施設の認定

a. 自己血輸血担当医師の存在[7]

- その能力以上にdutyが多い医師にとっても，自己血輸血看護師制度を歓迎する意見は多い．しかし，看護師制度導入後の問題点の一つは，自己血採

医師の関与が薄れて安全性がないがしろにされる危険性がある

表4 必須参考書

著者名	書籍名	発行者	価格
厚生労働省編	血液製剤の使用にあたって（第4版）	じほう	800円＋税
日本赤十字社 血液事業本部 医薬情報課	「輸血療法の実施に関する指針」（改定版）及び「血液製剤の使用指針」（改定版）（平成19年7月一部改正）（平成19年11月一部改正）（平成24年3月一部改正）	日本赤十字社	
日本赤十字社 血液事業本部 医薬情報課	輸血用血液製剤 取り扱いマニュアル 2010年11月改訂版	日本赤十字社	
脇本信博編・著	実践・輸血マニュアル―自己血輸血から輸血療法全般の理解を求めて	医薬ジャーナル社	3,500円＋税
日本自己血輸血学会	貯血式自己血輸血の概要と実際（改訂第3版）	日本自己血輸血学会	500円

注意1：「血液製剤の使用に当たって」（第4版）と「輸血療法の実施に関する指針」（改定版）及び「血液製剤の使用指針」（改定版）はいずれか一方でよい．

注意2：「輸血療法の実施に関する指針」（改定版）及び「血液製剤の使用指針」（改定版）と「輸血用血液製剤 取り扱いマニュアル」は赤十字血液センターから無料で入手可能．

注意3：「実践・輸血マニュアル」と「貯血式自己血輸血の概要と実際」の購入方法；日本自己血輸血学会ホームページ http://www.jsat.jp/jsat_web/down_load/syosekikounyu_site.html の「書籍購入サイト」から購入する．ホームページから購入する場合，「実践・輸血マニュアル」（定価3,500円＋税）は特別価格2,000円（銀行や郵便局の振込料を含まず）で購入可能．

表5 認定試験出題範囲

	一般問題	臨床問題
輸血総論	5	1
自己血輸血	32	
総論	2	
貯血式	19	
貯血式副作用	3	
回収式	5	
希釈式	3	
血液製剤	12	4
輸血検査	8	1
輸血副作用	13	1
輸血の実施・リスクマネジメント	7	3
外科の輸血	3	1
内科の輸血・細胞治療	10	3
血液事業	9	
輸血に関する倫理と法制度	5	1
医療安全	2	4
合計	106	19

血・輸血に医師の関与が薄れて安全性がないがしろにされる危険性があることである．
- 安全性確保を保障するしくみを制度として整備しておくことは必須である．「医師に便利に使われる看護師制度にだけはしたくない」という声に応えるためにも，院内の「自己血輸血担当医師」の確立が必要である．「自己血輸血担当医師」が自己血と同種血の両者の特性・長所と制約・欠点を熟知したうえで自己血輸血の推進を進めることが正しい輸血治療に導くからである．
- 自己血輸血担当医師の必要条件として日本自己血輸血学会または日本輸血・細胞治療学会の会員であり，自己血輸血全般を管理することが必要である．ただし，この場合の自己血輸血担当医師は後述の学会認定・自己血輸血責任医師とはならない．

b. 所属施設の認定

- 学会認定・自己血輸血看護師の所属する施設として以下の2条件を必要条件とした★1．
  ① 自己血輸血担当医師がいること．
  ② 自己血採血に際しては，「日本自己血輸血学会 貯血式自己血輸血実施指針（2014）—予定手術を行う成人を対象とした原則」[8]を基本理念とする．

❻ 認定を取得した自己血輸血看護師数

- これまで2009年3月の第1回認定試験から2014年7月の第12回認定試験まで，404名の看護師が自己血輸血看護師認定を取得した．地域による偏りが多く，今後は近畿および四国地方に対する啓発活動が必要であると考えられる（図7）．

❼ 2014年度保険改定に伴う変更点：貯血式自己血輸血管理体制加算と学会認定・自己血輸血責任医師について

- 平成26年度保険改定で「貯血式自己血輸血管理体制加算」が新規収載されたことに鑑み，日本自己血輸血学会は当局と相談の上，学会認定・自己血輸血責任医師制度を整備した．貯血式自己血輸血は医師，看護師，検査技師の3者が協力し，「日本自己血輸血学会 貯血式自己血輸血実施指針（2014）」を遵守し，適正に行うことが必要である．
- 医師の自己血採血の場合，医師は自己血輸血全体の管理を行い，看護師は採血時の介助と看護，返血時の管理を行う．一方，看護師採血の場合，医師は自己血輸血全体の管理とともに採血の指導監督および有害事象への対応が求められる．看護師は複数人で採血を行うとともに返血時の管理も必要である．
- 本項目では①貯血式自己血輸血管理体制加算の概要，②貯血式自己血輸血管理体制加算 算定可能な施設条件，③学会認定・自己血輸血責任医師制度

★1
過剰にエラスター針を使用する場合や，反対側の上肢に点滴確保しながら自己血採血するような種々のvariationがみられる場合がある．日本自己血輸血学会推奨の実施指針は，赤十字血液センターと同じ採血を行うべきであるとの考えから作られ，日本自己血輸血学会の理事会および評議員会で承認されたものである．遵守することがのぞましいと考えるが，当面，努力目標とする．

▶貯血式自己血輸血実施指針は2章「2-2-1 貯血式自己血輸血」（p.119, 表4）参照

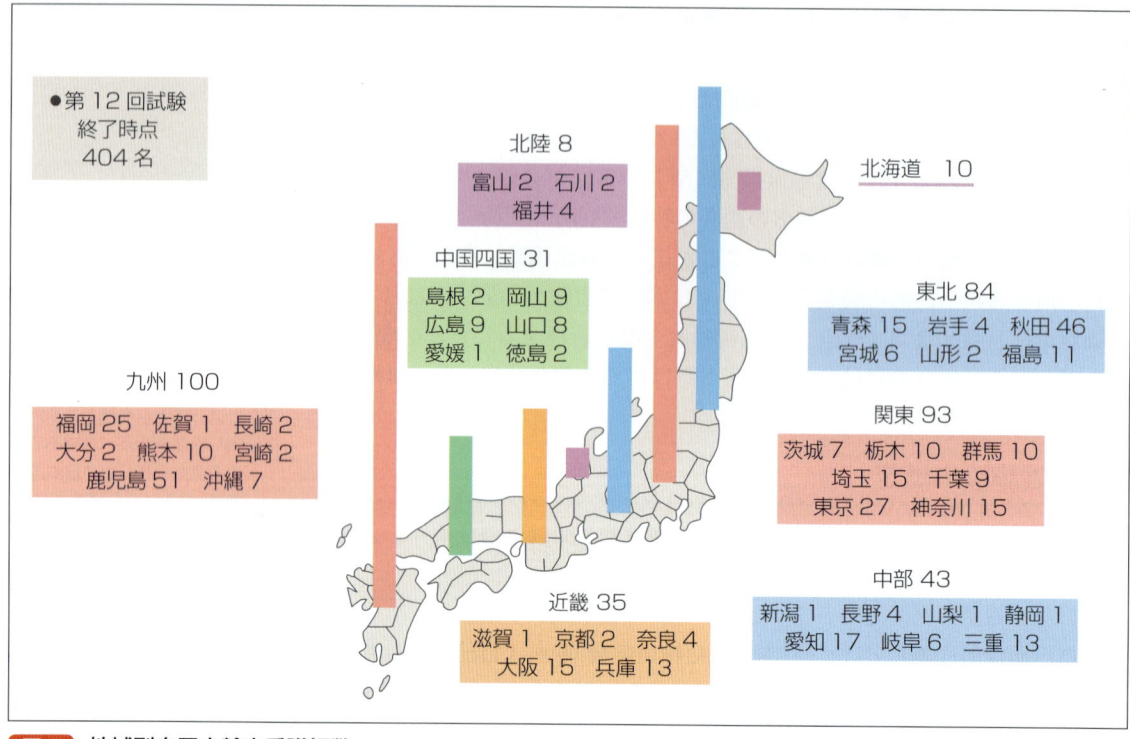

図7 地域別自己血輸血看護師数

- 第12回試験終了時点 404名

北海道 10

東北 84
青森 15　岩手 4　秋田 46
宮城 6　山形 2　福島 11

北陸 8
富山 2　石川 2　福井 4

関東 93
茨城 7　栃木 10　群馬 10
埼玉 15　千葉 9
東京 27　神奈川 15

中国四国 31
島根 2　岡山 9
広島 9　山口 8
愛媛 1　徳島 2

中部 43
新潟 1　長野 4　山梨 1　静岡 1
愛知 17　岐阜 6　三重 13

九州 100
福岡 25　佐賀 1　長崎 2
大分 2　熊本 10　宮崎 2
鹿児島 51　沖縄 7

近畿 35
滋賀 1　京都 2　奈良 4
大阪 15　兵庫 13

▶日本自己血輸血学会ホームページ：
http://www.jsat.jp/jsat_web/down_load/gakkai-nintei.html

★2
別に厚生労働大臣が定める施設基準に適合しているものとして地方厚生局長等に届け出た保険医療機関において貯血式自己血輸血を実施した場合は，貯血式自己血輸血管理体制加算として，50点を所定点数に加算する．

★3 記載上の注意
「11」については自己血輸血に関する常勤責任医師の認定証の写しを添付すること．

（申請資格，申請方法など）の概略について解説する．詳細は日本自己血輸血学会ホームページを参照されたい．

a. 貯血式自己血輸血管理体制加算の概要

■ 貯血式自己血輸血管理体制加算に関する告示・通知

K920-2 輸血管理料★2
1　輸血管理料Ⅰ　220点
2　輸血管理料Ⅱ　110点

■ 貯血式自己血輸血管理体制加算の施設基準

（1）関係学会から示されている指針に基づき，貯血式自己血輸血が十分な体制のもとに適正に管理及び保存されていること．
（2）関係学会から示された指針の要件を満たし，その旨が登録されている常勤の医師が1名以上配置されていること．

■ 輸血管理料の届出に関する事項

- 輸血管理料Ⅰ，Ⅱ，輸血適正使用加算及び貯血式自己血輸血管理体制加算の施設基準に係る届出は，別添2の様式73を用いること．
「11」自己血輸血に関する常勤の責任医師の氏名★3

表6 学会認定・自己血輸血責任医師の申請資格

医師採血，看護師採血のいずれの場合にも必要な条件
- 日本自己血輸血学会または日本輸血・細胞治療学会の会員であること
- 自己血輸血の適応を決定していること
- 自己血採血日の患者の全身状態チェックと採血の可否を決定していること
- 貯血式自己血輸血に関する全般的な事項を管理していること
- 日本自己血輸血学会教育セミナーまたは学会認定・自己血輸血医師看護師制度協議会指定セミナーあるいは日本自己血輸血学会学術総会または日本輸血・細胞治療学会総会（秋季シンポジウムを含む）に1回以上参加し，受講証明書あるいは（学術）総会参加証のいずれかを1部以上保有すること
- 受講証明書あるいは（学術）総会参加証の代用としての論文
2009年以降に筆頭著者としての自己血輸血関係の論文（原著論文・症例報告・総説・その他）が日本自己血輸血学会会誌「自己血輸血」あるいは日本輸血細胞治療学会誌など査読によって論文の採否を決めている学会誌に掲載され別刷を提出する場合は，上記の受講証明書あるいは（学術）総会参加証の代用とすることができる

医師採血の場合に必要な追加条件
- VVR対応マニュアルを整備し，関係者に周知していること
- 看護師は採血時の介助・看護，返血時の管理を行う必要がある

看護師採血の場合に必要な追加条件
- 採血・返血・保管を管理し，看護師を教育・指導していること
- VVRへの看護師初期対応マニュアルを整備していること
- 自己血採血時には所在を明らかにしていること（手術室は不可）
- VVRなど有害事象発生現場へ可及的速やかに（1分以内）参加し，治療を行っていること

b. 貯血式自己血輸血管理体制加算 算定可能な施設条件

- 日本自己血輸血学会 貯血式自己血輸血実施指針（2014）を遵守していること．すなわち，学会認定・自己血輸血責任医師と学会認定・自己血輸血看護師が必要である．

c. 学会認定・自己血輸血責任医師制度について

1) 学会認定・自己血輸血責任医師の申請資格（**表6**）
2) 学会認定・自己血輸血責任医師の申請方法
   - 学会認定・自己血輸血責任医師申請者は登録料3,000円（作成実費・郵送料）を学会認定・自己血輸血医師看護師制度協議会口座へ振込
   - 「様式3-1～3-4」と3,000円の振込用紙控え（ご利用明細書）を「学会認定・自己血輸血 医師看護師制度協議会事務局」へ書留で郵送する．様式3-1～3-4は日本自己血輸血学会ホームページからダウンロード可能である．

8 今後の展望

- わが国の現在の輸血療法は，輸血検査の24時間体制の導入，認定輸血検査技師による輸血治療への関与が寄与するところが大である．一方，輸血療法

には看護師の積極的関与も必要であるが，わが国では輸血療法への看護師の積極的な関与は少ない．実際の臨床輸血現場では，中小病院では看護師が輸血を行い，大学病院などでは医師が輸血を担当するという二重構造が生じている[7]．最も良質な自己血輸血でも同様に，中小の病院では看護師だけが自己血採血を行っている施設が多く，その実態は必ずしも安全とはいえないのが現状である．

- これまで全国各地で実施してきた日本自己血輸血学会教育セミナー実施経験から，
  - 看護師の採血が多いこと
  - しかも医師が関与していないこと
  - 採血時の皮膚消毒の重要性が浸透していないこと

  が判明した．今後も日本自己血輸血学会として，正しい採血のあり方および自己血輸血責任医師制度と自己血輸血看護師制度の確立に努める予定である．自己血輸血責任医師制度と自己血輸血看護師制度の確立が，輸血療法に対して看護師が積極的に関与するための「糸口」になることを切望するものである．

- 数年前に，患者の転院とともに元の施設で貯血した血液を移送しようとしたところ，転院先の施設から使用を断られたという事例が生じている[9]．転院を余儀なくされた2例のうちの1例は術後に同種血輸血を受けた．この原因として，自己血などの院内製造の血液製剤には，赤十字血液センターで設定されている医薬品等の製造管理および品質管理基準（good manufacturing practice：GMP）がなく，施設基準，品質管理に関する基本指針がないからである．そのため，全国各地で品質の一定した自己血が採血されていないのが現状である．

- 今回の自己血輸血責任医師制度と自己血輸血看護師制度の施設基準として，「日本自己血輸血学会 貯血式自己血輸血実施指針（2014）」[8]を努力目標とすることとしたが，最終的には，「学会の実施基準」を遵守する施設を自己血輸血認定施設とし，赤十字血液センターと同じレベルの自己血を製造することを目的とする予定である．また，将来的には，自己血輸血にもGMP概念の導入を図るべきであると考える．

- 学会認定・自己血輸血責任医師制度と自己血輸血看護師制度の発展が安全性・有効性の高い自己血輸血の確立に寄与する礎になるものと確信している[10]．

（脇本信博，小松久美子）

文献

1) 脇本信博，ほか．整形外科手術後の合併症調査—自己血輸血症例と同種血輸血症例の比較．自己血輸血 2007; 20: 240-8.
2) Sugai Y, et al. Current status of bacterial contamination of autologous blood for transfusion. Transfus Apher Sci 2001; 24: 255-9.

3) 面川　進, 阿部　真. 貯血式自己血採血の実態調査からみた自己血輸血看護師制度の必要性. 自己血輸血 2007; 20: 43-8.
4) 立花直樹, ほか. 青森県における貯血式自己血輸血の現状―青森県合同輸血療法委員会アンケート調査結果より. 自己血輸血 2012; 25: S39.
5) 友清尚子, ほか. 看護師が中心になって行っている当院の自己血輸血の現状と課題. 自己血輸血 2007; 20: 228-34.
6) 平沼髙明. 看護師の採血に関する法律的な問題点. 自己血輸血 2006; 19: 149-52.
7) 大戸 斉, 脇本信博. 自己血とアフェレーシスに関与する輸血看護師制度の必要性. 自己血輸血 2006; 19: 145-8.
8) 日本自己血輸血学会. 日本自己血輸血学会 貯血式自己血輸血実施指針（2014）―予定手術を行う成人を対象とした原則. 自己血輸血 2014; 27: 会告（印刷中）.
9) 永山盛隆, ほか. 貯血式自己血の病病連携における移送使用について. 自己血輸血 2008; 21: 58-63.
10) 脇本信博. 自己血輸血看護師制度設立に向けて. 自己血輸血 2008; 21: 124-33.

2-3 危機的出血への新戦略

- 生体には多少出血しても全身のホメオスターシス（恒常性）を保つような代償機構が備わっている．
- 循環血液量の10〜15％程度が失われても血行動態や重要臓器灌流は保たれ，臓器機能も低下しない．血小板数は5万あれば，また凝固因子も正常の30〜40％程度以上が存在すれば，正常な止血能は維持される．
- しかし，出血量が代償機能のもつ限界点を超えると，血行動態の悪化や臓器灌流の悪化と臓器機能障害，さらに血小板や凝固因子不足による出血傾向による出血量増加という二重の悪循環が形成され，生命の危機へと陥る（図1）．
- 治療はあくまで原疾患の治療であるが，この二重の悪循環を断つことが生命予後を改善するためには重要である．「危機的出血への対応ガイドライン」や，「産科危機的出血への対応ガイドライン」があるが，最近の知見をふまえ，ガイドラインにもいくつかの修正が必要な時期にきている．
- 本項では，危機的出血への対応について概観した後，最近注目されているmassive transfusion protocol（MTP）と，フィブリノゲンの補充について述べる．

▶危機的出血への対応ガイドライン：
http://www.anesth.or.jp/guide/pdf/kikitekiGL2.pdf

▶産科危機的出血への対応ガイドライン：
http://www.anesth.or.jp/guide/pdf/100327guideline.pdf

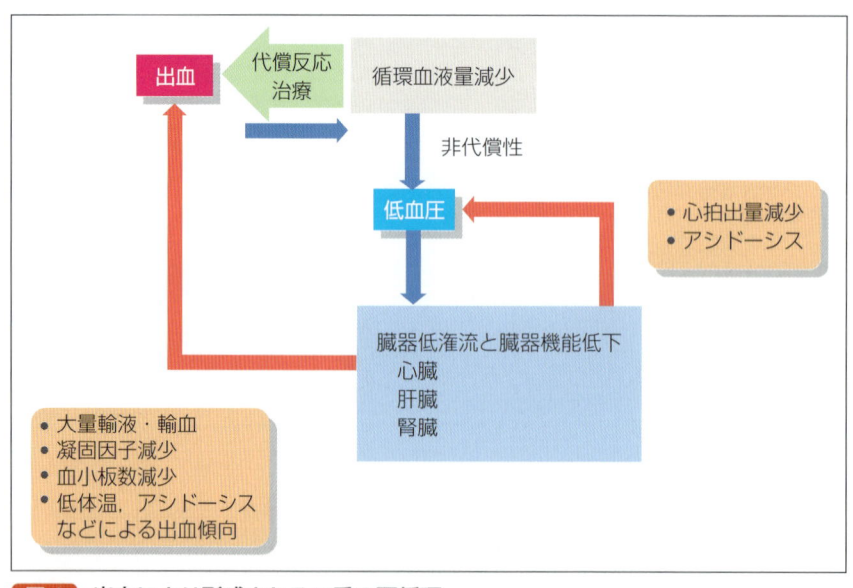

図1 出血により形成される二重の悪循環
出血量が代償できる範囲を超えると，低血圧と出血傾向増悪による出血量増加という二重の悪循環が形成される．

❶ 危機的出血への対応ガイドライン

a. 危機的出血への対応ガイドラインの骨子
：救命を最優先した治療を

- 本ガイドラインが発表されたのは2007年であり，周知度も高くなってきた．本ガイドラインの骨子は以下のようなものである．
  ①救命を最優先する．
  ②危機的出血発生時には「非常事態宣言」，状態が安定したら「終息宣言」を行う．
  ③コマンダーを中心に現場や輸血部，検査部などの院内部署および血液センターがチームとして対応する．
  ④迅速に血液製剤の投与を行う．
  ⑤出血の程度や全身状態，緊急性に合わせて未交差同型血輸血や異型適合血輸血を実施する．
  ⑥出血傾向を悪化させるような低体温を防ぐ．
  ⑦高カリウム血症，低カルシウム血症など血行動態を悪化させたり，不整脈を誘発する因子を治療する．

> コマンダーを中心に，チームとして救命を最優先した治療が重要

b. 輸血の遅れを最小限とする
：輸血までにかかる時間を把握しよう

- 救命のための輸血の重要性はよく認識され，輸血のための準備も行われる．しかし，それでも輸血開始や輸血用血液の追加が遅れる場合がある．輸血開始の遅れには以下のような要因がある．

> 施設により輸血用血液備蓄量や輸血ができるまでの時間が異なる

■ 輸血判断の遅れ

- 後腹膜出血や腹腔内出血など出血量の推定が難しい場合を含め，出血量の過小評価により輸血の判断が遅れる場合がある．今後の出血量についての過小評価も起こりうる．
- 「産科危機的出血への対応ガイドライン」では，ショックインデックス（＝心拍数／収縮期血圧）の使用が推奨されている．
- 出血の状態や出血のコントロールの状態などに関しても，外科医とのコミュニケーションが重要である．

■ 輸血の躊躇

- 輸血による感染症の伝播，輸血後移植片対宿主反応（GVHD）や，輸血関連急性肺障害（TRALI）などの医学的な理由による躊躇のほか，オーダーした輸血用血液を返却できないといった経済的な理由から輸血オーダーを躊躇する場合がある．
- 輸血による感染症伝播は核酸増幅検査（NAT）の導入によりそのリスクは大きく低下した．2000〜2004年のデータに基づくと，輸血後感染の頻度は

> ▶GVHD：
> graft versus host disease
>
> ▶TRALI：
> transfusion-related acute lung injury
>
> ▶NAT：
> nucleic acid amplification test

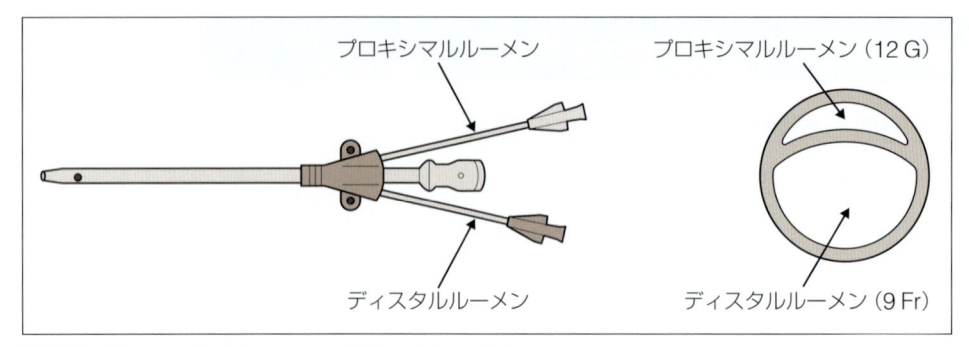

図2 アローマルチルーメンアクセスカテーテル

カテーテルの長さは10cmと短く，内径は12Gと9Frと太いため，高流量で輸液や輸血が可能である．肺動脈カテーテルの挿入も可能である．

(アロー マルチルーメン アクセス カテーテル セット添付文書より)

B型肝炎ウイルスで30万本に1本，C型肝炎ウイルスで2,200万本に1本の割合となっている．保存前白血球除去や，放射線照射によりGVHDのリスクもほとんどなくなっている．
- このように輸血による合併症発生率は非常に低く，救命が最優先される危機的出血の状況では，合併症が輸血を躊躇する理由とは考えにくい．

■ 院内における輸血準備量の把握と血液センターとのコミュニケーション
- 術前に交差適合試験が実施されて輸血用血液が準備されている場合はもちろん，タイプアンドスクリーニング（T&S）が実施されている場合には，輸血用血液の入手には10分程度を要するのみである．しかし，危機的出血発生時には，院内輸血準備量をはるかに超える輸血用血液が必要となることが多い．そのため，血液センターからの自施設への搬送時間についても知っておく必要がある．
- 血小板濃厚液は受注生産であり，血液センターからの供給に時間がかかることもしばしばある．
- 危機的出血や大量出血が予想される場合には，診療科と輸血部，血液センターの密な連絡は必須である．また，事前に同型血やO型血を多めに購入するなどの対応も行われている．院内におけるその日の輸血の使用状況についての把握も必要である．

■ 検査時間の考慮
- 血液型判定はほとんどの施設で10分以内に終了する．交差適合試験も30分程度で実施できる施設が多い．
- 検体を採取するまでの時間や，検体の搬送時間，検査や交差適合試験が終了するまでの時間も考慮する必要がある．

■ 血管アクセスとマンパワー

- 急速輸血を実施する場合には，太い静脈路の確保が必要である．ショック状態の患者では，末梢静脈確保は困難なことがしばしばあり，中心静脈確保にも，ある程度の時間がかかる．
- また，急速輸血のために用手的ポンピングを行うような場合には，マンパワーが必要である．急速輸血ポンプや，自己血回収装置による血液回収を実施する場合も，それらの機器を準備したり，ほぼ専属で操作する人間も必要になる．このような機器やマンパワーなどの不足のために，輸血が遅くなる場合がある．
- 危機的な出血が予測される場合には，手術開始前に十分な静脈路の確保を行い，動脈カテーテルや径の太い内径をもつ中心静脈カテーテル（図2）などの侵襲的モニターの準備，フロートラック（エドワーズライフサイエンス）などによる心拍出量のトレンドの把握，急速輸血に必要な機器の準備といったことが必要になってくる．

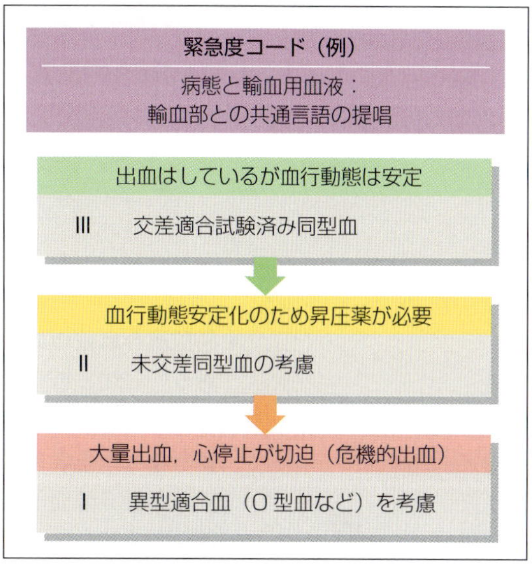

図3 出血に対応するための緊急度コード（例）

■ 輸血用血液への放射線照射

- 院内で放射線照射を実施する場合には，その時間も考慮しておく必要がある．危機的出血が予想される場合や，危機的出血が発生した場合には，血液センターから照射血を購入する．未照射血を購入した場合では，輸血オーダーを待たずに，院内ですみやかに放射線照射を実施すべきである．

c. 交差適合試験の省略と異型適合血輸血について

- 血液型判定は10分以内に終了するため，同型血が院内に存在するためには通常は15分以内に輸血用血液は入手できる．交差適合試験の実施は前述のようにほとんどの施設で30分以内に終了する．しかし，分を争う危機的出血発生時には，交差適合試験を実施している時間的な余裕はない．
- 危機的出血に対応する現場や輸血部にいるチーム全員が，事情を理解できる共通の認識をもつようにすることが重要である★1．「産科危機的出血への対応ガイドライン」で提案された交差適合試験省略による未交差型適合血輸血や，異型適合血輸血に関する緊急度コードは，危機的出血時にも応用できる（図3）．
- 出血のために血行動態が不安定となり，エフェドリンやフェニレフリンに加え，ノルアドレナリンのような強力な昇圧薬が必要な場合であり，交差適合試験済みの輸血用血液がすぐに入手できない場合には，未交差同型血の輸血を考慮する．
- 急速出血により血行動態が不安定になり，昇圧薬を投与しても低血圧となり，心停止の危機に陥ったような場合には，異型適合血の輸血を考慮する．

交差適合試験の省略や異型適合血輸血に踏み切るポイントを知ろう

★1
治療にあたるチーム全員が危機的出血であるという共通の認識をもち，通常とは異なる輸血療法に対応する必要がある．

表1 異型適合血

患者血液型	赤血球濃厚液	新鮮凍結血漿	血小板濃厚液
A	A＞O	A＞AB＞B	A＞AB＞B
B	B＞O	B＞AB＞A	B＞AB＞A
AB	AB＞A＝B＞O	AB＞A＝B	AB＞A＝B
O	Oのみ	全型適合	全型適合

- 異型適合血輸血の必要性と異型適合血輸血の実施率には解離がある可能性がある[1]．2012年（平成24年）の厚生労働省の「輸血療法の実施に関する指針」（平成24年3月改定版）[2]では，「手術中の追加輸血などで大量輸血が必要となった患者については，しばしば間接抗グロブリン試験による交差適合試験を行う時間的余裕がない場合がある．このような場合には少なくとも生理食塩液法による主試験（迅速法，室温）を行い，ABO血液型の間違いだけは起こさないように配慮する」と記載されている．

> 危機的出血では不規則抗体が存在する場合も，未交差同型血，異型適合血輸血の実施をしてもよい

- さらに，「緊急に大量輸血を必要とする患者で，事前に臨床的に意義のある不規則抗体が検出された場合であっても，対応する抗原陰性の血液が間に合わない場合には，ABO同型血を輸血し，救命後に溶血性副作用に注意しながら患者の観察を続ける」と記載されている．

d．不規則抗体が存在する場合は？

- 不規則抗体は，ABO血液型の抗Aや抗Bのような規則性自然抗体とは異なり，Landsteinerの法則に合致しない赤血球抗体の総称であり，多くの不規則抗体は輸血や妊娠などの免疫感作後に産生される．
- 1回目の輸血で感作された後，2回目以降の輸血により産生される．不規則抗体の保有者が献血者に占める頻度は0.2〜0.3％だが，妊婦では0.5％とやや高く，患者（受血者）における抗体陽性頻度はさらに高く2〜5％といわれている．
- 冷式抗体のように，低温となると生物学的活性が高くなる不規則抗体がある．抗M，抗N，抗Leb，抗P1などは，37℃では反応を起こさないか，あってもきわめて弱い．
- このような不規則抗体の場合には，低体温手術などの場合を除けば，臨床的に重大な合併症を起こさずに輸血が可能である．溶血反応を起こしうる抗RhE，抗Fya&b，抗Jka&bのような不規則抗体が存在する確率は0.5％以下である．不規則抗体により遅発性溶血反応が起こるリスクは1％程度と考えられている．

e．異型適合血の選択
　　：O型が中心，AB型の患者にはA型，B型輸血用血液を優先

- 出血性ショックのため，患者のABO血液型を判定する時間的余裕がない場合，時に同型赤血球輸血だけでは対応できないこともある．「そのような場

合には救命を第一として考え，O 型赤血球を含む血液型は異なるが，適合である赤血球（異型適合血）を使用する」．さらに，患者の血液型が AB 型の場合には，「A 型若しくは B 型を第一選択とし，どちらも入手できない場合に O 型を選択する」と記載されている．

- また，「出血性ショックのため，患者の ABO 血液型を判定する時間的余裕がない場合，緊急時に血液型判定用試薬がない場合，あるいは血液型判定が困難な場合は，例外的に交差適合試験未実施の O 型赤血球濃厚液を使用する（全血は不可）．なお，緊急時であっても，原則として放射線照射血液製剤を使用する」．
- 異型適合血輸血は，赤血球製剤だけでなく，新鮮凍結血漿や血小板濃厚液の場合にも行われる（**表 1**）．新鮮凍結血漿の場合には，AB 型を用いる．血小板濃厚液の場合，異型血を用いた場合には，体内での血小板寿命が短縮する．

f. 交差適合試験省略のリスク
　：遅発性溶血のリスクは 1% 程度

- 交差適合試験を省略した場合の，溶血反応が起こる確率は 1% 程度と推測され，その溶血反応の出現にも数週間はかかる．したがって，交差適合試験を省略した場合には，溶血反応に注意し，発生時に直ちに治療すれば，生命の危機はほとんどないと考えられている．
- 問題は，交差適合試験を実施しないという判断をコマンダーができるかということである．このような判断をそれまでしたことがない場合には躊躇する可能性があるが，「輸血療法の実施に関する指針」や学会合同作成のガイドラインはそのような場合に異型適合血輸血を支持する根拠となるであろう．

❷ 最近注目されている危機的出血への対処法

a. 凝固因子の早期補充

- 外傷患者においては，来院時にすでに凝固障害が発生している頻度が高いことや[3]，高度の出血があり凝固障害がある場合には予後が不良であることが報告されている[4]．
- 組織低灌流と虚血・再灌流傷害，出血による凝固因子の喪失，線溶系の亢進，輸液や赤血球輸血のための凝固因子の希釈などにより凝固障害が起こる．このような凝固障害に対して凝固因子を早期に補充することで，生存率が向上することが示唆されている[5,6]．
- 外傷患者の治療において，赤血球製剤：新鮮凍結血漿：血小板濃厚液を同比率で投与すると患者の予後が改善するという報告がある[7-9]．それらの報告を受け，最近は早期からの新鮮凍結血漿やクリオプレシピテートによる凝固因子の補充や血小板濃厚液を赤血球製剤：新鮮凍結血漿：血小板濃厚液を同比率で投与するという massive transfusion protocol（MTP）が救命センタ

> 凝固因子の早期からの十分な補充は外傷患者の救命率を向上させる

> massive transfusion protocol（MTP）について理解しよう

ーを中心に採用されつつある．

■ MTP

- massive transfusion は治療開始後 24 時間以内に，10 単位（日本でいえば約 20 単位）の赤血球製剤を投与する場合，と一般には定義されている．
- MTP においては，以下のような方針が示されている．
  ① 低血圧の許容：収縮期血圧を 80〜100 mmHg 程度とし，血圧をあまり上昇させない．
  ② 細胞外液系輸液剤の大量投与の回避
  ③ 先行的に新鮮凍結血漿や血小板濃厚液を輸血
- 細胞外液系輸液剤や膠質液の大量投与により出血量が増加したり，死亡率が上昇することが示唆されている[10, 11]．
- 危機的出血時には，凝固系検査を含む検査をしている時間的余裕がなかったり，検査結果が戻ってきたときには，患者の状態が大きく変化しているために，結果の解釈やその結果を判断根拠とした治療を行うことが難しいことも多い[12]．
- MTP においては，危機的出血で大量輸血が必要とされる場合には，赤血球製剤と新鮮凍結血漿，時には血小板濃厚液をセットとして，現場に遅滞なく供給できるという利点がある．MTP においては，赤血球製剤：新鮮凍結血漿：血小板濃厚液＝1：1：1 というように，ほぼ全血と同様の血液成分の供給が行われる[13]．
- MTP は状況が改善するまで，継続される[14, 15]．MTP でオーダーされる血液製剤は施設間により差があるのが現状である．新鮮凍結血漿のほかに，クリオプレシピテートが用いられる場合もある．

■ クリオプレシピテートによるフィブリノゲンの補充

- クリオプレシピテートには，フィブリノゲンのほか，von Willebrand 因子／第 VIII 因子複合体，第 XIII 因子が含まれている．
- クリオプレシピテートは新鮮凍結血漿よりも低用量でフィブリノゲン値を上昇させることができる．体重 70 kg の患者に対しクリオプレシピテート 5〜8 単位の投与で，フィブリノゲン値を 50〜70 mg/dL 上昇させることができる．
- クリオプレシピテートは院内調剤に頼らなければならない．作製には 2 日程度かかり，保存可能期間は半年程度である．全血液型に対応するために，AB 型クリオプレシピテートを作製している施設がある．

- 外傷患者以外に，術中の危機的出血や産科危機的出血に対しても MTP が有効であるか，患者の生存率を向上させるかといったエビデンスはない．「危機的出血へのガイドライン」でも，外科的止血がコントロールされるまでは新鮮凍結血漿の投与は無効であると記載されていたが，この記載の削除について検討されている．

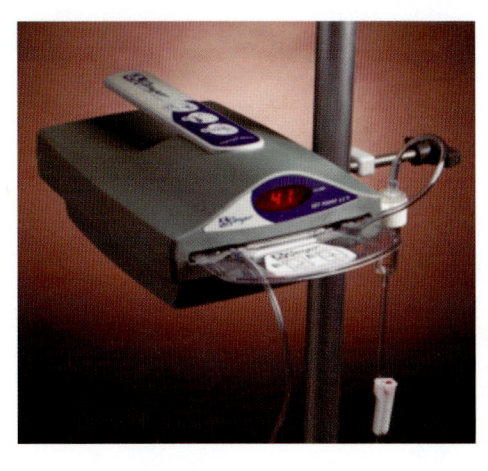

図4 レンジャー：血液・輸血ウォーミング装置（3M）
ドライヒーティング方式により，輸液剤や輸血用血液を41℃まで加温する．

- フィブリノゲンを補充するための人乾燥フィブリノゲン製剤の適応拡大についても検討されつつある．

b．その他の補充的治療法

- フィブリノゲンの補充のほかに，遺伝子組換え活性化第VII因子（rFVIIa）の使用については議論がある．死亡率の低下や合併症発生率の低下についてのエビデンスレベルの高い報告はない．
- rFVIIaは，通常の治療や外科的処置によってもコントロールできない出血が継続しており，十分な輸血療法が実施され，低体温ではなく（体温＞34℃），アシドーシスも治療されているような場合（pH＞7.2）といった限定された状況で使用することを考慮する．
- トラネキサム酸投与により外傷患者の死亡率が低下すると報告されている[16]．トラネキサム酸は，負荷量として1gを10分かけて投与し，その後1gを8時間かけて持続投与する．

c．低体温の回避

- 軽度の低体温により出血量が増加することが報告されている[17]．出血傾向の増悪を防ぐために低体温の予防・治療も重要である．
- 輸液・輸血に際しては効率が良いレンジャー（3M）（**図4**）やホットライン（スミスメディカル）のような加温器を使用することや，ベアハガー（3M）のような温風対流式ブランケットの使用，温水マットによる身体のカバーなどを行う．

> 出血を助長する低体温の回避は重要

❸ 輸液療法に関する考え方の変化

- 循環血液量の維持は，出血量が循環血液量の20％以下の場合には，主として乳酸リンゲル液や酢酸リンゲル液などの細胞外液系輸液剤で補充する．
- 細胞外液系輸液剤は血管内および血管外細胞外スペースに分布するので，出血量の3〜4倍投与する必要があるとされてきた．現在では，細胞外液系輸

★2 early goal-directed therapy（EGDT）
血圧や中心静脈圧といった血管内圧だけでなく，1回拍出量や，酸素運搬量など酸素化の指標の適切な目標を設定し，輸液療法や強心薬などを用いての治療戦略を立てて治療する方法である．EGDTにより予後が改善することが示唆されている．

▶HES：
hydroxyethyl starch

液剤の大量投与は推奨されなくなりつつある．現在はearly goal-directed therapy（EGDT）★2という考え方が導入されている．

- 出血量が循環血液量の20％を超えるような場合には，細胞外液系輸液剤に加え，ヒドロキシエチルデンプン（HES）などの人工膠質液を投与することが推奨されている．しかし，実際には，循環血液量の10％程度の出血があれば，人工膠質液を用いている場合が多い．
- 人工膠質液は，凝固障害，血小板凝集障害，腎機能障害などを起こす可能性がある．これらは多くの場合，臨床的には問題とはならないと考えられる．
- 通常は，現在まで使用されてきた低分子20 mL/kgを許容限度としているが，必要に応じてそれ以上投与しても，問題が起こることはまれである．2013年に市販された中分子量HESは，1日50 mL/kgまで投与することが可能である．
- 危機的出血時には等張アルブミン製剤が投与されることも多い．ただし，重症患者においてアルブミン製剤の投与により予後が改善することは証明されていない[18, 19]．危機的出血の場合は，循環血漿量維持のために，アルブミン製剤も投与されることが多い．

❹ おわりに

- 危機的出血の対応においては，早期からの凝固因子の補充，とりわけフィブリノゲンの補充が重視されつつある．外傷における出血性ショック患者のデータからMTPが推奨されてきているが，手術患者におけるMTPの位置づけはまだ明確ではない．
- 危機的出血患者の予後改善のためには，適切な輸液・輸血療法に加え，酸素化や組織灌流の維持，体温の維持，アシドーシスの回避などといった全身管理に加え，damage control surgery などの外科的ストラテジーも重要である．

（稲田英一）

文献

1) 入田和男，ほか．麻酔科認定病院の手術室で発生している大量出血とその対応に関する実態調査．麻酔 2009; 58: 109-23.
2) 厚生労働省医薬食品局血液対策課．輸血療法の実施に関する指針（改定版）．http://www.mhlw.go.jp/new_info/kobetu/iyaku/kenketsugo/dl/tekisei-01.pdf
3) Maegele M, et al. Early coagulopathy in multiple injury: An analysis of the German Trauma Registry on 8724 patients. Injury 2007; 38: 298-304.
4) Niles SE, et al. Increased mortality associated with the early coagulopathy of trauma in combat casualties. J Trauma 2008; 64: 1459-63.
5) Brohi K, et al. Acute traumatic coagulopathy. J Trauma 2003; 54: 1127-30.
6) Schreiber MA, et al. Early predictors of massive transfusion in combat casualties. J Am Coll Surg 2007; 205: 541-5.
7) Cotton BA, et al. Predefined massive transfusion protocols are associated with a reduction in organ failure and postinjury complications. J Trauma 2009; 66: 41-8.
8) Borgman M, et al. The ratio of blood products transfused affects mortality in patients

receiving massive transfusions at a combat support hospital. J Trauma 2007; 63: 805–13.
9) Stinger HK, et al. The ratio of fibrinogen to red cells transfused affects survival in casualties receiving massive transfusions at an army combat support hospital. J Trauma 2008; 64: S79–85.
10) Balogh Z, et al. Both primary and secondary abdominal compartment syndrome can be predicted early and are harbingers of multiple organ failure. J Trauma 2003; 54: 848–59.
11) Joshi GP. Intraoperative fluid restriction improves outcome after major elective gastrointestinal surgery. Anesth Analg 2005; 101: 601–5.
12) Zielinski M, et al. Appropriate evidence-based practice guidelines for plasma transfusion would include a high ratio of plasma to red blood cells based on the available data. Transfusion 2010; 50: 2762–4.
13) Hess JR, et al. Damage control resuscitation: The need for specific blood products to treat the coagulopathy of trauma. Transfusion 2006; 46: 685–6.
14) Cotton BA, et al. Damage control hematology: The impact of a trauma exsanguination protocol on survival and blood product utilization. J Trauma 2008; 64: 1177–83.
15) Malone DL, et al. Massive transfusion practices around the globe and a suggestion for a common massive transfusion protocol. J Trauma 2006; 60: S91–6.
16) CRASH-2 trial Collaborators. Effects of tranexamic acid on death, vascular occlusive events, and blood transfusion in trauma patients with significant hemorrhage (CRASH 2): A randomized, placebo controlled trial. Lancet 2010; 376: 23–32.
17) Rajagopalan S, et al. The effects of mild perioperative hypothermia on blood loss and transfusion requirement. Anesthesiology 2008; 108: 71–7.
18) Cochrane Injuries Group Albumin Reviewers. Human albumin administration in critically ill patients: Systematic review of randomised controlled trials. BMJ 1998; 317: 235–40.
19) The SAFE Study Investigators. A Comparison of albumin and saline for fluid resuscitation in the intensive care unit. N Engl J Med 2004; 350: 2247–56.

3

周術期栄養管理の新戦略

3-1 周術期の血糖管理

周術期高血糖は高頻度に生じる

❶ 周術期高血糖の発生機序と有害性

- 周術期高血糖は，手術の生体侵襲により惹起される"ストレス性高血糖"と患者治療で使用されるブドウ糖輸液，ステロイド療法，カテコラミン投与などによって引き起こされる"医原性高血糖"が相加的に働き生じる（**表1**）．
- ストレス性高血糖は，インスリン抵抗性の増大を主因として生じ，患者の既往に糖尿病がなくても生じる．インスリン抵抗性の増大には，平滑筋の糖の取り込み障害および利用障害，肝臓での糖新生の増加，グリコーゲン産生の減少，遊離脂肪酸の増加，がかかわっていると考えられている[1]．
- 高血糖（200〜250 mg/dL 以上）が発生あるいは継続することにより，浸透圧利尿や体液のシフトが生じるだけでなく，多核白血球の粘着能，走化能，貪食能，殺菌能が低下し感染防御能が低下することが示唆されてきた[1]．
- このため，1990年代前半においては，インスリンの投与は，215〜250 mg/dL 以上で開始することが推奨されていた★1．

★1 **強化インスリン療法（IIT）**
速効性インスリンを持続静注し，1〜4時間ごとの頻回の血糖測定を行いながら，血糖値80〜110 mg/dL を維持することを目標とした血糖管理を指す．

▶IIT：intensive insulin therapy

❷ 侵襲時の血糖降下療法の有効性の検証

a. Leuven I study

- 2001年に報告された Leuven I study[2] では，血糖値80〜110 mg/dL を目標とする強化インスリン療法（IIT）は従来型血糖管理（目標血糖180〜200 mg/dL）と比較して，有意にICU死亡率を3.4％低下させた（$p=0.04$）．

b. Leuven II study

- 5年後の2006年，同一施設において，内科系重症患者1,200名を対象にして行われた Leuven II study[3] では，強化インスリン療法のICU死亡率を2.6％低下させたが，有意差は存在しなかった（$p=0.31$）．

表1 周術期高血糖の代表的発生機序

ストレス性高血糖	医原性高血糖
・平滑筋の糖の取り込み障害および利用障害 ・肝臓での糖新生の増加 ・グリコーゲン産生の減少 ・遊離脂肪酸の増加	・ブドウ糖輸液 ・ステロイド療法 ・カテコラミン投与

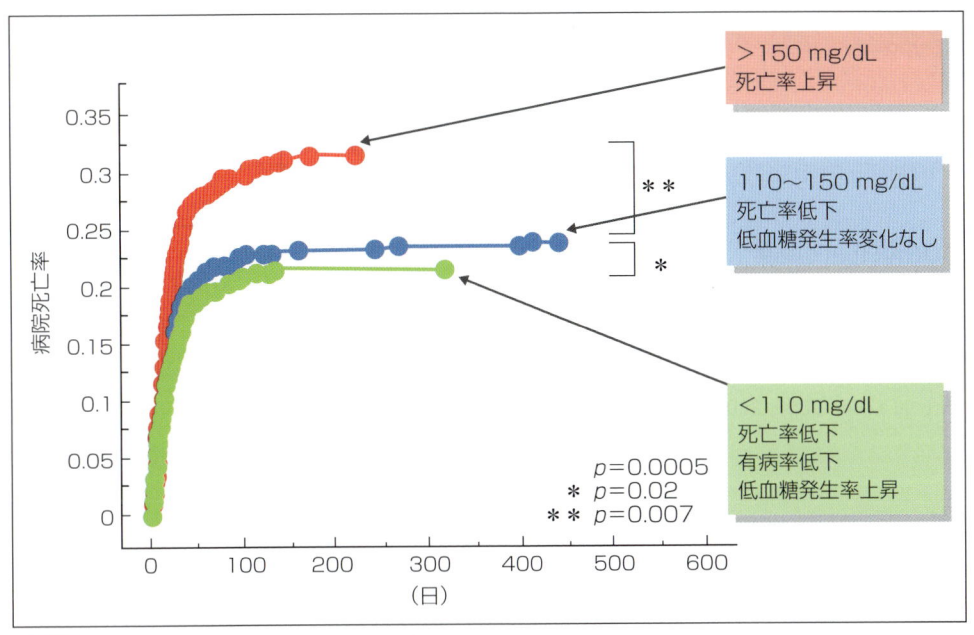

図1 Leuven studies のメタ解析の結果

Leuven I study と Leuven II study に参加した全患者 2,748 名を平均血糖帯（＜110 mg/dL，110～150 mg/dL，＞150 mg/dL）により3群に分けて，病院死亡率を比較した図である．

(Van den Berghe G, et al. Diabetes 2006; 55: 3151-9[4])より)

c. 2つの Leuven study のメタ解析

- 2つの Leuven study をメタ解析した結果，平均血糖 110 mg/dL 未満の血糖管理では，院内死亡率・有病率（急性腎不全，軸索性多発ニューロパチー）は減少するが，低血糖発生率が有意に上昇し，平均血糖 110～150 mg/dL であれば，院内死亡率が低減し，低血糖発生率は増加しないものの，有病率は低下しない，と報告された[4]（図1）．
- この結果をもとに2008年版 Surviving Sepsis Champaign Guidelines (SSCG)[5]は，敗血症患者で推奨される目標血糖値を 150 mg/dL 以下としている．

d. NICE-SUGAR trial

▶NICE-SUGAR：Normoglycemia in Intensive Care Evaluation and Surviving Using Glucose Algorithm Regulation

- NICE-SUGAR trial は，6,022名の集中治療患者を対象に強化インスリン療法（目標血糖値；81～108 mg/dL）の90日死亡に対する効果を通常血糖管理群（目標血糖値；144～180 mg/dL）と比較した研究である[6]．
- 本研究では，強化インスリン療法は28日死亡を有意でないが 1.5% 上昇させ（$p=0.17$），90日死亡を 2.6% 有意に上昇させた（$p=0.003$）（図2）．

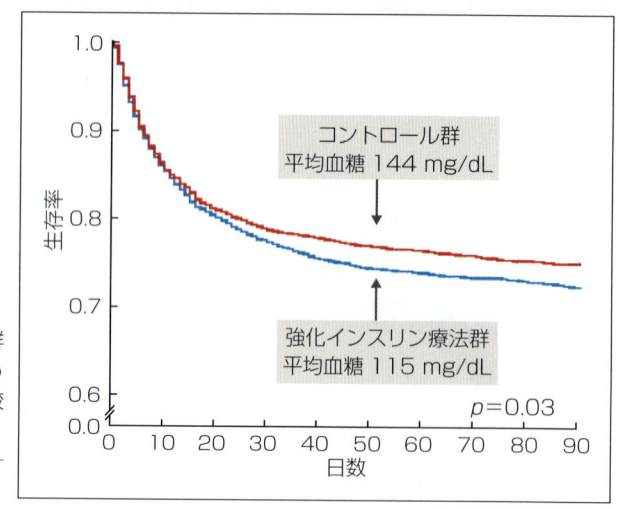

図2 NICE-SUGAR trial の結果

集中治療患者を対象に，通常血糖管理した群（コントロール群）と強化インスリン療法を行った群（強化インスリン療法群）の生存率を比較した図である．
(Finfer S, et al. N Engl J Med 2009; 360: 1283-97[6])より)

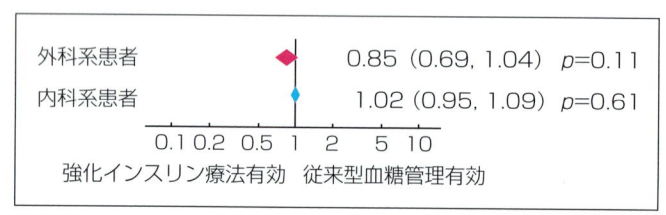

図3 強化インスリン療法の死亡率に対する効果：メタ解析
(Friedrich JO, et al. Crit Care 2010; 14: 324[7]より抜粋)

e. 強化インスリン療法の効果を検討した最新のメタ解析

- 重症患者を対象とした血糖降下療法の有効性を検討する RCT は 20 以上となり，それらの結果を統合するメタ解析が報告された．
- Friedrich らは，mixed ICU で行われた RCT のサブグループ解析の結果を考慮してメタ解析を施行し，外科系 ICU 患者でも（リスク比＝0.85, p＝0.11)，内科系 ICU 患者でも（リスク比＝1.02, p＝0.61)，強化インスリン療法に死亡率低下作用がないことを示した（図3)[7]．

> 重症患者に対する強化インスリン療法に死亡率低下作用はないと示された

③ 急性期患者における低血糖

a. 血糖降下療法が低血糖発生に与える影響

- NICE-SUGAR trial では，40 mg/dL 以下と定義される重症低血糖発生率は強化インスリン療法群で 6.8％，従来型管理群で 0.5％であり，強化インスリン療法群で有意に増加した（$p<0.001$)[6]．
- このほかにも，強化インスリン療法施行に伴う低血糖の発生率増加は繰り返し報告されている．Griesdale らのメタ解析においても，強化インスリン療法によって重症低血糖（40 mg/dL 以下）の発生率が有意に上昇することが示されている（リスク比＝6.0)[8]．

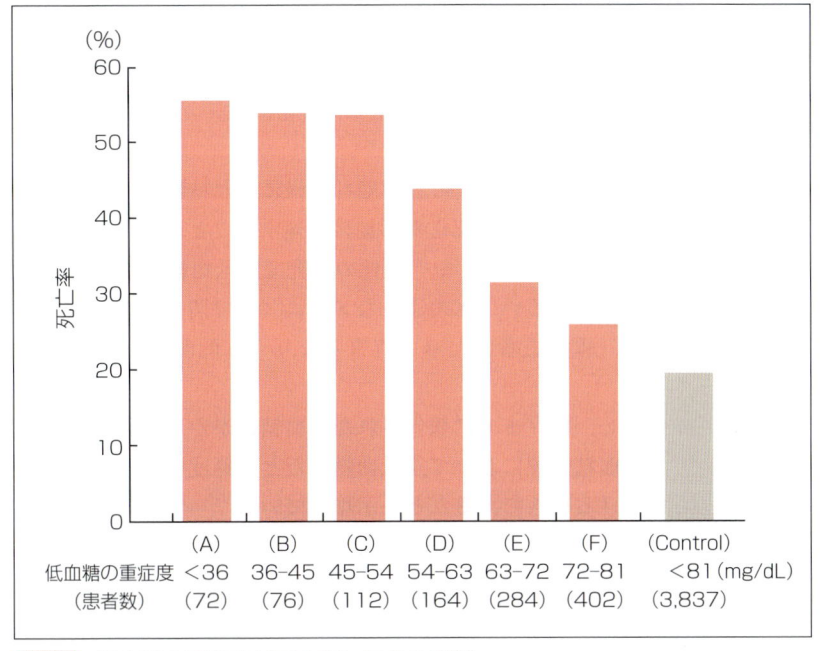

図4 低血糖の重症度が死亡率に与える影響

コントロール群（低血糖を生じていない患者群）と比較して，低血糖を生じた患者群では，軽度の低血糖（72〜81 mg/dL）であっても有意に死亡率が高い．

(Egi M, et al. Mayo Clin Proc 2010; 85: 217-24[10])より)

b. 急性期患者に生じた低血糖は有害か？

- Leuven II study[3]やNICE-SUGAR trial[9]では，重度低血糖は患者死亡率上昇に独立して有意に関連することが報告されている．
- 重度の低血糖は，不整脈，痙攣，不可逆的脳障害などを生じうるため，麻酔・鎮静下の周術期患者に対してインスリンを用いた血糖降下療法を行う際に，低血糖は深刻な問題となる．
- 重症患者を対象とした研究では，低血糖と死亡のあいだに直接的な因果関係は報告されていない．
- しかし，低血糖の発生は，全身炎症反応の増大，神経低糖症（低血糖による中枢神経機能低下），生体ストレスに対する副腎皮質ホルモン応答の抑制，交感神経系反射の抑制，脳血管拡張などを引き起こし，患者予後を悪化させる可能性が提唱されている[1]．

> 急性期患者に生じた低血糖は患者予後を悪化させる可能性が示されている

c. 急性期患者の低血糖の定義はまだ不明瞭

- 4,946名の集中治療患者の低血糖を対象とした後ろ向き観察研究では，重度低血糖（40 mg/dL以下）の発生率は2.1％で，軽度低血糖（81 mg/dL以下）はその約10倍の22.4％であった．
- この研究では，低血糖の重症度は患者死亡と有意に関与し，たとえ軽度な低血糖（72〜81 mg/dL）を生じた患者であっても，低血糖を起こさない患者と比べると有意に死亡率が高かった（図4）．

- また，低血糖の重症度が増すほど，死亡率が増加した．重要な予後因子を調整した後も，低血糖の発生は，ICU死亡・心臓血管系を起因とした死亡・感染関連の死亡と関与した[10]．
- NICE-SUGAR trialにおいても同様に，血糖値 70 mg/dL の低血糖であっても有意に独立して死亡率増加に関連することが報告されている[9]．
- NICE-SUGAR trial やその他の研究で，低血糖が患者死亡に実際かかわったか否か，あるいはどのようなメカニズムで関与したかは，不明である．
- また，重症患者にとって有害となりうる低血糖の閾値はいまだ不明確である．
- しかし，現在までに報告された低血糖にかかわるさまざまな情報は，重症患者の血糖管理において，低血糖はたとえ軽度であっても可能な限りその発生を避けるべきであることを示唆している．

> 重症患者では，低血糖はたとえ軽度であっても可能な限り避けるべき

d. 低血糖発生のリスク患者

- 低血糖のリスクが高い患者群としては，糖尿病の既往をもつ患者，敗血症患者，腎不全患者（とくに重炭酸塩をベースとした持続血液浄化法を施行されている場合），人工呼吸患者，心血管作動薬使用患者，重症度の高い患者，そして強化インスリン療法が施行されている患者，があげられる．
- また，インスリン投与量を調整せずに栄養投与量を減量することが低血糖発生の重要な因子であることも報告されている（表2）．
- このように，低血糖のリスクの高い患者群は認識されているが，重症患者にインスリンを使用していることそのものが低血糖発生のリスクであることを十分に認識し，頻回の血糖測定とインスリン投与量の調整を行うことが重要である．

> **表2 急性期低血糖の発生リスク要因**
> - 糖尿病の既往
> - 敗血症
> - 腎不全（重炭酸塩をベースとした持続血液浄化法の施行）
> - 人工呼吸中
> - 心血管作動薬の使用
> - 重症度が高い
> - 強化インスリン療法の施行
> - インスリン投与量を調整せずに栄養投与量を減量

> ★2 日本版敗血症診療ガイドライン
> http://www.jsicm.org/pdf/20_124.pdf

> 重症患者では，血糖値が 180 mg/dL を超えるまではインスリン投与を行わない

> インスリン投与を始めたら，144～180 mg/dL を目標として血糖をコントロールする

4 急性期血糖管理のガイドライン

a. 日本版敗血症診療ガイドライン（2013年）の急性期血糖管理

- 持続血糖測定器が利用できない環境で急性期血糖管理をする場合，日本版敗血症診療ガイドライン★2 では以下のように推奨している．
  ①正確な機器を使用し，頻回に測定する．
  ②重症患者では，血糖値が 180 mg/dL を超えるまではインスリン投与を行わない．
  ③高血糖によりインスリンを始めたならば，144～180 mg/dL を目標としてコントロールする．高血糖と同等あるいはそれ以上に低血糖の発生に注意する．

b. 近年報告された急性期血糖管理のガイドライン

- 同様のエビデンスを利用しても，異なる推奨が提示されることは決してまれ

表3 急性期血糖管理に関する各ガイドラインの推奨

	SSCG 2012	集中治療患者のインスリン療法ガイドライン（2012）	日本版敗血症診療ガイドライン（2013）
インスリン開始時期	2回連続180 mg/dLを超えてから	150 mg/dL以上	180 mg/dLを超えてから
目標血糖値	180 mg/dL 以下	180 mg/dL 以下	144〜180 mg/dL
強化インスリン療法（IIT）	推奨しない	推奨しない	推奨しない
血糖測定（インスリン開始時）	1〜2時間ごと	1〜2時間ごと	1〜2時間ごと
血糖測定（安定後）	4時間ごと	1〜2時間ごと	4時間ごと

ではない．現在，急性期血糖管理に関する推奨は，上記のほかに2つのガイドラインを利用することが可能である（表3）．

2012年度版 SSCG

- 2012年度版 SSCG では，インスリンの開始は2回以上180 mg/dL を超えた際とし，血糖値が180 mg/dL 以下となるようコントロールすることが推奨されている[11]．しかし，血糖値が180 mg/dL 以上となった場合，次にいつ血糖値を測定すべきかに関しては言及しておらず，臨床使用に若干の問題を有している．
- 血糖管理を厳格に行った経験が乏しく，インスリン使用による低血糖の発生を予見することが難しい施設では，180 mg/dL の血糖値でもすぐにインスリンを使用せず，1〜2時間後に再測定し，もう一度180 mg/dL 以上であれば，インスリンを開始する方法を選択してもよいと思われる．

集中治療患者のインスリン療法ガイドライン（2012年）

- 2012年に報告された重症患者の高血糖に対するインスリン療法のガイドラインでは，インスリンの開始は血糖値が150 mg/dL 以上となった際とし，血糖値が常に180 mg/dL 以下となるようコントロールすることが推奨されている[12]．
- しかし，血糖値150 mg/dL 以上でインスリンを開始する血糖管理の有効性・有害性を検討した大規模 RCT は存在せず，その効果は不明である．また，上記150 mg/dL は目標血糖値ではないことに留意しておく必要がある．
- 血糖管理をすでに厳格に行っていて，低血糖の発生を未然に防ぐことが可能な施設では，血糖値150 mg/dL でインスリンを開始する方法を選択してもよいと思われる．

❺ 血糖測定方法

a. ベッドサイド型簡易血糖測定器が不正確となる理由

- 血糖測定間隔は，使用するプロトコールによるが，血糖値が目標範囲内に安定すれば4時間ごとに，安定していない時期は1〜2時間ごとに測定することが推奨されている（表3）．
- ブドウ糖の生体内活性はその血漿濃度に依存するため，血漿糖濃度が重要である．これが，中央検査室で測定された血糖値（血漿糖濃度）が gold standard とよばれる所以である．
- 血漿中の水分濃度（93％）と比較して，赤血球中の水分濃度（73％）が低いため，血漿中の糖濃度は，全血の糖濃度と比較して約11％高いといわれている．多くのベッドサイド型簡易血糖測定器は，全血の糖濃度を測定し，正常ヘマトクリット（40％前後）であるとの仮定のもと，血漿糖濃度を算出して表示する．このためヘマトクリットが低い患者では，血糖値は高めに表示され，低血糖を見過ごす可能性が高くなる．
- 集中治療患者では，輸血の制限が推奨されヘマトクリット21〜30％が許容されているため，多くの患者では正常値と比較して低ヘマトクリットとなるのでこの問題は重要である．
- また，グルコースオキシダーゼを使用した血糖測定は血中酸素濃度によって誤差が生じることが知られている．正常値以上の酸素濃度（PaO_2＞100 mmHg）では，測定誤差は15％を超え，同様の誤差が低酸素血症でも生じる（PaO_2＜44 mmHg）．
- このようにベッドサイド型簡易血糖測定器は，集中治療患者で使用すると血糖値を誤って高めに表示する可能性があり，インスリンの過量投与を招き低血糖の発生率を高める可能性がある．

b. 血糖測定方法のメタ解析

- 近年報告された重症患者における血糖測定方法のメタ解析では，毛細血を使用したベッドサイド型簡易血糖測定器による血糖測定は，動脈血を使用した血糖測定（ベッドサイド型簡易血糖測定器および血液ガス分析器）よりも不正確であり，その使用は推奨できない（図5）[13]．
- 動脈血を使用したベッドサイド型簡易血糖測定器による血糖測定は，有意ではないが血液ガス分析器による血糖測定と比較して不正確となる傾向がある．現在のところ，周術期患者でインスリンを使用する際には，血液ガス分析器を使用して血糖測定を行うことが推奨される（図5）[13]．
- ベッドサイド型簡易血糖測定器および血液ガス分析器のいずれにおいても，80 mg/dL以下の低血糖帯では，その血糖測定の正確性が低下するため，低血糖の値が得られた際には，中央検査室にも検体を提出し再確認する必要がある（表4）[13]．

> 重症患者の血糖値測定は血液ガス分析器で行うのが望ましい

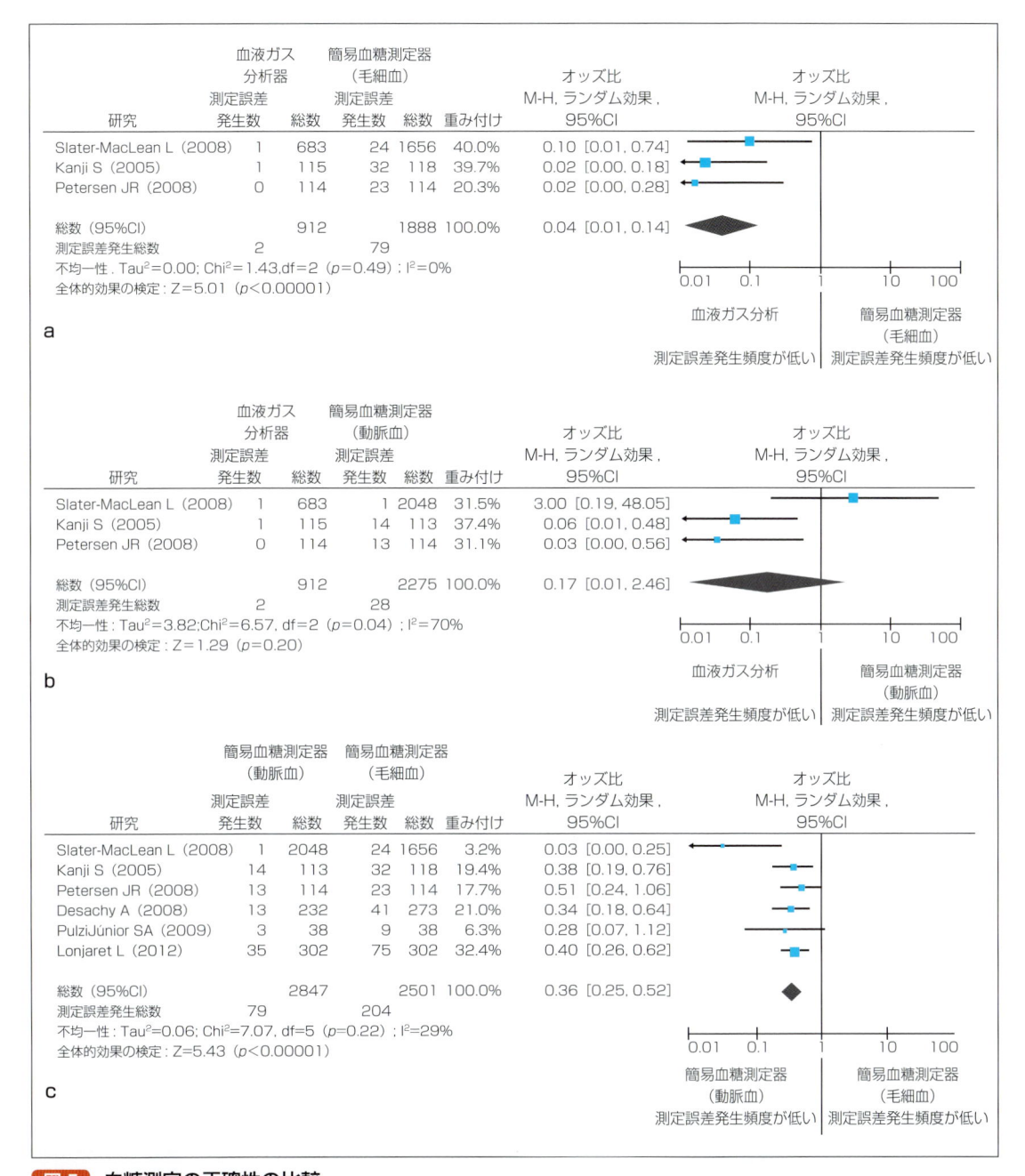

図5 血糖測定の正確性の比較

a：血液ガス分析器と簡易血糖測定器（毛細血）との測定誤差発生率の比較.
b：血液ガス分析器と簡易血糖測定器（動脈）血との測定誤差発生率の比較.
c：簡易血糖測定器（動脈血）と簡易血糖測定器（毛細血）との測定誤差発生率の比較.

(Inoue S, et al. Crit Care 2013; 17: R48[13])より)

表4 低血糖帯と非低血糖帯における血糖測定の正確性の検討

血糖測定方法	オッズ比* (95%信頼区間)
血液ガス分析器	1.86 (0.80, 4.33)
ベッドサイド型簡易血糖測定器 (毛細血)	1.84 (1.07, 3.16)
ベッドサイド型簡易血糖測定器 (動脈血)	2.33 (1.13, 4.83)

* 低血糖帯（< 80 mg/dL）での測定誤差発生率を非低血糖帯での測定誤差発生率と比較したオッズ比．1以上は，低血糖帯で測定誤差が生じやすいことを意味する．
不正確な測定は，International Organization for Standardization（ISO）基準により，中央検査室での血漿ブドウ糖濃度と比較して誤差20％以内と定義．

(Inoue S, et al. Crit Care 2013; 17: R48[13] より抜粋)

6 おわりに

- 以下に周術期血糖管理の要点をまとめる．
  ①周術期では高血糖は高頻度に生じる．
  ②重症患者の血糖値測定は，測定に要する時間と正確性を考慮すると血液ガス分析器で行うのが望ましい．
  ③各血糖測定法により，測定信頼度が異なることを認識する．
  ④重症患者では，血糖値が180 mg/dLを超えるまではインスリン投与を行わない．
  ⑤高血糖によりインスリンを始めたならば，144〜180 mg/dLを目標としてコントロールする．高血糖と同等あるいはそれ以上に低血糖の発生に注意する．
  ⑥強化インスリン療法の有効性が確立している周術期患者群は現在存在しない．

（江木盛時）

文献

1) Egi M, et al. Glycemic control in the ICU. Chest 2011; 140: 212-20.
2) van den Berghe G, et al. Intensive insulin therapy in critically ill patients. N Engl J Med 2001; 345: 1359-67.
3) Van den Berghe G, et al. Intensive insulin therapy in the medical ICU. N Engl J Med 2006; 354: 449-61.
4) Van den Berghe G, et al. Intensive insulin therapy in mixed medical/surgical intensive care units: Benefit versus harm. Diabetes 2006; 55: 3151-9.
5) Dellinger RP, et al. Surviving Sepsis Campaign: International guidelines for management of severe sepsis and septic shock: 2008. Crit Care Med 2008; 36: 296-327.
6) Finfer S, et al. Intensive versus conventional glucose control in critically ill patients. N

Engl J Med 2009; 360: 1283-97.
7) Friedrich JO, et al. Does intensive insulin therapy really reduce mortality in critically ill surgical patients? A reanalysis of meta-analytic data. Crit Care 2010; 14: 324.
8) Griesdale DE, et al. Intensive insulin therapy and mortality among critically ill patients: A meta-analysis including NICE-SUGAR study data. CMAJ 2009; 180: 821-7.
9) Finfer S, et al. Hypoglycemia and risk of death in critically ill patients. N Engl J Med 2012; 367: 1108-18.
10) Egi M, et al. Hypoglycemia and outcome in critically ill patients. Mayo Clin Proc 2010; 85: 217-24.
11) Dellinger RP, et al. Surviving sepsis campaign: International guidelines for management of severe sepsis and septic shock: 2012. Crit Care Med 2013; 41: 580-637.
12) Jacobi J, et al. Guidelines for the use of an insulin infusion for the management of hyperglycemia in critically ill patients. Crit Care Med 2012; 40: 3251-76.
13) Inoue S, et al. Accuracy of blood-glucose measurements using glucose meters and arterial blood gas analyzers in critically ill adult patients: Systematic review. Crit Care 2013; 17: R48.

3-2 周術期の経静脈的栄養

- 静脈栄養の基本は，静脈栄養輸液製剤，アミノ酸製剤，脂肪乳剤，ビタミン製剤，ミネラル製剤のそれぞれに関して理解することである．高カロリー輸液製剤も便利に作製されているが，製品によってアミノ酸，ビタミン，微量元素などの混入の有無が異なる．

- 周術期，急性期の静脈栄養に関してヨーロッパ静脈経腸栄養学会（European Society for Clinical Nutrition and Metabolism：ESPEN）のガイドライン[1]，アメリカ集中治療医学会（Society of Critical Care Medicine：SCCM）／アメリカ静脈経腸栄養学会（American Society for Parenteral and Enteral Nutrition：ASPEN）の急性期栄養ガイドライン[2]，Critical Care Nutritionのカナディアンガイドライン[3]，急性呼吸不全による人工呼吸患者の栄養管理ガイドライン（日本呼吸療法医学会）[4]，静脈経腸栄養ガイドライン（日本静脈経腸栄養学会）[5]などが参考となる．

- 急性期における栄養に関して，2000年後半から大規模なRCTが行われ，今までの考えを一新させうる結果が欧米のガイドライン作成後にも示され，大きな変換期に突入している．

1 経静脈的栄養法の種類と栄養素

- 静脈栄養法は，その投与経路から末梢静脈栄養法（peripheral parenteral nutrition：PPN）と中心静脈栄養法（total parenteral nutrition：TPN）に分けられる．静脈栄養の施行期間が長期になる場合や，経静脈的に高カロリーの輸液を投与する場合は，TPNの適応となる．五大栄養素である糖質，アミノ酸（タンパク質），脂質，ビタミン，微量元素は，過不足にならないように注意をすることが栄養療法として大事である．

> 五大栄養素は，過不足にならないように注意する

a. 末梢静脈栄養法（PPN）

- 末梢静脈内に栄養を投与する方法であるが，末梢から投与できる輸液製剤は浸透圧比で3以下のものに限られる．PPNとしてよく用いられるアミノ酸加糖電解質液は，ビタミンB_1が含まれている製剤と含まれていない製剤とがある（表1）．

> PPN用輸液製剤には，ビタミンB_1含有と，非含有のものがある

- ビタミンB_1含有アミノ酸加糖電解質液はビーフリード®，アミグランド®，パレセーフ®が市販されている．窒素量は4.7 g/L，非タンパク熱量／窒素は64 kcal/gである．分岐鎖アミノ酸（branched chain amino acid：BCAA）含有率は30％である．

- ビタミンB_1非含有のアミノ酸加糖電解質液は，アミノフリード®，ツインパル®，プラスアミノ®，アミカリック®が市販されている．窒素量は4.2〜

表1 末梢静脈栄養（PPN）用輸液製剤

製品名	液量 (mL)	ビタミンB₁ (mg/L)	糖質 (g/L)	遊離アミノ酸 (g/L)	窒素量 (g/L)	熱量 (kcal/L)	非タンパク熱量 /窒素 (kcal/g)	浸透圧比
ビーフリード	500・1,000	1.92	75	30	4.7	420	64	約3
アミグランド	500	2	75	30	4.7	420	64	約3
パレセーフ	500	2	75	30	4.7	420	64	約3
アミノフリード	500・1,000	—	75	30	4.7	420	64	約3
ツインパル	500・1,000	—	75	30	4.7	420	64	約3
プラスアミノ	200・500	—	75	27.1	4.2	408	71	約3
アミカリック	200・500	—	75	27.5	4.3	410	70	約3

4.7 g，非タンパク熱量／窒素は64〜71 kcal/gである．BCAA含有率は30％である．
- 2,000 mLの輸液により840 kcalの投与が可能である．

b．中心静脈栄養法（TPN）

- 中心静脈内に栄養を投与する方法であり，輸液製剤の浸透圧が高くても投与可能である．TPNは，糖・電解質液，アミノ酸製剤，総合ビタミン製剤，微量元素製剤を併せて持続投与する．脂肪乳剤は，中心静脈栄養の側管もしくは末梢静脈から投与する．TPNとして市販されている高カロリー輸液用のキットには，アミノ酸製剤，総合ビタミン製剤，微量元素製剤の含有に違いがあるため，注意が必要である（表2）． <small>市販の高カロリー輸液用キットには，含有に違いがあるので注意する</small>
- 高カロリー輸液基本液には，トリパレン®，ハイカリック®が市販されているが，アミノ酸製剤，総合ビタミン，微量元素が含有されていないことに注意を要する．
- アミノ酸製剤含有の高カロリー輸液用キット製剤は，アミノトリパ®，ピーエヌツイン®，ユニカリック®が市販されている．
- 総合ビタミン・アミノ酸製剤含有の高カロリー輸液用キット製剤は，フルカリック®，ネオパレン®が市販されている．
- 総合ビタミン・微量元素・アミノ酸製剤含有の高カロリー輸液用キット製剤は，エルネオパ®が市販されている．
- アミノ酸製剤，脂肪乳剤含有の高カロリー輸液用キット製剤は，ミキシッド®が市販されている．配合は，高カロリー輸液用の総合ビタミン液，微量元素，ナトリウム製剤，カリウム製剤のみとして，側管など用いない完全閉鎖ルートで持続点滴をする．すでに白濁しているため，配合変化がわかりにくいので注意が必要である．

c．アミノ酸製剤

- アミノ酸製剤には大きく分けて，総合アミノ酸輸液製剤，侵襲時用アミノ酸輸液製剤，肝不全用アミノ酸輸液製剤，腎不全用アミノ酸輸液製剤，小児用 <small>総合アミノ酸輸液製剤のほかに，侵襲時用，肝不全用，腎不全用，小児用がある</small>

表2 高カロリー輸液用製剤

製品名	液量(mL)	微量元素	総合ビタミン液	糖質(g/袋)	遊離アミノ酸(g/袋)	窒素量(g/袋)	脂質(g/袋)	熱量(kcal/袋)	非タンパク熱量/窒素(kcal/g)	浸透圧比
トリパレン1号	600	—	—	139.8	—	—	—	420	—	約6
トリパレン2号	600	—	—	175.2	—	—	—	420	—	約8
ハイカリックNC-L	700	—	—	120	—	—	—	480	—	約4
ハイカリックNC-N	700	—	—	175	—	—	—	700	—	約6
ハイカリックNC-H	700	—	—	250	—	—	—	1,000	—	約8
ハイカリックRF	250			125				500	—	約11
	500			250				1,000	—	約11
	1,000			500				2,000	—	約11
アミノトリパ1号	850	—	—	139.8	25	3.92	—	660	143	約5
	1,700	—	—	279.6	50	7.84	—	1,320	143	約5
アミノトリパ2号	900	—	—	175.2	30	4.70	—	820	149	約6
	1,800	—	—	350.4	60	9.40	—	1,640	149	約6
ピーエヌツイン1号	1,000	—	—	120	20	3.04	—	560	158	約4
ピーエヌツイン2号	1,100	—	—	180	30	4.56	—	840	158	約5
ピーエヌツイン3号	1,200	—	—	250.4	40	6.08	—	1,160	164	約7
ユニカリックL	1,000	—	—	125	25.03	3.89	—	600	128	約4
ユニカリックN	1,000	—	—	175	29.98	4.66	—	820	150	約5
フルカリック1号	903	—	○	120	20	3.12	—	560	154	約4
	1,806	—	○	240	40	6.23	—	1,120	154	約4
フルカリック2号	1,003	—	○	175	30	4.68	—	820	150	約5
	2,006	—	○	350	60	9.35	—	1,640	150	約5
フルカリック3号	1,103	—	○	250	40	6.24	—	1,160	160	約6
ネオパレン1号	1,000	—	○	120	20	3.13	—	560	153	約4
	1,500	—	○	180	30	4.70	—	840	153	約4
	2,000	—	○	240	40	6.27	—	1,120	153	約4
ネオパレン2号	1,000	—	○	175	30	4.70	—	820	149	約5
	1,500	—	○	262.5	45	7.05	—	1,230	149	約5
	2,000	—	○	350	60	9.40	—	1,640	149	約5
エルネオパ1号	1,000	○	○	120	20	3.13	—	560	153	約4
	1,500	○	○	180	30	4.70	—	840	153	約4
	2,000	○	○	240	40	6.27	—	1,120	153	約4
エルネオパ2号	1,000	○	○	170	30	4.70	—	820	149	約5
	1,500	○	○	262.5	45	7.05	—	1,230	149	約5
	2,000	○	○	350	60	9.40	—	1,640	149	約5
ミキシッドL	900	—	—	110	30	4.61	15.6	700	126	約4
ミキシッドH	900	—	—	150	30	4.61	19.8	900	169	約5

表3 アミノ酸輸液用製剤

製品名	液量 (mL)	遊離アミノ酸 (g/L)	窒素量 (g/L)	E/N比	BCAA含有率 (%)	Na⁺ (mEq/L)	Cl⁻ (mEq/L)	acetate (mEq/L)	糖質濃度 (%)	浸透圧比
プロテアミン12	200	113.6	18.15	0.88	21.3	150	150	—	—	約5
プロテアミン12X	200	113.6	18.15	0.88	21.3	150	150	—	5	約6
モリプロンF	200	100	15.2	1.09	22.6	<1.5	—	60	—	約3
アミゼットB	200 300 400	100	15.6	1.33	31	—	—	—	—	約3
アミゼットXB	200 300 400	100	15.6	1.33	31	—	—	—	5	約4
アミパレン	200 300 400	100	15.7	1.44	30	2	—	120	—	約3
アミニック	200	100	15.2	1.71	35.9	<2.9	—	80	—	約3
モリアミンS	200	84.3	13.1	3.31	28.3	18	182	—	—	約3
アミノレバン	200 500	79.9	12.2	1.09	35.5	15	95	—	—	約3
モリヘパミン	200 300 500	74.7	13.2	0.83	36.9	3	—	100	—	約3
ネオアミユー	200	59	8.1	3.21	42.4	2	—	47	—	約2
キドミン	200 500	72.5	10	2.6	45.8	2	—	45	—	約2
プレアミン-P	200	76	11.75	1.26	39	3	—	80	—	約2.5

E/N比:必須アミノ酸/非必須アミノ酸,BCAA:分岐鎖アミノ酸.

アミノ酸輸液製剤がある(**表3**).

- 総合アミノ酸輸液製剤は,FAO/WHO(Food and Agriculture Organization of United Nations/World Health Organization)基準や人乳パターンなどに準拠して作製されている.必須アミノ酸(E)と非必須アミノ酸(N)の比(E/N比)は約1で,分岐鎖アミノ酸(BCAA)含有率は21〜23%である.製品としては,プロテアミン®12,プロテアミン®12X,モリプロン®Fがある.
- 侵襲時用アミノ酸輸液製剤は,1980年代にアミノ酸輸液検討会から提唱されたTEO基準に準拠して作製されている.E/N比は1.3〜1.7と必須アミノ酸,ロイシン,バリンを強化しており,BCAA含有率は30〜36%と高い.ロイシンを強化したアミゼット®B,アミゼット®XB,アミパレン®,やバリンを強化したアミニック®が市販されている.術後のような侵襲期と安定期

のアミノ酸代謝を考慮して開発された製剤である．また，必須アミノ酸を中心に，リジン，メチオニンを多く含有して作製した製剤でモリアミン®Sが市販されている．E/N比は3.31，BCAA含有率は28.3%である．

- 肝不全用アミノ酸輸液製剤は，肝性脳症に対する治療としてFisher比が低くなる病態を是正することで意識障害の改善効果があることに基づいて作製された[6]．E/N比は0.83〜1.09，BCAA含有量は35〜37%と高い．分岐鎖アミノ酸を増量して芳香族アミノ酸を減量することによってFisher比を37〜54と高くした製剤で，アミノレバン®，モリヘパミン®が市販されている．
- 腎不全用アミノ酸輸液製剤は，血液透析導入前に窒素負荷を避け，尿素回路の機能維持のために作製された輸液製剤である．必須アミノ酸を中心に非必須アミノ酸投与を最低限としているため，E/N比は2.6〜3.2と高く，BCAA含有率は42〜46%と高い．輸液製剤としてはネオアミユー®，キドミン®が市販されている．急性腎不全時に，腎不全用アミノ酸製剤の使用が有効であるというエビデンスは乏しい[7]．逆に，侵襲期の急性腎不全時に，透析導入時期を延ばすためのタンパク制限はすべきではないと考えられている．
- 小児用アミノ酸輸液製剤は，新生児・乳幼児のアミノ酸代謝特性に合わせた組成となっている．E/N比は1.26となっており，BCAA含有率は39%と高い．脳神経，網膜組織の発育に必要なタウリンを配合し，チロシン，システイン，アルギニンを増量し，過量投与により障害を起こしうるメチオニン，フェニルアラニン，グリシン，スレオニンを減量した組成となっている．プレアミン®-Pが市販されている．

d．脂肪乳剤

> 脂肪乳剤は，必須脂肪酸欠乏症予防のため投与する必要がある

- 静脈栄養施行時には，必須脂肪酸欠乏症予防のため，脂肪乳剤は投与する必要がある．また，静脈栄養施行時には，肝機能障害ならびに脂肪肝発生予防のためにも脂肪乳剤投与は有用である．
- 日本で市販されている脂肪乳剤は，大豆から作製されている．10%製剤で1.1 kcal/mLと20%製剤で2.0 kcal/mLがあり，イントラリポス®，イントラリピッド®が市販されている．
- 2,6-ジイソプロピルフェノール（プロポフォール®，ディプリバン®）は，鎮痛薬として使用されているが，溶媒として脂肪乳剤が使用されている．ディプリバン®は大豆油が，プロポフォール®は大豆油と中鎖脂肪酸（MCT）が用いられている．長鎖脂肪酸酸化にはL-カルニチンが必要であるが，MCTの脂肪酸酸化はL-カルニチン非依存性である．

▶MCT：
medium chain triglyceride

- 脂肪乳剤の作製に，大豆由来の脂肪酸とグリセリンから構成されるトリグリセリドに卵黄レシチンを用いてミセル化しているため，大豆アレルギー，卵アレルギーのある患者への投与は添付文書では禁忌とされている．
- 投与された脂肪乳剤はHDLからアポ蛋白を受け取ることによりリポ蛋白化し，リポ蛋白リパーゼにより加水分解される．脂肪乳剤の投与速度が速いとHDLからアポ蛋白を受け取ることができず，脂肪粒子として血中に停滞す

▶HDL：
high density lipoprotein
（高密度リポタンパク質）

Column n-3系脂肪乳剤 (fish oil emulsion)

　n-3系脂肪酸とn-6系脂肪酸は，シクロオキシゲナーゼと5-リポキシゲナーゼの酵素によって代謝されていくが，最終代謝産物がそれぞれ異なる．n-6系脂肪酸から，PGE_2，TXA_2，LTB_4などの炎症性メディエーターが産生される．一方，n-3系脂肪酸からは，PGE_3，TXA_3，LTB_5などが産生され，これらはn-6系脂肪酸からの代謝物と競合的に働くことが知られている．n-3系脂肪酸は，炎症収束作用をもつレゾルビン，プロテクチンへ活性作用をもつ代謝物にもなる．大豆油は，n-6系脂肪酸の含有量が多いことが知られている．

　fish oilを含むn-3系脂肪乳剤が海外では開発されていて，すでにヨーロッパ，中国などでは市販されている．膵頭十二指腸切除や肝移植術後を含めて，周術期に使用して良好な結果が得られているとの報告がある[9,10]が，メタ分析では有効性を言い切るところまでは至っていない．大規模RCTによる今後の動向が注目される．日本での発売の予定は，現段階ではまだない．

　　る可能性があるため，投与速度は0.1 g/kg/時以下の速度で投与することが推奨されている[8]．
- 血中トリグリセリド値が，300 mg/dL未満であることを確認しながら投与する．
- トリグリセリドを乳化している脂肪粒子は半径が0.2～0.4 μmであるため，細菌除去が可能な0.22 μmのフィルターを通過できない．脂肪乳剤を投与するときは，フィルターを介さずに投与することに注意する．

e. ビタミン剤

- ビタミンは，正常な生理機能を維持するために必要な栄養素のうち，炭水化物，タンパク質，脂質以外の有機物の総称である．脂溶性ビタミンと水溶性ビタミンがあり，生体内で合成されないため体外から摂取する必要がある．
- 脂溶性ビタミンは，ビタミンA，ビタミンD，ビタミンE，ビタミンKである．
- 水溶性ビタミンは，ビタミンB_1（チアミン），ビタミンB_2（リボフラビン），ビタミンB_6，ビタミンB_{12}，ビタミンC，ニコチン酸アミド，パントテン酸，葉酸，ビチオンである．
- ビタミンB_1含有アミノ酸加糖電解質液であるビーフリード®，アミグランド®，パレセーフ®はビタミンB_1が約2 mg/L含有されている．末梢静脈栄養時によく用いる混合ビタミン剤であるビタメジン®はビタミンB_1，B_6，B_{12}の混合である．それぞれの量は，B_1が50～100 mg，B_6が50～100 mg，B_{12}が1 mg含有されているが，それ以外のビタミン類が入っていないことに注意する．
- 高カロリー輸液用総合ビタミン剤は数種類あり，それぞれビタミン含有量が若干異なる．また，国際的な推奨量，日本での厚生労働省の健常者における食事摂取基準と比較したものを**表4**にまとめた．
- 周術期，重症患者においては，健常者よりビタミンの必要量が増加している

▶ PGE_2：
prostaglandin E_2
（プロスタグランジン E_2）

▶ TXA_2：
thromboxane A_2
（トロンボキサン A_2）

▶ LTB_4：
leukotriene B_4
（ロイコトリエン B_4）

ビタミンは炭水化物，タンパク質，脂質以外の有機物，体外から摂取する

表4 高カロリー輸液用総合ビタミン剤

	厚労省 2010 18〜29歳 男/女	AMA 1975	[FDA] 2000	ビタメジン (参考)	オーツカ MV	ビタジェクト	ネオラミン・マルチ	マルタミン
ビタミンA	850/650 µgRE	3,300 IU	1 mgRE	—	3,300 IU	3,300 IU	3,300 IU	4,000 IU
ビタミンD	5.5 µg	200 IU	5 µg	—	200 IU 5 µg	10 µg	10 µg	400 IU
ビタミンE	7.0/6.5 mg	10 mg	10 mg	—	10 mg	15 mg	15 mg	15 mg
ビタミンK	75/60 µg	—	150 µg	—	2 µg	2 µg	2 µg	2 µg
ビタミンB$_1$	1.4/1.1 mg	3 mg	6 mg	100 mg	3 mg	3 mg	3 mg	5 mg
ビタミンB$_2$	1.6/1.2 mg	3.6 mg	3.6 mg	—	3.6 mg	4 mg	4 mg	5 mg
ビタミンB$_6$	1.4/1.1 mg	4 mg	6 mg	100 mg	4 mg	4 mg	4 mg	5 mg
ビタミンB$_{12}$	2.4 µg	5 µg	5 µg	1,000 µg	5 µg	10 µg	10 µg	10 µg
ニコチン酸	15/12 mgNE	40 mg	40 mg	—	40 mg	40 mg	40 mg	40 mg
パントテン酸	5 µg	15 mg	15 mg	—	15 mg	15 mg	15 mg	15 mg
ビタミンC	100 mg	100 mg	200 mg	—	100 mg	100 mg	100 mg	100 mg
葉酸	240 µg	400 µg	600 µg	—	400 µg	400 µg	400 µg	400 µg
ビオチン	50 µg	60 µg	60 µg	—	60 µg	100 µg	100 µg	100 µg

ので，重症度の高い患者や持続透析などの患者，熱傷患者では不足している可能性もある．熱傷患者ではより多くのビタミン投与が必要であり，水溶性ビタミンの中でもとくにビタミンCとビタミンB$_1$は多く入れることが臨床経験的に推奨されている[11]．

f. ミネラル製剤

> ミネラルは，炭水化物，タンパク質，脂質以外の無機物．欠乏症と過剰摂取に注意

- ミネラルは，正常な生理機能を維持するために必要な栄養素のうち，炭水化物，タンパク質，脂質以外の無機質のことである．ミネラルは，多量ミネラル（ナトリウム，カリウム，カルシウム，マグネシウム，リン）と微量ミネラル（鉄，亜鉛，銅，マンガン，ヨウ素，セレン，クロム，モリブデン）とに分かれる．欠乏症と過剰摂取に注意を要する．
- 各輸液製剤に含まれる多量ミネラル，いわゆる電解質の投与量は，確認をしておく必要がある．電解質異常が認められる場合には，尿中への排泄量，腎機能，ホルモン測定，投与薬剤の副作用などを調べて適宜補正をする．
- refeeding syndrome を起こしうるときは，とくにカリウム，リン，マグネシウムなどの監視測定を行い適宜補正をする．
- 静脈栄養に用いる微量元素製剤は，日本では鉄，亜鉛，銅，ヨウ素，マンガンの5種類が含有されているが，セレンなど含まれておらず，長期TPN症例では欠乏症に注意する必要がある（表5）．
- 高カロリー輸液製剤に微量元素が含有されているエルネオパ®は，2,000 mL

表5 微量元素製剤

	ASPEN 2002 経腸栄養	ASPEN 2002 静脈栄養	厚労省 2010 成人（食事）	製品名 エレジェクト／エレメンミック／シザナリンN／ボルビックス／ミネラミック／ミネラリン／ミネリック-5	製品名 ボルビサール／ミネリック-4
クロム	30 µg	10〜15 µg	30〜40 µg	—	—
銅	0.9 mg	0.3〜0.5 mg	0.7〜0.9 g	0.32 mg	0.32 mg
フッ素	4 mg	明確な規定なし	記載なし	—	—
ヨウ素	150 µg	明確な規定なし	75/60 µg	127 µg	127 µg
鉄	18 mg	日常的には補給しない	5〜11 mg	1.95 mg	1.95 mg
マンガン	2.3 mg	60〜100 µg	3.5〜4 mg	55 µg	—
モリブデン	45 µg	日常的には補給しない	25〜30 µg	—	—
セレン	55 µg	20〜60 µg	25〜35 µg	—	—
亜鉛	11 mg	2.5〜5 mg	9〜13 mg	3.9 mg	3.9 mg

> **Column　抗酸化物質セレン投与にまつわるRCT**
>
> セレンは，体内で代謝されタンパクなどに取り込まれ，ビタミンC，Eなどと協調して，抗酸化作用をもつことが知られている．高度侵襲下では，血中濃度が低下することも知られている．Heylandらが施行したメタ分析では，セレンの使用による死亡率改善の有効性が期待された[12]．そのような中で，大規模なセレン投与に関する臨床研究が2つ施行された．
>
> **SIGNET Trial**：スコットランドの10施設ICUにおいて，502例という大規模なICU患者を対象としたRCTでは，経静脈的なグルタミン（20.2 g/日）とセレン（500 µg/日）のそれぞれ投与・非投与群を組み合わせた2×2の4群について検討した[13]．セレン，グルタミンともに，死亡率，感染率などに効果を見いだすことができなかった．ただし，5日以上のセレン静脈投与を行った患者は感染率低下を示した．
>
> **REDOX Study**：カナダ，アメリカ，ヨーロッパの40施設ICUにおいて1,223人を対象とした多国籍のRCTである[14]．グルタミン投与群（0.35 g/kg/日のジペプチドアラニルグルタミン経静脈投与もしくは42.5 g/日アラニルグルタミンと30 g/日のグリシングルタミンペプチド経腸投与）とセレン投与群（500 µg/日の経静脈投与または300 µgのセレンと亜鉛，βカロチン，ビタミンC，Eを経腸的に投与）の投与・非投与群を組み合わせた2×2の4群について検討した．グルタミン投与群による6か月後死亡率が上昇するというグルタミン神話を崩した結果であると同時に，セレン，抗酸化群による影響は各群間に認めなかった．
>
> 積極的セレン投与に関する臨床研究で，残念な結果であった．対象群が違うと，また違った結果が出る可能性もある．また，セレン欠乏に対するセレン補充は，まったく別の次元の話であるので，長期TPNで管理している患者には注意を要することはいうまでもない．

製剤で微量元素エレメンミック®1バイアル相当であり，1,000 mLではエレメンミック®1/2バイアル分である．
- 日本では，セレン注射液の販売が行われていない．あらかじめ各施設で亜セレン酸ナトリウムを調剤し，院内におけるIRBの認可を得るなどして，必要時に投与を行っている施設もある．

▶IRB：
Institutional Review Board（治験審査委員会）

❷ 術前における静脈栄養の開始

- 重篤な栄養障害がある患者に対して，術前に7～10日間の静脈栄養を行った場合，術後の合併症が改善したことが報告されている[15]．逆に，栄養障害を認めない，もしくは軽度の栄養障害の患者に対する術前静脈栄養は，利点がないか合併症を増やすことが報告されている[15]．
- ESPENでは以下の4つの中から，いずれか1つでも該当する項目があるときには重篤な栄養障害があると考えている．
  ① 6か月以内に体重10～15％の低下
  ② BMI（body mass index）が18 kg/m² 未満
  ③ 主観的包括的アセスメント（SGA）でGrade C（高度の栄養不良）
  ④ 肝機能や腎機能に問題がないにもかかわらず，血清アルブミン値が3 mg/dL 未満
- 術前の栄養療法の第一選択は経口摂取，経腸栄養である．
- 栄養状態が不良な患者で，十分な経口摂取，経腸栄養投与ができない場合，静脈栄養の適応となる．

▶SGA：
subjective global assessment

❸ 術後における静脈栄養の開始

- 「腸の使用が可能なら経腸栄養を開始する」は，各ガイドラインが共通して推奨している．とくに周術期に関して，Enhanced Recovery After Surgery（ERAS®）が浸透するにつれ，早期からの経口摂取，経腸栄養を開始するようになり，より静脈栄養を使用する機会が減少した．
- 日本静脈経腸栄養学会による静脈経腸栄養ガイドラインでは，術後の静脈栄養の適応は以下のように記されている．
  ① 消化器手術患者においてTPNを画一的に施行しない（一般的に推奨する）．
  ② 術後1週間以上，経口摂取および経腸栄養が開始できない症例では，代謝性合併症や感染性合併症に十分注意しながらTPNを実施する（一般的に推奨する）．
  ③ 経腸栄養でエネルギー必要量を満たせない患者には，静脈栄養との併用が適応となる（任意でよい）．
- ESPENのガイドラインでは，消化管術後の静脈栄養の適応は以下のように記されている．Grade AはRCTによる推奨，Grade BはRCTではない比較研究，コホート研究などによる推奨，Grade Cは専門家の意見，臨床経験

▶ERAS®については，1章「1-2-1 ERAS®とは」（p.19）参照

による推奨である．
① 栄養状態が不良な状態で経腸栄養投与ができない，もしくは不耐な患者（Grade A）．
② 胃腸機能を悪化させる術後合併症により，少なくとも7日間は経口摂取もしくは経腸栄養の投与量や吸収率が十分でない患者（Grade A）．
③ 術後にTPNが必要な患者の場合，経腸栄養のみ，もしくは経腸栄養と静脈栄養のコンビネーションで投与することを第一選択とする（Grade A）．
④ 腸瘻からの高容量の排液により，目標エネルギー量の60％以下の経腸栄養投与しかできない患者の場合，経腸栄養に静脈栄養を併せて投与することを考慮するべきである（Grade C）．
⑤ 腸閉塞などにより，腸を用いた栄養を開始できない患者の場合，経腸栄養に静脈栄養を併せて投与することを考慮するべきである（Grade C）．
⑥ 完全な腸閉塞の場合，嘔吐し誤嚥のリスクや小腸拡張から腹膜炎を生じるので手術を延期するべきではない（Grade C）．
⑦ 長期間における胃腸の機能不全がある患者では，静脈栄養が必須である（Grade C）．

- 消化管瘻における栄養管理は時に難渋する．静脈経腸栄養ガイドラインでは，RCTではない比較試験やコホート研究により以下のことが強く推奨されている．
① 食事摂取が不能となり，排液量が500 mL以上の場合，排液中の成分の喪失により水分・電解質異常，酸塩基平衡異常，栄養障害が生じる．
② 消化管分泌をなるべく抑制し，排液量を減少させることが重要であり，絶食が基本でTPNによる栄養状態の維持と改善が期待される．
③ 消化管瘻の場所により，瘻孔部より肛門側へ可能であれば経腸栄養の投与を積極的に用いる．
④ 排液量の多い小腸瘻では，タンパク質の喪失を伴うため，タンパク質の投与量を1.5 g/kg/日程度を目安にする．同様に亜鉛，銅，ビタミンの過剰な喪失を認めるため，ビタミンおよび微量元素を十分量投与することが重要である[16]．

❹ 周術期におけるエネルギーの投与量，タンパク質の投与量に関して

- エネルギー投与量に関しては，間接熱量測定を使用し，Harris-Benedict式などの予測式を用いて，体重による簡易式により決定することが一般的である．周術期において，ESPENのガイドラインでは以下のように推奨している．
① 理想体重を用いて25 kcal/kg，強い侵襲下では30 kcal/kgに達する消費エネルギーが必要と推奨している（Grade B）．
② 侵襲下でのタンパク投与に関して，理想体重を用いて1.5 g/kgが一般的に必要と推奨している（Grade B）．

③臨床経験よりタンパク質：脂質：糖質の比率は，20％：30％：50％を推奨している（Grade C）．
- 重症病態，重症敗血症，多臓器障害時などでは，静脈経腸栄養ガイドラインでは以下のように推奨している．
  ①エネルギー投与量は，間接熱量測定により決定することが望ましい（強く推奨する）．
  ②簡易式（25〜30 kcal/kg/日）や予測式（Harris-Benedict 式など）を用いて計算することもできる（一般的に推奨する）．
  ③毎日，栄養アセスメントおよびモニタリングを行い，投与エネルギー量の確認・再設定を行う（一般的に推奨する）．
  ④タンパク質・アミノ酸の投与量は，侵襲度を考慮して 1.2〜2.0 g/kg/日を基準とし，非タンパクカロリー/窒素比（NPC/N 比）も考慮して決定する（強く推奨する）．
  ⑤血清タンパク値，血液生化学検査などのモニタリングに基づいてタンパク質・アミノ酸投与量を調整する（強く推奨する）．
  ⑥静脈栄養でグルコース（ブドウ糖）投与の場合は，4 mg/kg/分以下の速度で投与する（一般的に推奨する）．
  ⑦静脈栄養を用いる場合は，原則として脂肪乳剤を併用する．投与速度は 0.1 g/kg/時以下とし，1 日 1.0 g/kg 以上の投与は避ける（一般的に推奨する）．
- 消費エネルギーには，内因性エネルギーからの供給を考える必要があるとも

> **Column** **補助的静脈栄養（supplemental parenteral nutrition：SPN）**
>
> **EPaNIC Study**：ベルギーの7施設ICUにおいて4,640人を対象として行われたRCTである．入室48時間以内にPNを開始した早期開始群2,312例と8日目からPNを開始した晩期開始群2,328例とで比較した．ICU死亡率，院内死亡率は同等であったが，晩期開始群がICUからの早期生存退室，生存退院が有意に良好であった．ICU感染率，胆汁うっ帯の発生率，2日以上の人工呼吸を必要とする患者の割合が有意に低下し，腎代替療法期間も短縮を示した．ただし，3日以内に39％，5日以内に50％以上の患者がICUを退室していて，ICUをあまり必要としない軽症な患者が含まれていたとのではとの指摘がある．
>
> **SPN Study**：スイスの2施設ICUにおいて305例を対象として行われたRCTである．ICUにて第4〜8病日に経腸栄養のみの群（EN群）と，SPNを加えて目標エネルギーの100％を投与した群（SPN群）とを比較した．ICU入室3日目においてENにより目標エネルギーの60％未満しか投与できておらず，5日以上のICU滞在，7日以上の生存が見込める患者を対象とした．実際の投与平均エネルギーはSPN群で28 kcal/kg/日（目標の103％），EN群で20 kcal/kg/日（目標の77％）であった．院内感染症発生率に関して，SPN群27％（41/153）がEN群38％（58/153）に比して有意に低下した．
>
> 補助的静脈栄養という点では，EPaNICが否定した結果であったのに対して，SPN Studyは有用性を示した．EPaNICの患者数は非常に大きいが，SPN Studyのほうが患者対象群の精度がしっかりとした印象がある．単純に結果だけを比較することはできない．

いわれている．内因性エネルギー供給がどの程度か測定することができないため，外因性つまりは投与するエネルギー量を決定することは難しいことも指摘されている．いちばん避けるべきことはoverfeedingであるとの視点からすると，上述のカロリーを投与することによる弊害が生じる可能性もある．

- 肥満患者では一定の制限が必要であり，BMI＞30では実体重においては11～14 kcal/kg（実体重）/日，理想体重では22～25 kcal/kg/日を超えるべきではない．タンパク質投与量はBMIが30～40の範囲では2.0 g/kg（理想体重）/日，BMIが40以上では2.5 g/kg（理想体重）/日を供給するべきである．
- 重症病態患者は，タンパク質の必要量が増加している．急性腎不全を伴う場合も同様で，透析導入を遅らせるためのタンパク質制限はするべきではないと考えられている．持続透析時は回路内および異化に伴うアミノ酸の喪失があるため，1.5～2.0 g/kg/日を投与する[17]．
- 重症患者，ICUにおける栄養管理では可能な限り経腸栄養を行うことが基本であるが，経腸栄養だけでは目標のエネルギーへ到達しない場合に同時に静脈栄養を併用するか否かに関して，大きな議論が展開されている．
- 補助的静脈栄養（supplemental parenteral nutrition：SPN）に関しては，ESPENガイドラインでは24～48時間以内，SCCM/ASPENガイドラインでは7～10日後に開始すべきとして対局的な立場をとってきたが，EPaNIC Study（Column参照）の結果は8日目から開始するほうが，合併症が低く早期回復に関連していた[18]．一方，小規模ではあるがスイスで行われたSPN Studyでは4～8日目に補助的に栄養投与をすることで，院内感染症を減少させる結果を示した[19]．

▶Column「補助的静脈栄養（SPN）」（p.196）参照

❺ おわりに

- 今までの既成概念を変えるに値する大規模なRCTが，近年活発に発表されている．経腸栄養を使おうという考えは，今のところ一致しているものの，至適エネルギー量，投与量，投与法，静脈栄養のタイミング，特殊な栄養素，グルタミン，n-3系脂肪酸など混沌とした状況になっている．
- 不変の事実は，五大栄養素を過不足なくバランスよく投与することであり，水分管理，栄養管理によって治癒過程をしっかりと支えることである．

（佐藤格夫）

文献

1) Braga M, et al. ESPEN Guidelines on Parenteral Nutrition: Surgery. Clin Nutr 2009; 28: 378-86.
2) McClave SA, et al. Guidelines for the Provision and Assessment of Nutrition Support Therapy in the Adult Critically Ill Patient: Society of Critical Care Medicine (SCCM) and American Society for Parenteral and Enteral Nutrition (A.S.P.E.N). JPEN J Parenter Enteral Nutr 2009; 33: 277-316.

3) Canadian Clinical Practice Guidelines 2012 Summary of Topics and Recommendations. http://www.criticalcarenutrition.com/
4) 氏家良人,ほか. 急性呼吸不全による人工呼吸患者の栄養管理ガイドライン 2011 年版. 人工呼吸 2012; 29: 75–120.
5) 日本静脈経腸栄養学会, 編. 静脈経腸栄養ガイドライン 第3版―静脈・経腸栄養を適正に実施するためのガイドライン. 東京：照林社；2013.
6) Als-Nielsen B, et al. Branched-chain amino acids for hepatic encephalopathy. Cochrane Database Syst Rev 2003; CD001939.
7) Druml W, et al. Elimination of amino acids in renal failure. Am J Clin Nutr 1994; 60: 418–23.
8) Iriyama K, et al. Capacity of high-density lipoprotein for donating apolipoproteins to fat particles in hypertriglyceridemia induced by fat infusion. Nutrition 1991; 7: 355–7.
9) Zhu X, et al. Effect of parenteral fish oil lipid emulsion in parenteral nutrition supplementation combined with enteral nutrition support in patients undergoing panceraticoduodenectomy. JPEN J Parenter Enteral Nutr 2013; 37: 236–42.
10) Zhu XH, et al. Liver-protecting effects of omega-3 fish oil lipid emulsion in liver transplantation. World J Gastroenterol 2012; 18: 6141–7.
11) Berger MM, et al. Reduction of nosocomial pneumonia after major burns by trace element supplementation: Aggregation of two randomized trials. Crit Care 2006; 10: R153.
12) Heyland DK, et al. Antioxidant nutrients: A systematic review of trace elements and vitamins in the critically ill patient. Intensive Care Med 2005; 31: 327–37.
13) Andrews PJ, et al. Randomised trial of glutamine, selenium, or both, to supplement parenteral nutrition for critically ill patients. BMJ 2011; 342: d1542.
14) Heyland DK, et al. A randomized trial of glutamine and antioxidants in critically ill patients. N Engl J Med 2013; 368: 1489–97.
15) The Veterans affairs total parenteral nutrition cooperative study group. Perioperative total parenteral nutrition in surgical patients. N Engl J Med 1991; 325: 525–32.
16) Makhdoom ZA, et al. Nutrition and enterocutaneous fistulas. J Clin Gastroenterol 2000; 31: 195–204.
17) Scheinkestel CD, et al. Prospective randomized trial to assess caloric and protein needs of critically ill, anuric, ventilated patients requiring continuous renal replacement therapy. Nutrition 2003; 19: 909–16.
18) Ceaser MP, et al. Early versus late parenteral nutrition in critically ill adults. N Engl J Med 2011; 365: 506–17.
19) Heidegger CP, et al. Optimization of energy provision with supplemental parenteral nutrition in critically ill patients: A randomized controlled clinical trial. Lancet 2013: 381: 385–93.

3-3 周術期の経管栄養

- 外傷や術後など生体侵襲下におけるエネルギー代謝は通常とは大きく異なり，カテコラミン，コルチゾール，グルカゴンなどのストレスホルモンや各種サイトカインなど炎症性メディエーターの放出に伴いエネルギー消費が増大し，エネルギー代謝が変動する．筋肉や脂肪など全身組織で異化が亢進するが，障害部位での組織修復や急性相反応タンパクの合成など同化亢進も引き続き起こる（図1）．
- 本項では2006年にヨーロッパ静脈経腸栄養学会（ESPEN）より発表された「経腸栄養ガイドライン2006」内の"移植を含む手術患者に対するガイドライン"（ESPEN Guidelines on Enteral Nutrition：Surgery including organ transplantation 2006：ESPEN-EN-G-2006）[1]，2009年にESPENより発表された静脈栄養ガイドライン（ESPEN-G-PN-2009）[2]，およびアメリカ静脈経

▶ESPEN：
European Society for Clinical Nutrition and Metabolism

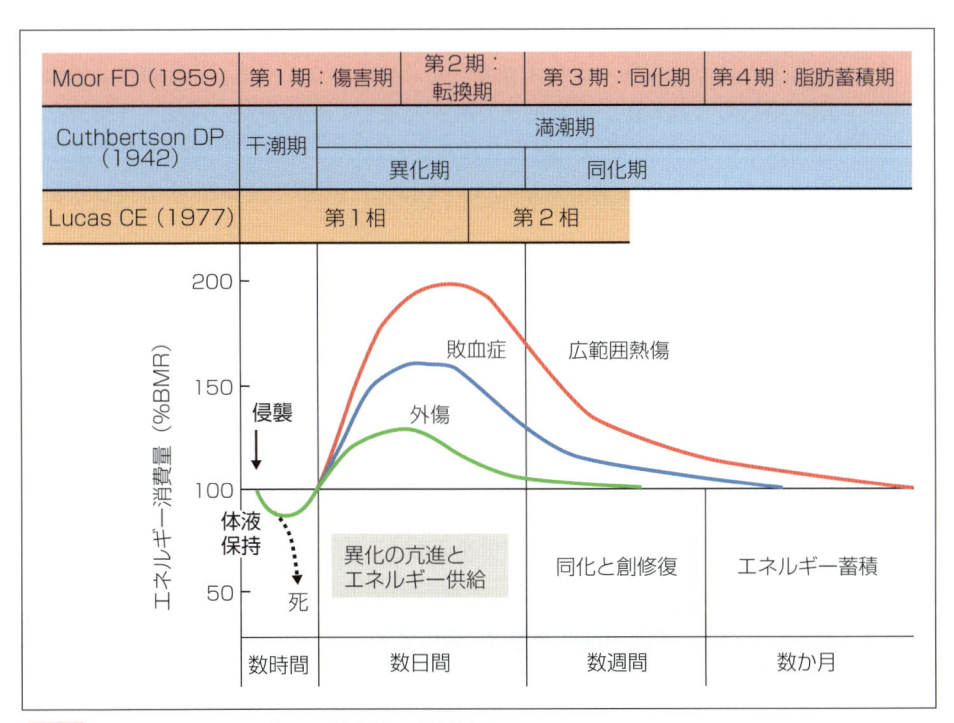

図1 侵襲後のエネルギー代謝変動と栄養管理

生体は侵襲直後（数時間）は体液分布異常あるいは減少状態にあり，生命維持を目的とした体液保持と代謝低下に陥いる（干潮期，ebb phase）．その後は組織修復や免疫賦活を目的に神経内分泌系，サイトカインなどの反応によりエネルギー代謝は急速に増加したのち，数日後に徐々に低下してくる（満潮期，flow phase）．また干潮期以後の数日間はエネルギー代謝の増加に伴い全身組織における異化は著明に亢進する．
（近藤芳夫．外科的侵襲．外科代謝栄養学．東京：文光堂；1984/ 山口芳裕．重症外傷の栄養管理．臨床栄養 2004; 104: 827-32 より）

腸栄養学会（American Society for Parenteral and Enteral Nutrition：ASPEN）とアメリカ集中治療医学会（Society of Critical Care Medicine：SCCM）より合同で発表された重症患者に対するガイドライン（ASPEN/SCCM-G-2009）[3]を中心に周術期の経管（腸）栄養について述べ，ESPENのワーキンググループから提唱されたEnhanced Recovery After Surgery（ERAS®）について触れる．

1 術前経管栄養

- 頭頸部癌や食道癌など消化器癌患者では，その病態による通過障害や食欲不振から低栄養状態にあることが多い．また，手術侵襲が大きいことや消化管を再建する術式のために，術後長期に経口摂取が制限される．
- このような患者においては術後合併症や在院期間および死亡率が高く，低栄養状態にある術前患者に対する栄養管理の介入が予後改善に重要である．
- 術前栄養投与経路は経口が基本ではあるが，それが困難であれば経管による経腸栄養を用いてでも栄養介入すべきである（表1）．

a. その適応と実施期間

- 術前患者において明らかな栄養障害が認められなくても，7日間以上の絶食期間が認められるか，摂食可能であったとしても食事量の減少（具体的には60％以下）が10日間以上認められる症例には，術前に栄養管理を考慮すべきである．具体的な適応基準については，ESPEN-EN-G-2006に詳しく記載されている[1]（表1）．
- 術前栄養管理を行う期間は約10〜14日間が望ましく，侵襲の大きい手術を行う場合は，可能であるなら手術を延期して術前栄養管理を行うことも考慮する[1]．
- 投与ルートは経口が基本的であるが，経口で必要エネルギー量の60％以上が摂取不能であるなら経腸チューブ留置による経管栄養を行う[1]．
- 全身状態不良である症例，具体的には腸閉塞，高度のショック状態★1，腸管虚血が存在している症例については，経腸栄養の導入がまれではあるが虚血性腸炎の誘因となりうるので慎重に行う．

★1
収縮期血圧60 mmHg以下または循環動態維持目的にカテコラミン投与の開始や増量を考慮する状態．

表1 術前栄養管理の適応基準

- 6か月で10〜15％以上の体重減少がある場合
- BMI＜18.5 kg/m² の場合
- SGA（主観的包括的評価）がグレードC（高度低栄養）の場合
- 血清アルブミン値＜3.0 g/dL の場合（ただし肝臓・腎臓機能異常は除く）
- 以上のうち，いずれか1つでも該当する患者

BMI：肥満指数．
（Weimann A, et al. Clin Nutr 2006; 25: 224-44[1]より）

b. 手術当日の栄養管理

- 消化管機能が保たれている患者では胃内の液体はすみやかに排出されることから，術前2〜3時間前の飲水が誤嚥のリスクとなる確固たるエビデンスはない．
- また，麻酔導入の6時間前までの固形物摂取や2時間前までの脂質やタンパク質を含まない液体（clear liquid）の経口摂取は胃の排泄遅延や誤嚥の可能性がない限り問題ないとされている．これは経管栄養時においても同様である．
- 結腸手術患者や股関節置換手術患者において，手術前夜に800 mL，術前2時間前に400 mLの12.5％炭水化物を含有する液体の経口摂取が術後インスリン抵抗性を改善し高血糖の防止やタンパク異化抑制に効果があること[4]，また腹腔鏡下胆嚢摘出術においては術後の嘔吐が抑制されることが報告されており，術前の炭水化物負荷（carbohydrate loading）はESPENガイドラインでも推奨されている[1]．

c. 経腸栄養剤の選択

- 飢餓やストレスなどの侵襲下では，生体は骨格筋や腸管壁におけるタンパク異化により糖原性アミノ酸を生成し，肝臓での糖新生や急性相反応タンパクの合成，障害部位での組織修復のために動員される（図2）．窒素バランスは負に傾き，筋肉減少症（sarcopenia）や腸管壁や粘膜の萎縮が生じる．
- 腸管の約25％は免疫組織であり，全身免疫細胞の約50％が存在しており，腸管は重要な免疫臓器である．侵襲下では，腸管粘膜や壁の萎縮は腸管防御機構の破綻を生じ，消化管内の菌が全身の血液やリンパ流を介して体内に移行して感染症を引き起こす．これを，バクテリアルトランスロケーション（bacterial translocation：BT）とよぶ．
- 最近では，菌の侵入のみならず，菌体やその成分が腸管免疫系を刺激して，炎症性サイトカインなどが放出されることで引き起こされる全身炎症もBTと理解されている．
- 侵襲下におけるタンパク異化による負の窒素バランスを是正するうえでも，従来のように糖質を主体にしたカロリー重視ではなく，窒素源を含んだ総合的な栄養素の投与が重要となってくる．
- 現在国内で販売されている経腸栄養剤は，その形態（粉末，液体）や窒素源の組成により分類することが可能であるが，病態に応じた確固たるエビデンスがあるものは少ない．
- とくに術前の担癌患者においては免疫低下状態にあることが多く，免疫増強効果が期待されるアルギニン，グルタミン，n-3系脂肪酸，核酸，抗酸化物質などを成分強化した免疫調整栄養剤（immune modulating diet：IMD）の周術期投与により術後感染症合併率の減少と在院日数の短縮が報告されている．
- 一方，ESPEN-EN-G-2006ではとくに頭頸部癌，消化器癌や重症外傷に対し

術前経腸栄養は術後の合併症，とくに感染性合併症の発生を低下させる

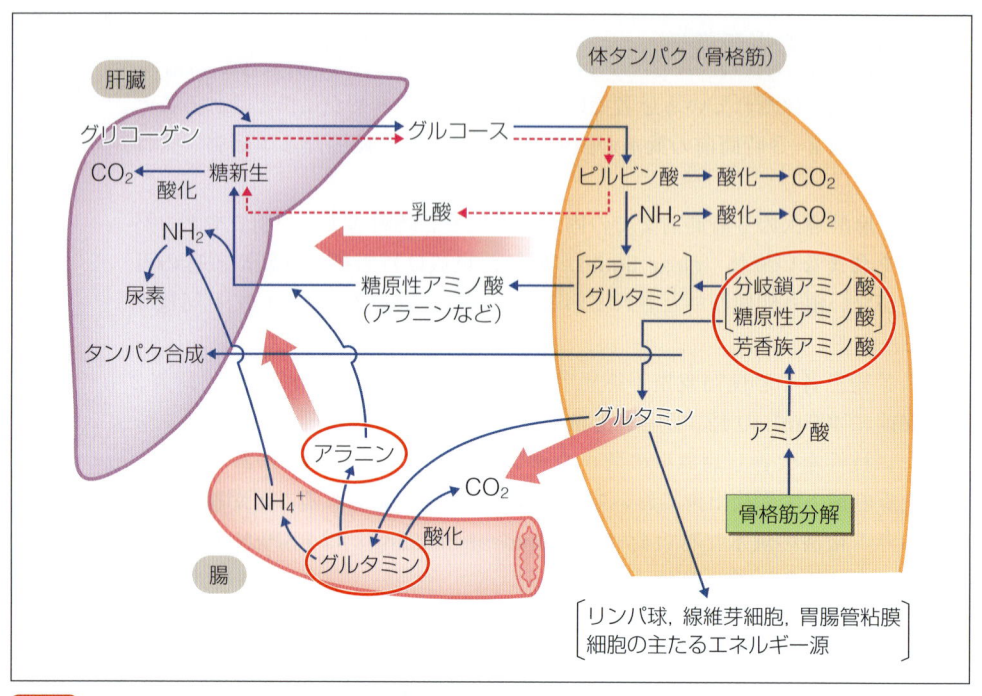

図2 侵襲時にみられる体タンパクの分解とアミノ酸の流れ

侵襲時では，エネルギー代謝の増加に伴い骨格筋を中心に体タンパクの崩壊（異化）が起こり，アラニンやグルタミンなどの糖原性アミノ酸は肝臓に運ばれ，糖新生に使用される．とくにグルタミンは腸および腎でアラニンに変換されたり，リンパ球，線維芽細胞，胃腸管粘膜細胞の主たるエネルギー源として利用される．また，一方では，体タンパク異化によって生じたアミノ酸は，肝臓で急性相タンパク合成や障害部位での治癒に利用される．

てIMDを術前から術後5〜7日間の周術期に投与することが推奨されている．

- また，2009年ASPENとアメリカ集中治療医学会（SCCM）による成人重症患者における栄養サポート療法ガイドライン[2]にても大きな待機手術や頭頸部癌および外傷患者へのIMD投与がESPENガイドラインと同様に推奨されている．術前IMDは最低5日間以上，必要エネルギーの少なくとも50〜60％を投与することが推奨されている．

❷ 術後経管栄養

a．開始時期

- ICU呼吸器疾患や腹部外傷また消化器手術にて，24〜48時間以内の早期経腸栄養開始が死亡率および感染症合併率の低下や在院日数の短縮につながる報告は多く，メタアナリシスでも同様の結論である（**表2**）．
- 直腸癌，結腸癌など下部消化管手術において，術直後からの早期経口栄養はERASでも推奨されており，また同時に縫合不全のリスクを増加させないとしている．

表2 24時間以内の経腸栄養開始 vs それ以降の開始に関するメタアナリシス

著者	発表年度	ICU死亡率	感染性合併症
Marik PE	2001	有意差なし	RR = 0.45 95% CI 0.30–0.66 p = 0.00006 異質性 p = 0.049
Heyland DK	2003	RR = 0.52 95% CI 0.25–1.08 p = 0.08	RR = 0.66 95% CI 0.36–1.22 p = 0.08
Doig GS	2009	有意な死亡率の低下 OR = 0.34 95% CI 0.14–0.85	肺炎 OR = 0.31 95% CI 0.12–0.78
Doig GS	2011	有意な死亡率の低下 OR = 0.20 95% CI 0.04–0.91 I_2 = 0	有意差なし

CI：信頼区間，RR：相対リスク，OR：オッズ比，I_2：異質性（heterogeneity）指標.

- しかし，胃および食道切除や膵頭十二指腸切除など，上部消化管吻合を伴う手術においては，早期経口栄養が縫合不全のリスクに影響を与えるか否かについて明らかなエビデンスはいまだ少ない．
- 開腹手術操作により消化管の運動能は一時的に低下し麻痺状態に陥るが，消化管の平滑筋電気活性は小腸，胃，大腸の順で回復する．その時間はおのおの4～8時間，24時間，48～120時間とされている．つまり小腸は手術後数時間から機能が回復しており，手術当日から経管による栄養も可能と考えうる．
- また早期の経腸栄養自体が腸管への刺激となり，腸蠕動を促す効果があると考えられている．
- ESPEN-EN-G-2006では，術後の経腸栄養の開始時期については術後24時間以内が望ましいとしており，具体的には頭頸部や上部消化管癌における大手術または重症外傷患者，手術時に明らかな低栄養状態にある患者，もしくは術前10日間の摂取量が必要とされる60％未満であった症例は術後24時間以内の経管による経腸栄養の適応，としている．
- ASPEN/SCCM-G-2009では，重症患者（熱傷，外傷）の入院後24～48時間以内の投与が推奨されている．
- ICU患者で，腸運動能の回復（排ガス，排便，腸蠕動音の聴取）は経腸栄養を開始する必要条件ではなく，早期の経管栄養は誤嚥性肺炎のリスクにはならないとの報告がある[1]．
- 早すぎる経管栄養は腸閉塞や腸管虚血を惹起させる可能性も少なからず指摘されているが，いずれの報告も発生率は1％以下である．
- ASPEN/SCCM-G-2009では，経管栄養時には腹部症状やX線画像，経鼻胃管による胃内残留量の確認など消化管機能モニタリングが必要であり，誤嚥

防止対策として 30〜45°のベッド挙上，持続注入，薬物による蠕動運動の促進，経腸チューブの幽門以遠への留置などを提言している．

b. 術後経管栄養の投与経路および経管チューブ

- 術後経腸栄養に関しても投与経路は経口を原則とするが，頭頸部癌術後や上部消化管手術後また手術時に明らかな低栄養状態にある患者，術後にさまざまな理由により経口で必要エネルギーの 60％以上の摂取ができない患者に対しては，術後早期に経腸栄養カテーテル留置によって経管にて栄養管理を開始する必要がある[1]．

- 経腸栄養カテーテル先端部の留置は食道切除や胃切除または膵頭十二指腸切除など上部消化管手術では，術中に NCJ（needle catheter jejunostomy）を行うか，または経鼻空腸チューブを用手的に誘導し吻合部より肛門側に留置することが従来から行われている．最近では，腹腔鏡下手術時にも安全に NCJ が行える手技が標準化しつつある．

- 結腸および直腸切除など下部消化管手術に関しては，手術後数時間の clear liquid の経口投与は縫合不全の原因とはなりえず[1]，消化管手術（結腸切除）における早期経腸栄養は死亡リスクを増加せずに術後合併症の減少や術後在院日数を短縮することが認められており，吻合部と経腸チューブ先端の留置部位が問題になることは少ないと考えられる．

- 従来の経腸栄養では胃排泄遅延などの術後の胃運動機能の低下を危惧し，下部消化管手術においてさえ経腸チューブ先端は幽門または Treitz 靱帯より肛門側に留置されることが多くみられたが，十二指腸を経ずに経腸栄養が行われることは膵外分泌の減少を招き消化能の減弱を引き起こしかねない．前述のように開腹術後の胃運動の回復は約 24 時間であり，下部消化管手術に

> 経管栄養は経腸栄養を術後早期に開始しうる有効な方法である

表3　必要エネルギー量の算出法

全エネルギー消費量＝基礎エネルギー消費量×活動係数×ストレス係数
・Harris-Benedict の式　〜基礎エネルギー消費量（kcal/日） 　男性［66.47＋13.75 W＋5.0 H〜6.76 A］ 　女性［655.1＋9.56 W＋1.85 H〜4.68 A］ 　W：体重（kg），H：身長（cm），A：年齢（歳）
・活動係数 　寝たきり：1.0，歩行可：1.2，労働：1.4〜1.8
・ストレス係数 　術後 3 日間 　　軽　　度：1.2 →胆嚢・総胆管切除，乳房切除 　　中等度：1.4 →胃亜全摘，大腸切除 　　高　　度：1.6 →胃全摘，胆管切除 　　超高度：1.8 →膵頭十二指腸切除，肝切除，食道切除 　臓器障害：1.2 ＋ 1 臓器につき 0.2 ずつ加算（4 臓器以上は 2.0） 　熱　　傷：熱傷範囲 10％ごとに 0.2 ずつ加算（最大値は 2.0） 　体　　温：1.0℃上昇ごとに 0.2 ずつ加算（37℃〜1.2 として 40℃以上〜1.8 とする）

限れば胃排泄遅延★2 や高度の食道-胃逆流症が存在する場合を除いては，経腸チューブ先端の胃内留置は許容されうる．
- 動物実験ではあるが，消化管吻合部より口側に経腸チューブを留置し経管栄養を施行したグループと経静脈的に栄養を投与したグループを比較検討したところ，経腸栄養群が経静脈栄養群より吻合部の耐圧性も高く，縫合不全合併率も低いという結果を得ており，適度な機械的刺激がコラーゲン合成を促し吻合部治癒に有利に作用する，との報告もある．

c. 術後経管栄養の投与量とその投与速度

- 患者の必要栄養量（エネルギー）は間接熱量計による測定が病態に即しているが，間接熱量計は高価であり，周術期患者では保険適用がないため，市中病院には普及していない．
- 一般的には，Harris-Benedict などの式から算出した基礎代謝エネルギーと活動係数，病態や重症度に応じたストレス係数から計算される消費カロリー予測式（**表3**）または簡便な体重換算式（20〜25 kcal/kg）を用いる．
- 急性呼吸不全により人工呼吸器装着が必要とされる患者において，治療開始直後から経腸栄養にて目標エネルギー量投与を目指した群（目標の85%）と少量投与（目標の約25%）で開始し5〜7日間で目標量に到達させた群との比較で，死亡率を含めたあらゆる合併症に差がなかったうえに，後者で下痢症状が少なく胃内残留量の増加も認められなかった前向き試験がある（EDEN randomized trial, 2011）[5]．
- 一方，ICU 外科患者では累積エネルギーの不足が 10,000 kcal 以上になると感染性合併症が増加する前向き観察研究があるため，目標投与カロリーを設定し，その投与量を経腸的に投与できるよう努力する必要がある．
- 実際の投与エネルギー量は，消化管機能，病態，病期を考慮して，最初から全必要カロリー量の投与を目指さず，徐々に投与量を増量し，負の累積エネルギーバランスが過大にならないように，数日のスパンで調整することが現実的である．
- また，術後における過栄養は高血糖や二酸化炭素の過剰産生などを招き，感染症や呼吸不全など，かえって生体に不利益をもたらすことを銘記する．
- 高度肥満の ICU 患者ではインスリン抵抗性や感染症，敗血症，さらには深部静脈血栓症が認められることが多いが，投与エネルギーを抑えることでこれらのリスクを減少させうる．
- ASPEN/SCCM-G-2009 では，BMI>30 となる肥満患者では創傷治癒に必要なエネルギーは目標エネルギーの 60〜70%（タンパク量：2.0〜2.5 g/kg 理想体重）で十分であり，それ以上の投与はインスリン抵抗性，敗血症，深部静脈血栓症，多臓器不全のリスクを高めるとしている．
- 経管栄養の投与速度はポンプを用いて 10〜20 mL/時で開始し，消化管機能のモニタリング（胃内残留量，腹部所見，X線画像，下痢や嘔吐の有無など）を行いながら徐々に（10 mL/時ずつ）増量し，目標投与量を目指す．目標投与量に到達後は，血糖が安定していれば，その後は投与時間を短縮し

★2
具体的には持続注入中に経鼻胃管にてモニタリングを行い，胃内残量が 500 mL 以上．

経腸栄養は初期からの全量投与は必ずしも必要ではなく，ある程度の過少投与は許容される

術後経腸栄養において投与エネルギー量の過剰投与は避けなければならない

ていき，間欠的投与またはボーラス投与に移行し，最終的には経口摂取を目指す．
- しかし，ショックなど循環動態不良や腸閉塞など消化管機能不全，頭頸部癌の術後など個々の問題で，投与開始から比較的すみやかに目標投与量に到達することができない症例も少なくない．

d．経腸栄養時における補足的経静脈栄養

▶3章「3-2 周術期の経静脈的栄養」(p.186) 参照

- ESPEN-EN-G-2006 の Intensive care 編では，消化管機能障害（胃内排泄遅延，通過障害，下痢など）や循環動態不全（ショックなど）により，経腸栄養が目標量まで投与できない症例（具体的には必要エネルギーの 60％未満）では，できるだけ早期（3日以内）に補足的経静脈栄養を行うことを推奨している．
- その根拠は，14日間以上にわたり有効な栄養投与が行われなかった入院患者で，有意な死亡率の増加と在院期間の延長が認められ，経静脈栄養投与がこれらを改善したとする報告や，癌または移植患者，高齢者において術後の低栄養が合併症の発生率と死亡率の上昇，在院期間の延長また治療費の増加につながるとする報告に基づいている[1]．

早期の補足的経静脈栄養は病態を悪化させる可能性がある

- 一方，ASPEN/SCCM-G-2009 では，ICU 患者において経腸栄養がなんらかの理由で行えない場合，補足的経静脈栄養は ICU 入室以前に明らかな低栄養状態を認めなければ ICU 入室当初の7日間は行わなくてもよい，とされている．むしろ早期（5〜7日目以前）の経静脈栄養投与は感染症合併率や死亡率の増加につながる可能性があり，経腸栄養時における早期からの補足的経静脈栄養に関して否定的である．
- このように，経腸栄養時の補足的経静脈栄養は ESPEN と ASPEN/SCCM では見解が異なる．
- これらのガイドライン発刊以降のエビデンスとして，2011 年に ICU 入室患者にて経腸栄養に経静脈栄養を早期（2日以内）から併用したグループと8日目以降に併用したグループとの比較がある．両群で厳密な血糖管理（80〜110 mg/dL）が行われたにもかかわらず，早期併用グループで，生存率，感染性合併症，人工呼吸器装着期間，透析導入数など主な項目で有意に悪く，医療費も高いことが報告された（EPaNIC trial）[6]．
- 一方，2012 年には ICU 入室後に栄養投与目標量の 60％以上の経腸栄養を投与できなかった症例を対象に補足的静脈栄養を行った場合，感染性合併症を抑制したと報告された[7]．
- 2013 年には，経腸栄養が禁忌となる ICU 患者では入室後 24 時間以内の静脈栄養の開始が人工呼吸管理の日数を減らすことが報告された[8]．
- 以上のように，補足的静脈栄養の是非についてはまだ論争が続いている．

e．術後経腸栄養剤

■ 経腸栄養剤の分類

- 経腸栄養剤は天然濃厚流動食と人工濃厚流動食に大別され，後者はさらに含

有する窒素源の違いにより，半消化態栄養剤（加工タンパク質），消化態栄養剤（ペプチド），成分栄養剤（アミノ酸）に分類される．
- 天然濃厚流動食は加工を経ない天然食品にビタミンや微量元素を付加し濃縮している．栄養価は高いものの残渣が多く，天然タンパク質が窒素源なので消化過程を必要とし消化機能が低下している症例には適さない．また粘度が高いために細い経腸チューブでは閉塞をきたしやすい．
- 周術期患者（とくに腹部疾患）の患者では消化器機能が低下している場合が多く，窒素源がアミノ酸である成分栄養剤，ペプチドである半消化態栄養剤，加工タンパクである消化態栄養剤の順で吸収効率が良いといえる．
- なかでも成分栄養剤（elemental diet：ED）は糖質の分子量が小さく，窒素源がアミノ酸であり，消化機能低下時でも吸収効率は高く，ほぼ残渣は生じない．ただし，脂質含有量が少ないため長期投与では脂質欠乏を招くおそれがあり，浸透圧が高いため投与速度や投与量によっては下痢が引き起こされる可能性がある．

経腸栄養剤の成分

- 経腸栄養剤はおおむね窒素源（タンパク質，ペプチド，アミノ酸），糖質，脂質，ビタミンおよびミネラルなど微量元素を成分としているが，組成率や組成成分が異なり，病態に応じて選択される．

窒素源

- 窒素源は投与量と同時に窒素源以外の熱量と窒素源の比率NPC/N比（非タンパク熱量/窒素比）を考慮することが重要であり，術後など侵襲時に異化亢進に対して窒素バランスを保つためにはNPC/N比で70～100と窒素源を通常より多く投与する必要がある．

▶NPC/N：non-protein calorie/nitrogen

- 具体的にはASPEN/SCCM-G-2009で，BMIが30未満では術後創傷治癒に必要なタンパク質として1.2～2.0 g/kg/日の投与を行い[★3]，BMI 30～40の肥満患者では実際体重から算出した投与量ではなく，理想体重をもとに2.0 g/kg/日以上，BMI 40以上では2.5 g/kg/日以上の投与を推奨している．

★3 熱傷や多発外傷患者で必要なタンパク質はもう少し高いとしている．

- 窒素源つまりはタンパク質投与における指標として，血清アルブミン値やプレアルブミン値は，侵襲に伴う肝での産生低下，血管透過性亢進による血管外漏出，輸液による希釈などにより，実態を反映しない．また，これらに代わる適切な指標もない．投与窒素と窒素排泄の差でみた窒素バランスはタンパク合成と崩壊のネットの値を示すが，経腸栄養では便中の窒素量の測定が難しく，現実的ではない．

糖質

- 糖質はエネルギーであるATP産生において最も効率が良く，中枢神経においては唯一のエネルギー源である．しかし，術後侵襲下では糖新生やグルカゴンなど抗インスリン作用をもつストレスホルモンの放出によるインスリン抵抗性などの機序により，高血糖を招きやすく，過剰な糖質の投与はさらなる高血糖を招く．

- また，呼吸商（RQ）が1.0であることから，慢性閉塞性肺疾患（COPD）な

▶ATP：adenosine triphosphate（アデノシン三リン酸）

▶RQ：respiratory quotient

▶COPD：chronic obstructive pulmonary disease

▶3章「3-1 周術期の血糖管理」（p.176）参照

3章 周術期栄養管理の新戦略

- ど呼吸不全患者においては高炭酸血症の原因となる．
- 術後高血糖は合併症の増加につながるが，インスリン強化療法による厳重な血糖管理はかえって有害であることが報告されており（NICE-SUGAR study），術後血糖値は 180 mg/dL 以下を目標に管理することが望ましい．なお，糖尿病患者の至適血糖管理範囲は明確にはされていない．
- 具体的な糖質の投与量は NPC の 60〜70％ とし，投与速度は 4 mg/kg/分を超えないようにする．

> 術後血糖値は 180 mg/dL 以下を目標に管理することが望ましい

脂質

- 経腸栄養剤に含まれる脂質の中で注意を払うべきものは，長鎖脂肪酸（LCT）では n-6 系多価不飽和脂肪酸と n-3 系多価不飽和脂肪酸（魚油など），中鎖脂肪酸（MCT）である．
- MCT は消化管からの吸収が速く，脂肪性下痢を生じにくい．また，LCT と違って細胞内への移行にカルニチンを必要としないため，ミトコンドリアにすみやかに到達し，非常に有効なエネルギー源となる．
- n-6 系多価不飽和脂肪酸と n-3 系多価不飽和脂肪酸については後述する．
- 通常，経腸栄養では脂質は全エネルギー量の 20〜30％ とする．しかし，糖質を制限し脂質を強化した栄養管理は，脂肪の呼吸商が低く燃焼後の CO_2 産生が少ないことから COPD 患者に，高血糖を招くおそれが少ないことから糖尿病患者に使われる．
- ASPEN/SCCM-G-2009 では，経静脈栄養管理においては，ICU 入室後1週間は脂質投与を行わなくてもよいとされているが，長期の無脂肪管理は必須脂肪酸欠乏をきたすことを銘記する．

▶LCT：
long chain triglyceride

▶MCT：
medium chain triglyceride

f. 免疫調整栄養剤（IMD）

- 生体侵襲下や担癌状態では免疫機能の低下が認められることが多く，免疫機能を賦活する目的でアルギニン，グルタミン，n-3 系脂肪酸，核酸などの成分を強化した栄養剤が開発されている．その投与基準は術前経管栄養で述べたとおりである．
- しかし，多くの臨床試験において待機的消化管手術，腹部重症外傷，重症熱傷，頭頸部癌や人工呼吸器管理患者への免疫増強栄養剤の投与は感染症合併率の低下や在院期間の短縮，さらには治療費の低減につながることが示されているものの，残念ながら死亡率の低下にはつながっていない．また個々の栄養素の効果や有効投与量についても，ほとんど研究されていないのが現状である．
- 日本で市販されている IMD をアルギニン量順に**表4**にまとめた．

▶IMD：
immune modulating diet

> IMD は術後感染症合併率を低下させるが，死亡率の低下にはつながっていない

■ アルギニン

- アルギニンは誘導型一酸化窒素合成酵素（iNOS）により一酸化窒素（NO）産生に利用されヘルパーT細胞の賦活や炎症性サイトカイン合成を促進し免疫を増強するが，敗血症時には NO に血管拡張作用があることから，投与により病態悪化をきたす懸念がある．

▶iNOS：
inducible nitric oxide synthase

表4 わが国で発売されている主な免疫調整栄養剤（IMD）

(100 kcal あたり)	免疫賦活栄養剤（販売名）			
	インパクト	イムンα	アノム	サンエット GP
形態	半消化態	半消化態	半消化態	半消化態
濃度（kcal/mL）	1.05	1.25	1.0	1.0
タンパク質量	5.6 g	5.28 g	5.0 g	5.5 g
タンパク質源	カゼイン	小麦タンパク カゼイン	乳タンパク カゼイン グルタミンペプチド	乳タンパク カゼイン グルタミンペプチド
BCAA	0.96 g	0.94 g	0.84 g	0.62 g
アルギニン	1.30 g	0.53 g	0.46 g	0.17 g
システイン（シスチンから換算）	―	―	―	―
脂質/エネルギー比	25%	28%	25%	23%
MCT（エネルギー比）	0.58 g (5.25%)	1.18 g (10.64%)	0.56 g (5.0%)	0.59 g (5.29%)
n-6/n-3	0.8	2.0	2.2	2.07
EPA/DHA	0.34 g	0.2 g	0.15 g	0.13 g
食物繊維	―	0.5 g	0.5 g	1.0 g
浸透圧（mOsm/L）	390	405	400	403
兵庫医大救命救急センターでの備考項目	・アルギニン量最も多い ・アルギニン量に鑑み重症 sepsis には慎重使用 ・アルギニン，n-3 脂肪酸強化，RNA 強化，免疫増強	・アルギニン量に鑑み重症 sepsis には慎重使用 ・小麦タンパク配合により原料にグルタミン多い	・アルギニン量に鑑み重症 sepsis には慎重使用 ・グルタミン-グルタミン酸の二量体を原料に配合 ・ポリフェノール，グルタミン，アルギニン，核酸配合，VC, VE, Zn, Se, n-3 脂肪酸（シソ油 rich）強化	・グルタミン-グルタミン酸の二量体を原料に配合 ・体液に近い浸透圧，DHA・EPA 配合，食物繊維，オリゴ糖配合
風味	ヨーグルト		キャラメル風味	フルーツミックス

注：
- L-グルタミンは液体中では安定せず，加熱すると容易に分解し，最終製品中には残存できないと推定される．原理的にも製品中存在量の測定が不可能なため，記載を省略した．
 （日本食品分析センター依頼のアミノ酸分画法および，薬事法に規定された品質試験法に基づくアミノ酸分画法では検出できない）
- 免疫栄養素としては，小腸内で L-グルタミンとして存在する場合のみ有効とされる．
- 核酸は免疫栄養素としてのエビデンスが乏しいため省略．
- システインは単独もしくはグルタチオン生成律速アミノ酸として抗酸化，抗炎症にかかわる．

BCAA：分岐鎖アミノ酸，MCT：中鎖脂肪酸，EPA/DHA：エイコサペンタエン酸/ドコサヘキサエン酸．

（各社製剤表より抜粋）

表 4 わが国で発売されている主な免疫調整栄養剤（IMD）（続き）

（100 kcal あたり）	免疫調整栄養剤（販売名）			
	ペプタメン AF	オキシーパ	MEIN	ペプタメン スタンダード
形態	消化態	半消化態	半消化態	消化態
濃度（kcal/mL）	1.5	1.5	1.0	1.5
タンパク質量	6.3 g	4.2 g	5.0 g	3.5 g
タンパク質源	乳清ペプチド	カゼイン	乳酸菌発酵・乳タンパク 乳清ペプチド	乳清ペプチド
BCAA	1.44 g	0.80 g	0.98 g	0.80 g
アルギニン	0.16 g	0.14 g	0.13 g	0.09 g
システイン（シスチンから換算）	0.16 g	—	0.06	0.89 g
脂質/エネルギー比	40%	55%	25%	36%
MCT（エネルギー比）	2.2 g (20%)	1.53 g (13.75%)	0.58 g (5.25%)	2.4 g (22%)
n-6/n-3	1.8	1.6	2.0	2.0
EPA/DHA	0.29 g	0.52 g	0.06 g	—
食物繊維	—	—	1.2 g	—
浸透圧（mOsm/L）	440	384	600	550
兵庫医大救命救急センターでの備考項目	・タンパク含有が最も多い ・呼吸商が低く，理論上 CO_2 産生が最も低くなる ・急性期必要タンパク量を唯一満たすタンパク量含有	・呼吸商が低く，理論上 CO_2 産生が最も低くなる ・EPA 含有量最多 ・抗炎症効果があるといわれるルリジサ油 (n-3) を多く含む ・免疫調整，EPA・γ-リノレン酸配合，呼吸商考慮，アルギニン強化せず	・部分的消化態 ・抗炎症を期待できるホエイペプチド配合，乳酸菌発酵成分配合，糖質パラチノース主体，カルニチン配合	・忍容性に最も優れる
風味	魚	バニラ	フルーツフレーバー	

◼ グルタミン
- グルタミンは小腸粘膜上皮の呼吸エネルギーとして重要であり，侵襲時には骨格筋や腸管平滑筋でのタンパク異化により供給され，傷害組織の治癒に利用される．
- 侵襲時のグルタミン投与は，グルタミン利用亢進による腸管壁の萎縮を原因としたバクテリアルトランスロケーションに起因する敗血症の防止に効果があると報告されてはいるが，2013年のICU患者を対象としたグルタミン投与に関する大規模臨床試験では，その有効性は証明されていない．

◼ n-3系脂肪酸
- n-6系多価不飽和脂肪酸のシクロオキシゲナーゼによる代謝産物であるプロスタグランジン E_2（細胞性免疫抑制など）やトロンボキサン A_2（血小板凝集，血管攣縮など），リポキシゲナーゼによる代謝産物であるロイコトリエン B_4（好中球活性化など）等は炎症に対する活性が強く炎症性メディエーターの側面が強いが，n-3系多価不飽和脂肪酸の代謝産物であるプロスタグランジン E_3，トロンボキサン A_3，ロイコトリエン B_5 などはn-6系の代謝産物である前述の各種サイトカインに比べその活性は1/30～1/100と低く，これら2系統（n-6系とn-3系）の代謝経路は代謝酵素やレセプターを共有しており競合的に代謝されることから，n-3系多価不飽和脂肪酸は抗炎症性メディエーターとしての側面が強い．
- また近年では，核内因子 κB（nuclear factor-kappa B：NFκB）やインテグリンリガンドの一つである細胞間接着分子-1（intercellular adhesion molecule 1：ICAM-1）などの発現を抑制することで好中球の血管壁への接着および血管外への移行を阻止することによる抗炎症作用も報告されており，臨床的には急性呼吸促迫症候群（ARDS）などの急性肺傷害において死亡率の減少や呼吸器装着期間の短縮などの有用性が報告されている．

▶ARDS：acute respiratory distress syndrome

◼ 核酸
- 通常，核酸はアミノ酸から体内合成されるが，侵襲下における異化亢進時には不足状態となっており，外部からの核酸投与はリンパ球の分裂増殖を促進し免疫を賦活する．

◼ その他
- ビタミンC，ビタミンEなどの抗酸化物質に関して有効性を証明する報告はないが，グルタチオンペルオキシダーゼを構成し脂質過酸化抑制に働くことで細胞障害を抑制するセレンに関しては，経静脈的投与では死亡率や感染症合併に有効性は認めなかったものの，5日以上の経静脈的投与では感染症合併率を減じたとの報告がある（SIGNET trial）[9]．

g. ERAS®

- 外科手術患者において周術期の栄養不良および代謝栄養管理への介入が，合

▶ERAS®については，1章「1-2-1 ERAS®とは」（p.19）参照

併症や死亡率に寄与することは以前から知られていたが，近年，大規模臨床試験などさまざまな研究を経て，エビデンスが蓄積されてきた．また，ESPEN のワーキンググループから提唱された Enhanced Recovery After Surgery（ERAS®）など国際的な周術期回復プロトコールも認知されるようになり，周術期栄養管理の重要性が注目されている．

- ERAS® が提唱している栄養管理面での主要事項は，①術前の長期絶食の回避，②術後可能な限り早期の経口摂取，③すべての患者における栄養管理，④血糖を含むエネルギー代謝の制御，⑤ストレスによる異化亢進や消化管機能不全を引き起こす要因の排除，⑥早期介入，である．
- 本来，ERAS® プロトコールは結腸手術患者を対象にしたものであったが，多様な手術症例に適応拡大されつつある．
- ERAS® において経腸による栄養管理は中核をなすものであり，誤嚥など特別なリスクがない限り経腸栄養のルートは経口が基本ではあるが，実際には周術期において経口不能である症例や経口可能であったとしても必要十分量が摂取不能である症例も多く存在しているため，経管による経腸栄養を余儀なくされることも少なくない．

h. 下痢対策

- 経腸栄養時に下痢が生じた場合は投与量や投与速度を調整したり，可溶性食物繊維の添加や浸透圧の高いアミノ酸を浸透圧の比較的低い低分子ペプチドにするなど，栄養剤の変更を考慮する必要性がある．
- しかしながら，浸透圧性の下痢は腸管壁から余分な水分を腸管内に引き込むことで腸管浮腫を軽減し腸管機能を改善するとの考えから，ある程度の下痢は許容すべきとの考え方もある．
- 経腸栄養時に生じる下痢の原因として，経腸栄養剤による浸透圧性下痢以外に細菌性腸炎による下痢または脂肪吸収障害による脂肪性下痢を考える必要があり，抗生剤投与中の症例に対しては，常にクロストリジウム・ディフィシル（*Clostridium difficile*）による偽膜性腸炎による下痢を考えておかねばならない．

3 おわりに

- 周術期の経腸栄養は，腸管機能を維持し，侵襲下の異化亢進状態に起因するバクテリアルトランスロケーションを抑制し，感染症合併率の低下，在院期間の短縮につながる．
- 術前経腸栄養は術後の合併症，とくに感染性合併症の発生を低下させる．
- 経管栄養は，経腸栄養を術後早期に開始することのできる有効な方法である．
- 経腸栄養は可能な限り術後早期に開始することで感染症合併率を低下させるが，初期からの全量投与は必ずしも必要ではなく，すなわち，ある程度の過少投与は許容できる．

- 初期の補足的静脈栄養は病態を悪化させる可能性がある．
- 術後経腸栄養では，投与エネルギー量の過剰投与は避けなければならない．
- 免疫調整栄養剤の投与は術後感染症合併率の低下につながるが，今のところ生存率の改善にはつながっていない．

（山田　勇，小谷穣治）

文献

1) Weimann A, et al. ESPEN Guidelines on Enteral Nutrition: Surgery including organ transplantation. Clin Nutr 2006; 25: 224-44.
2) McClave SA, et al. Guidelines for the Provision and Assessment of Nutrition Support Therapy in the Adult Critically Ill Patient: Society of Critical Care Medicine (SCCM) and American Society for Parenteral and Enteral Nutrition (A.S.P.E.N.). JPEN 2009; 33: 277-316.
3) Singer P, et al. ESPEN Guidelines on Parenteral Nutrition: Intensive care. Clin Nutr 2009; 28: 387-400.
4) Nygren J, et al. Preoperative oral carbohydrate administration reduces postoperative insulin resistance. Clin Nutr 1998; 17: 65-71.
5) Rice TW, et al. Initial trophic vs full enteral feeding in patients with acute lung injury: The EDEN randomized trial. JAMA 2012; 22: 795-803.
6) Casaer MP, et al. Impact of early parenteral nutrition completing enteral nutrition in adult critically ill patients (EPaNIC trial): A study protocol and statistical analysis plan for a randomized controlled trial. Trials 2011; 12: 21.
7) Heidegger CP, et al. Optimisation of energy provision with supplemental parenteral nutrition in critically ill patients: A randomised controlled clinical trial. Lancet 2013; 381: 385-93.
8) Doig GS, et al. Early parenteral nutrition in critically ill patients with short-term relative contraindications to early enteral nutrition: A randomized controlled trial. JAMA 2013; 309: 2130-8.
9) Andrews PJ, et al. Randomised trial of glutamine, selenium, or both, to supplement parenteral nutrition for critically ill patients. BMJ 2011; 342: d1542.

4

シバリング対策の新戦略

4-1 シバリングの発生機序

1 なぜシバリングを避けるべきなのか

- 一般的に術後のシバリングは全身麻酔の後におよそ40％みられるといわれているが，現状ではおそらくこれよりもずっと少ない．なぜならば，体温管理を術中に行うことの必要性が周知されてきていること，ならびにオピオイドの使用が以前よりも増加しており，そのことから，30年近く前の頻度としていわれていた40％というシバリングの発生頻度は，さらに少なくなっていると考えられているからである．
- シバリングでは，酸素消費量が約100％増える．したがって，術後，回復していくために体のすみずみで酸素を必要としている状態のところに，組織そのものの酸素消費量が100％，つまり倍に上がることにより酸素欠乏が生じる恐れがある．
- またシバリングによって筋肉が収縮することで，開腹や開胸を行った部分が痛くなり，傷そのものの創部痛も誘発されてしまう．内視鏡下の手術が増えたとはいえ，術当日，全身麻酔覚醒直後に創部のシバリングが起きると，内視鏡手術のためにあけた小さな傷といえども創部痛を生じる．したがって，できるだけシバリングは避けたほうがよい．
- シバリングにより眼内圧も上がるのではないか，頭蓋内圧なども上がるのではないかということも示唆されており，現実にこれらは上がることがわかっている．すなわち創部痛以外にも，緑内障や頭蓋内圧亢進が予想される脳神経系の術後などでは，シバリングを強く抑制し防がなくてはならない．
- シバリングが起きると，心筋虚血も増えるのかという疑問がある．心筋虚血はあまり増えないということがわかっており，横紋筋の律動的な収縮が起こることで代謝率を上げることが，すぐさま心筋虚血につながるわけではないこともわかってきた．
- 体温調節性シバリングのリスクの最も大きな要因は，年齢が若いこと，筋肉量が多いこと，中枢温が低いことに尽きる．

2 自律性体温調節反応の機転

- 視床下部にある体温調節中枢のセットポイント（たとえば37℃）よりも体温が下がると，自律性の体温調節反射として，まず指先や鼻先にあるAVシャントが閉じる血管収縮反応が起こる．これは末梢血管収縮（vasoconstriction）とよばれる．これにより末梢を温かい血液が流れなくなり，物理法則によって熱が環境周囲に逃れて中枢温がさらに低下することを防ぐ．

▶シバリングでは組織の酸素消費量が倍に増え，酸素欠乏が生じる

▶体温調節のメカニズムについてはColumn（p.218）参照

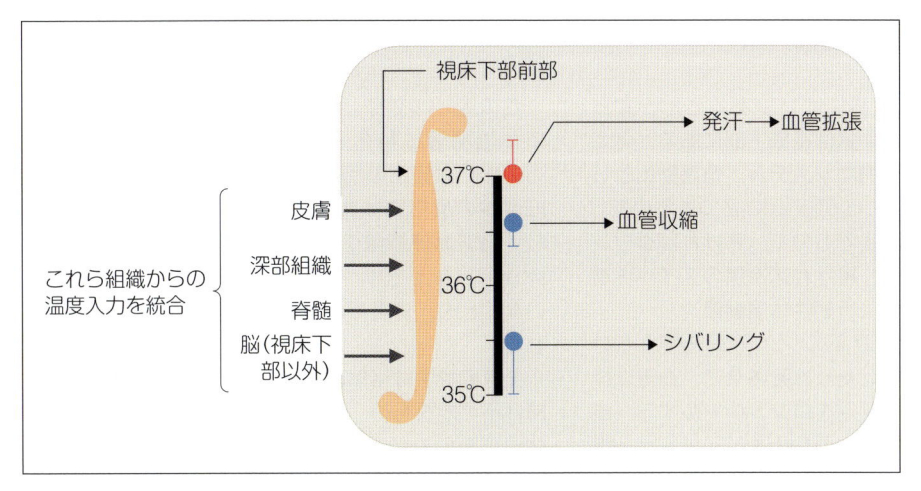

図1 視床下部による体温調節

脳，脊髄，深部組織，皮膚などからの温度入力が，視床下部前部で統合処理され体温調節機構が働く．具体的には，適温（セットポイント）以下になると，血管収縮により熱放出を抑制し，シバリングによる熱産生で体温上昇を図る．逆に適温を上回ると血管を拡張させ，発汗を生じることで熱放出を促進する．

(Sessler DI. N Engl J Med 1997; 336: 1730-7[1]より改変)

- このような反応が起きたにもかかわらず，さらに中枢温の低下が生じたときには，ヒトの深部臓器，たとえば肝臓や脳は37℃前後を至適な酵素反応の場としているので，どうしても37℃前後の温度に維持する必要が生じる．そのため，末梢血管収縮反応が起きても体温がさらに下がっていくと，今度は横紋筋を中心とした筋肉を不随意に収縮させ，ATPを燃やすことで，代謝率を上げて中枢温を維持する反応，すなわちシバリングが起きる．
- この末梢血管収縮反応とシバリングはヒトの自律性体温調節性反応における重要な2つの機転である．麻酔直後や全身麻酔覚醒直後の，服を着たり暖房のスイッチを入れるなどの能動的な行動的体温調節を行えない患者は，この2つの機転を使ってのみ低体温に対抗する．
- したがって，麻酔科医が触ってみて指先が冷たく感じる，つまり末梢血管収縮反応が起きていて，さらにぶるぶる震えるシバリングが起きている場合に，36℃前後やそれ以下の低体温が存在するときには，低体温と末梢血管収縮反応が先行して起きていることから，この震えは体温調節性のシバリングと判断してよい．
- そして，このシバリングの機序は，視床下部のセットポイントよりも中枢温が低下したために末梢血管収縮反応が起き，それでも中枢温の維持ができなくなったため代謝を上げて中枢温の維持を図ろうとする自律性の機転と生理学的に考えられる．視床下部による自律性体温調節反応の機転を図1[1]に示す．

▶ATP：
adenosine triphosphate
（アデノシン三リン酸）

シバリングはヒトの自律性体温調節反応において低体温に対抗する重要な機転である

> **Column** 体温調節のメカニズム
>
> ヒトの体温調節機構には2つあることが知られている．体温調節中枢は視床下部にあると考えられているが，具体的なシステム，恒温動物として一定の中枢温を保つシステムに2つあるのだ．
>
> 1つ目は，行動によるもので，寒ければダウンのコートを身に付け，暑ければ冷房のスイッチを入れ室温を調節する（行動性体温調節）．
>
> 2つ目が，自律神経系のシステムを使うもので，血管系を収縮させたり拡張させて，血流に伴い移動する熱量で中枢温をコントロールする（自律性体温調節）．たとえば中枢温が下がると，指先や鼻先の動静脈吻合や皮膚毛細血管が収縮して，血流を身体中枢部に移動させ，血流に伴い移動する熱量を重要臓器が集中している身体中心部にシフトさせる．それでも熱が消失して，さらに中枢温が低下すると，横紋筋を収縮・弛緩することでATPを燃やし熱を産生するシバリングが起こる．逆に中枢温が上昇すると末梢血管が拡張して，末梢組織まで行き渡る血流量を増やして熱を拡散させる．それでも中枢温が下がらない場合には，発汗が起こる．
>
> この発汗は，汗腺において引き起こされる現象で，汗腺は交感神経支配であるにもかかわらず，アセチルコリンが神経伝達物質として作動していることで知られる．交感神経支配であることから，脊髄くも膜下麻酔や硬膜外麻酔にて遮断された区域では，いくら中枢温が上がっても，発汗が生じない．
>
> この発汗の効果器である汗腺は，ヒトの身体で体温調節に特化した効果器としては唯一のものだ．血管系の反応は血管を介するために，麻酔中の反応には血圧や輸液量が関連してくるし，循環血液量減少性ショック（hypovolemic shock）などでは，中枢温はそれほど下がっていなくとも，皮膚でのいわゆる末梢冷感が観察される．
>
> 全身麻酔中は当然のことながら，行動性体温調節は不可能なため，2つ目の自律神経系を介した体温調節のみが進行する．全身麻酔導入に伴い，図1にある血管収縮が引き起こされる閾値（中枢温）が下降するため，身体の末梢組織への血流量が増え，その結果，中枢に集まっていた熱も末梢へ再分布するための"再分布性低体温"が観察される．その後は，体表面や術野からの熱の喪失により体温低下がさらに進んでいくが，全身麻酔中でも，ある時点で血管収縮反応が引き起こされ，体表面からの血流を介した熱の喪失が減少し，基礎代謝に伴う熱産生とのバランスで，中枢温はある温度で平衡状態に達する．
>
> 術中の保温，加温が体表面から行われなければ，この平衡状態の中枢温は34～35℃という低体温にもなりうる．そこから麻酔を覚醒させれば，麻酔薬の影響が少なくなった視床下部では，シバリングの引き金がひかれる中枢温（シバリング閾値）よりも実際の中枢温が低ければ，シバリングが引き起こされる．（図1）．

❸ シバリング様振戦の機序

- しかし実は，シバリング様振戦には2種類あることが，1972年に最初に報告されて以来，認識されている．
- シバリングが起きたときに筋電図を記録できたとすると，ひとつはtonic patternを示すもので，4～8 Hzから成る，ゆったりとした筋電図パターンである．Sesslerら[2]は，体温調節性シバリングでもみられるパターンの筋電図を図2のように示した．
- もうひとつの筋電図パターンはphasicな5～7 Hzのbursting patternを示すものである．これは病的なクローヌスの筋電図パターンに非常に似ている．Sesslerら[2]が示したクローヌス様振戦の筋電図を図3に示す．
- 術後，麻酔覚醒時の震えには，tonic patternとクローヌスパターンの2種類の筋電図パターンがみられる．

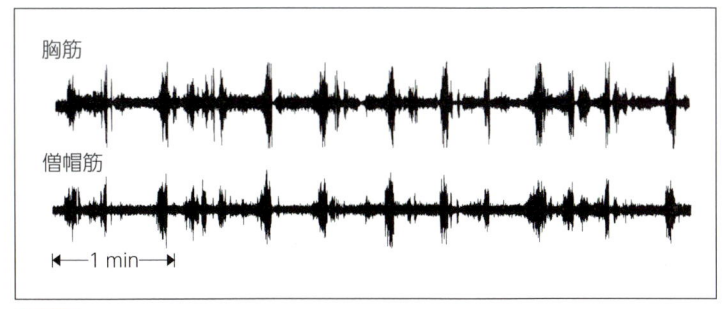

図2 体温調節性シバリングの筋電図

体温低下時，麻酔からの覚醒期に生じる振戦の多くは，このような漸増−漸減の筋電図パターンを示し，通常のシバリングに類似する．

(Sessler DI, et al. Anesthesiology 1991; 75: 594-610[2])より)

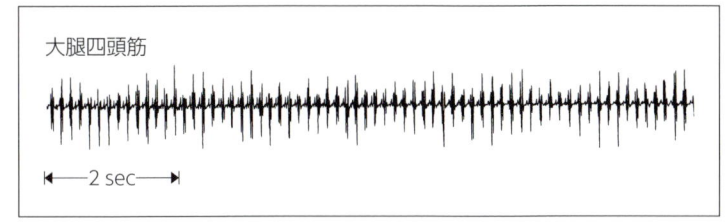

図3 クローヌス様振戦の筋電図

体温低下時，麻酔からの覚醒期に生じる振戦の一部に，このような連射的な筋電図パターンを示すクローヌス類似の振戦がある．

(Sessler DI, et al. Anesthesiology 1991; 75: 594-610[2])より抜粋)

- tonic pattern の筋電図は，まず間違いなく体温調節性のものである．クローヌスパターンのものは，病的な脊髄反射であるとか，クローヌスや眼振，そして深部反射の亢進などを伴っており，病的なクローヌスに似たもので，全身麻酔の後にみられる．

- この tonic pattern とクローヌスパターンの合わさった体温調節性シバリングの筋電図パターンがある．この場合は，震えに先立って必ず低体温と指先を触ったときの冷たい感覚である動静脈吻合の末梢血管収縮がなければならない．

- それに対して，クローヌスパターン単独の筋電図パターンは，通常の体温調節性シバリングにはみられないものである．クローヌスなどで観察されるもので，術後とくに吸入麻酔薬からの回復期に特異的に現れる．この正確な機序は不明だが，おそらくは吸入麻酔薬による通常の下行性運動性のコントロールの脱抑制によるもので，脊髄からの興奮性伝搬が横紋筋へ伝わり，筋が勝手に収縮するのであろうと推察されている．

- 体温調節性のシバリングとそれ以外の震えを見分けるのはなかなか難しいが，まず指先などを触って冷たくなく，中枢温も下がっていなければ，非体温調節性のクローヌス様シバリングである可能性が高い．その機序ははっきりしないが，この体温調節性でないシバリングも体温調節性のシバリングもともに，さまざまな薬物療法によって治療することが可能であり，身体を加温することによっても治めることができる．

〔尾崎　眞〕

文献

1) Sessler DI. Mild perioperative hypothermia. N Engl J Med 1997; 336: 1730-7.
2) Sessler DI, et al. Physiologic responses to mild perianesthetic hypothermia in humans. Anesthesiology 1991; 75: 594-610.

参考文献

1) Miller RD, et al. Miller's Anesthesia. 7th ed. Philadelphia: Elsevier, Churchill Livingstone; 2009. p.1543-5.

4-2 保温と加温によるシバリング対策

❶ 温風式加温装置による中枢温の保持

- 術中の中枢温保持のためには，温風式加温装置である forced-air warming system[1] の使用が有用であると考えられている（図1）．その理由は，たとえば温水マットや体の下に置いて使う（電気抵抗で発熱する）マットレスなどによる保温加温に比べると，加温する体表面の面積が広いからである．そのため，forced-air warming system がさまざまな文献でのゴールドスタンダードになっており，forced-air warming system による保温効果と比べて優るか，劣るかによって，新たに開発された加温装置の評価がなされている．

> forced-air warming system は温風式加温装置のゴールドスタンダード

a. 常温人工心肺下心臓手術での中枢温の保持

- Insler ら[1] は，常温人工心肺による心臓手術における温風式加温装置の評価を行った．心臓手術中は温風式のブランケットを体の上に掛けられないので，下に敷いて，体の背中側から温風を噴出させて体温を維持できるかについて評価した（図2）．
- 常温人工心肺下手術において，コントロール群29例と背中側から温風式加温装置を使った群27例で比較している．コントロール群では通常の体温保持の方法，つまり点滴を38℃に温め，手術中は覆布であるカーディオバスキュラーシート（3M社製）を体の上に掛け，体の下には温水マットを37℃設定で使用した．一方，温風式加温装置を用いた群には，温水マットの上にさらに温風が体の下から吹き出るかたちのブランケットを敷き，接続した温

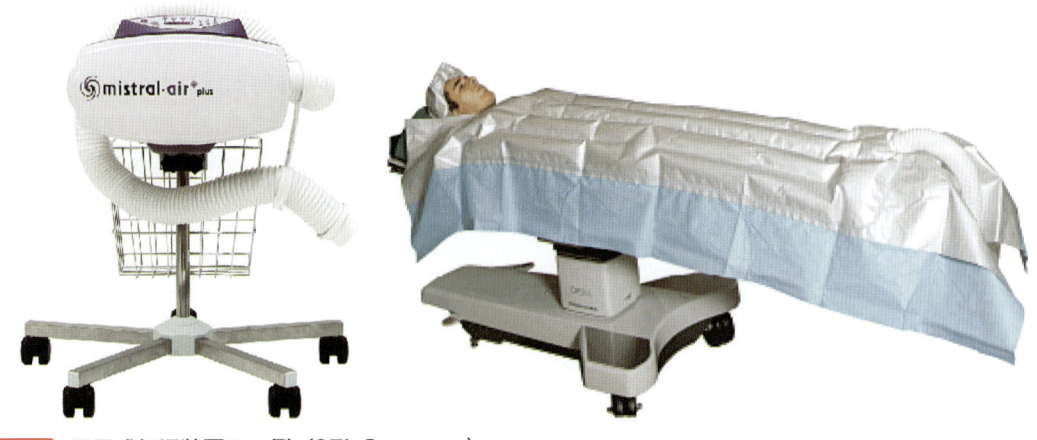

図1 温風式加温装置の一例（37° Company）
forced-air warming system.

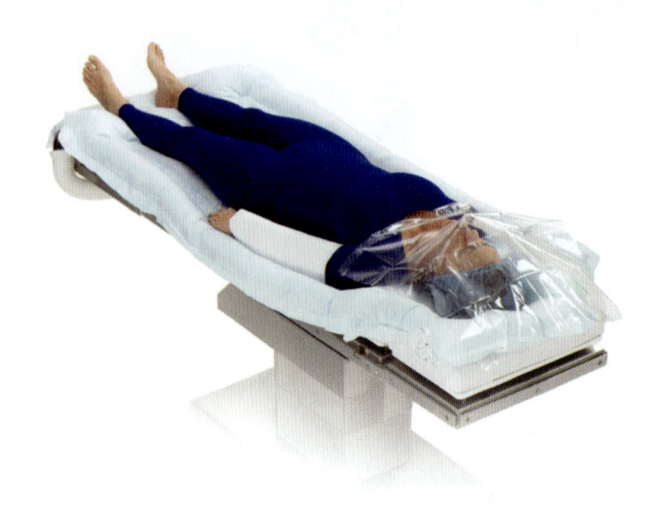

図2 温風式加温装置用ブランケット（3M）
ベアハガー．体の背中側から温風を噴出させる．

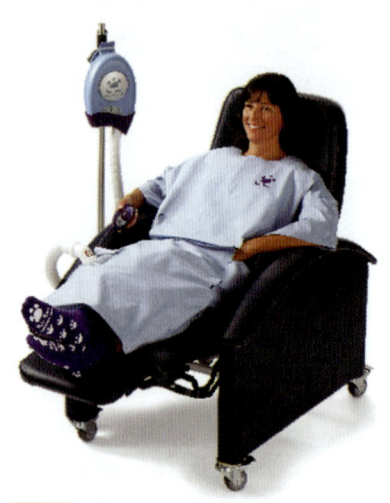

図3 術前に病室から温風式加温が可能になる Bair Paws システム（3M）

風式加温装置を 43℃ 設定で使用した．

- 比較の結果は，常温人工心肺下手術では，人工心肺スタート前は，もちろん温風式加温装置を加えた群のほうが中枢温（膀胱温で測定）はよく保たれており，約 1℃ 上がっていた．しかし人工心肺開始後は，常温で回す結果，人工心肺からも熱が加わるため，両者のあいだにはほとんど差がなかった．
- この報告では，通常の体温保持方法とさらに温風式加温法を加えた場合とでは手術終了時に差が出るかについて比較しているだけで，シバリング発生率は残念ながら評価していないが，保温がうまくいけば，体温調節性シバリングの発生率は低くなると考えられる．

b. 開腹手術での中枢温の保持

- Egan ら[2]は，開腹手術において，34 例に温風式のマットレスを，36 例に電気抵抗式の温熱マットレスを体の下に敷いて用い，手術中の中枢温（遠位食道温）を測定して有意差を検討している．
- 3 時間にわたる開腹手術の全身麻酔中，両者の各時間点における中枢温に差はなかった．電気抵抗式の温熱マットレスでも（これは上肢だけの温風式の装置とほとんど変わらない），手術終了時には全員の中枢温が 36.5℃ 程度に保たれていた．つまり上半身型温熱マットレスと上半身型温風式加温装置の両者間で差はなかった．
- 著者らは，シバリング対策として，温風式と同様に電気抵抗式の温熱マットレスにもおそらく効果があったと述べている．うまく中枢温を保つことができれば，必然的に体温調節性シバリングの発生率は低くなるであろうという論理である．
- 温風式加温装置は，体表面からの加温を最大限にすることが可能である．加

Column forced-air warming system：その光と影

　術中低体温の治療・予防に，現在最もよく臨床的に使用されている器械が温風式加温装置（forced-air warming system）であることに異論はないだろう．体表面からの加温にあたって，温風が体表面，そして隙間のあるところから入り込んでより広い表面積から熱を身体に与えることが可能であるために，温水マットのように背中などの接しているある一面の限られた面積より，さらに広い加温面積が実現する．だからこそ，より効率よい術中低体温の治療・予防ができる．

　しかし，そんな一世を風靡している温風式加温装置にあることが影を落としつつある．

　それは，吹き出す温風が手術室内の空気を術野にも吹き付けていて，その吹き付ける空気が不潔だという指摘である．たとえば，図4を見てほしい．

　この図では，ある手術室で実際に使っている温風式加温装置14台の空気取り入れ孔とフィルター通過部，吹き出し孔の3か所での温風における0.3 μm以上の大きさの粒子数をカウントしているが，実際に吹き出し孔からはかなりの粒子が出ていることがわかる．また，これら3か所のswabをして培養すると100％で室内常在菌が検出されたという[8]．

　したがって，吹き出し孔からの粒子の術野への飛来を防ぐためには，さらにキメの細かなHEPAフィルターのようなフィルターを空気取り込み孔ばかりではなくて，吹き出し孔側にも取り付ける必要があるかもしれない．

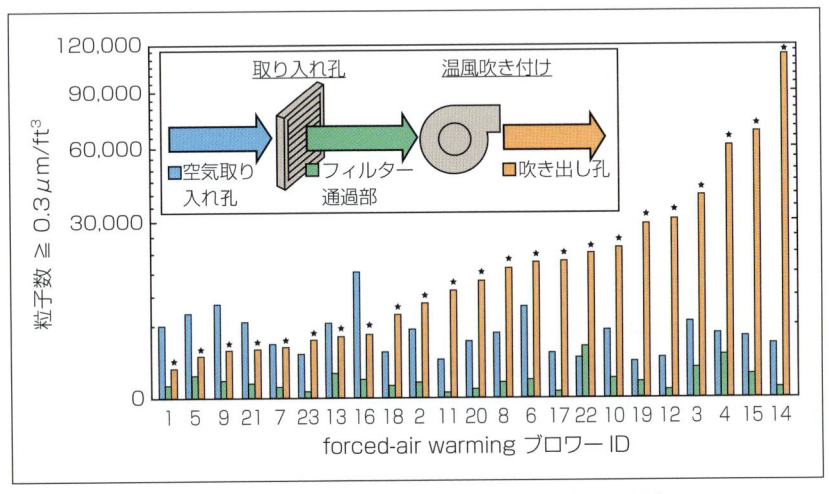

図4 手術室で使用している温風式加熱装置から出る粒子の調査
★：患者への吹き出し孔．

温表面積を大きくすることができるので，最も効率がよい．同じ加温をしても，温水マットでは，身体と接しているマット面積でしか加温できない．
- 全身麻酔導入直後に生じる再分布性低体温を防ぐためには，中枢と末梢の組織の温度較差が少ない状態を作る必要がある．このために，麻酔導入前から，つまり術前から体表面を加温すれば，再分布性低体温さえも予防することができる（図3）．

② 輸液加温システムによるシバリング防止効果

a．心拍動下冠動脈バイパス術でのシバリング防止

▶OPCAB：
off-pump coronary artery bypass（心拍動下冠動脈バイパス術）

- OPCAB すなわち心拍動下冠動脈バイパス術においては，血管採取や術野との関係から手術中の皮膚表面の露出範囲が広く，また温風式の加温の使用が難しいことから手術終了時に低体温をもたらし，その結果，シバリングが起こりやすいという報告がある．石川ら[3]は，これに対して対流式による輸液加温システムを使用することで術中の体温低下，およびシバリングの防止効果を検討している．

- 対象は，心拍動下冠動脈バイパス術の患者32例で，年齢は53～86歳，性別は男性20例，女性12例であった．血管吻合は平均2.6枝，ASA分類ではASA 2 が23例，ASA 3 が9例であり，合併症には糖尿病，高血圧，甲状腺機能亢進症，脳梗塞後があった．

- 術前の駆出率（ejection fraction）は平均63％で，比較的心機能が保たれている患者に，プロポフォール，セボフルラン，フェンタニルによる麻酔の導入維持を行った．

- 術中は血管拡張薬であるニトログリセリン（ミリスロール®），プロスタグランジン E_1（プロスタンディン®），ミルリノン（ミルリーラ®）を使用し，昇圧にはドパミン，ドブタミン，ノルアドレナリンを適宜用い，胸部硬膜外麻酔も行った．

- 対流式による輸液加温システムであるホットライン（Smith Medical 社製）で輸液を加温して末梢から投与した結果，ホットライン不使用の場合は体温の低下が $-0.98℃$ と，約1℃低下したが，ホットラインを使用すると $-0.06℃ ± 0.17℃$ で，ほとんど体温の低下はなく，有意差が認められた．

- 手術時間，輸液量，出血量，尿量，心機能には有意差はなかった．また硬膜外麻酔を併用した患者で，ホットラインなしの群は $-1℃ ± 0.42℃$ 低下しているが，ホットラインを使用すると $+0.3℃ ± 0.27℃$ で，有意差をもって体温が維持されている．以上のことから，石川らは，ホットラインはOPCABで温風式の加温ができないときの体温維持に有効ではないかと述べている．

- この報告における輸液量は 4,000 mL から最大 8,000 mL で，平均輸液量は約 6,000 mL ± 1,900 mL であった．出血量は 1,000 mL 程度，尿量はおよそ 1,000 mL 程度であった．このように大量の輸液を行った場合，42℃ に設定したホットラインを使用して輸液を行う輸液加温は体温低下防止に有効であり，ホットライン使用群の全症例で術直後シバリングがみられなかった．

- シバリングの頻度についてホットライン使用群と不使用群で有意差は認められていないが，ホットライン使用群では全例シバリングがなかった．ホットライン不使用群では低体温にはなったが，シバリングが有意に多かったという記載はない．石川らは，輸液量が 6,000 mL と多い場合は，ホットライン使用による輸液加温によって体温低下を食い止めることができたことから，論理的にも体温調節性シバリングは少なくなるはずだとしている．

ホットラインによる輸液加温は体温低下を防止し，術直後のシバリングを防ぐ

b. 無菌室での人工股関節手術でのシバリング防止

- 長坂ら[4]は無菌室での人工股関節手術に対して、室温ならびに手術台の加温、輸液の加温を行って、低体温が防げたかどうかを比べている。加温した群、加温しない群はそれぞれ20例であった。
- 加温群では、手術開始前の室温が27℃、手術中の室温は23℃、麻酔覚醒時は室温が28℃、ブランケットを手術開始前から41℃で加温して、手術開始前から輸液の加温も42℃で行った。
- 加温しない群は手術室の室温は23℃、手術中の室温は20～22℃、麻酔覚醒時は27℃まで上げている。
- 加温した群と加温しない群とで結果を比較すると、手術終了時の体温に有意差があり、実際の測定値は36.5℃対35.5℃で、加温した群が1℃ほど高かった。術後シバリングは、加温した群では0%だったのに対して、加温しない群では40%と報告されている。

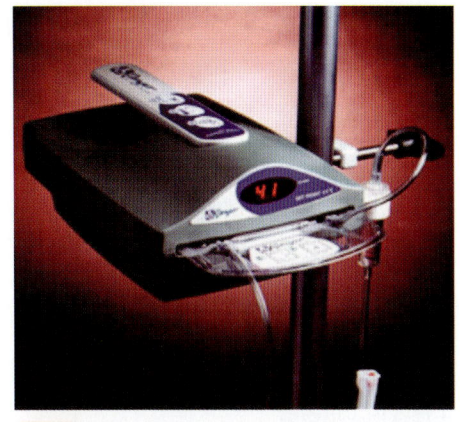

図5 温水を用いないドライヒーティング方式の血液・輸液加温装置（レンジャー）(3M)

c. 輸液速度と点滴加温[5]

- WarmFlo (Electro Industries) という加温システムも用いて仮想の臨床状況で、点滴の加温（乾式の平らなプラスチックの板の中に輸液や輸血を通し、その部分を加温する）を行った。これで点滴を38～42℃に加温できる。
- この状況では、点滴の速度にもよるが、ゆっくりとした2 mL/分というスピードで38℃に設定すると、33～34℃にしか加温できない。
- 2 mL/分以上のその他の流量、たとえば10 mL/分とか100 mL/分と流量を増やして38℃に加温設定をすると、点滴ラインのなかが37.5℃まで上がり、42℃にセットすると43.9℃まで上がる。そして最大48℃±0.85℃まで輸液ラインの中の温度が上がった。
- 輸液速度によっては加熱しすぎる可能性があるので注意する。つまり、体温調節性のシバリングを予防しようとして、点滴加温をしすぎないようにすべきである。図5は、WarmFloと同様な、日本で販売されている血液・輸液加温装置である。

輸液速度によっては加熱しすぎることもあるので注意する

d. ハイパーサーモダイナミックモデルを用いたシバリング防止の検討

- 2012年、BarthelとPierce[6]はJournal of Trauma and Acute Care Surgeryに、いくつかの点滴ラインからの温かい輸液、冷たい輸液の体温に対する影響をサーモダイナミックモデルを用いて検討した結果を報告している。
- 彼らは、室温の晶質液を正常体温の人に2L点滴するとどのくらい体温が下がるか、また40℃に加温をした晶質液をどのくらい点滴すれば1℃体温が上がるかを検討している。
- それによると、2Lの室温の晶質液を点滴すると体温は1/3℃下がった。

図6 体重70 kgの患者の体温を初期体温に応じて1℃上げるのに必要な，40℃（—）と65℃（---）の生理食塩水の容量

挿入図は拡大したもの．
(Barthel ER, et al. J Trauma Acute Care Surg 2012; 72: 1590–600[6]より)

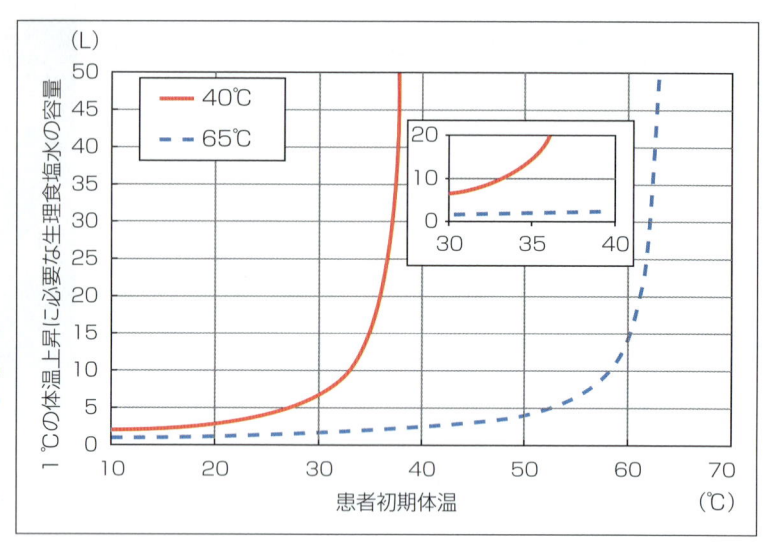

- 一方，輸液だけで体温を上げるのは非常に危険を伴うことがわかった．この実験系では，体温を1℃上げるのに40℃の点滴だと10 L以上必要であり，10 L以上輸液しないと，熱量から計算して1℃上がらなかったと著者らは報告している．65℃で20 mL/kg点滴すると約1℃上がるという非常に危険を伴う計算を，このハイパーサーモダイナミックモデルで行っている（図6）．

輸液だけでは患者の体温を上昇させるのは困難

- 輸液だけで患者の体温を上昇させるのは困難である．したがって，シバリングを輸液の加温だけで抑えるのは難しいのではないかということが結論である．

3 室温管理について

a. セメント使用人工股関節置換術での室温管理

- 2009年，岡崎市民病院整形外科から，セメント使用人工股関節置換術における室温管理と患者体温に関する報告がある[7]．
- セメント使用人工股関節置換術の初回手術群と2回目の手術群（1回植えたものを再度植え直す2回目の股関節置換術を行う群）は，それぞれ初回手術群が37例（男性3例，女性34例），2回目の手術群が14例（男性5例，女性9例）で，平均年齢74歳，平均手術時間は243分であった．
- 手術室の室温は22℃に固定し，手術終了まで維持している．この温度は，セメントが固まる時間を考慮して設定された．全身麻酔で行い，ベッドの患者接触側には全例に循環式温水マット（40℃設定）を使い，術中に体温が35℃を下回る場合には温風式加温装置で追加加温している．
- 輸液，装具の洗浄液は保温庫で加温したものを使用している．保温庫での加温の設定温度については記述されていない．入室時の患者体温，口腔温を測

Column 術中体温の tight control に意義はあるのか？

術中低体温は，大腸癌手術における創部感染を増やし，入院期間を延ばすといういわゆる麻酔科領域での outcome study の端緒となったのが，Andrea Kurz らによる論文である[9]．

この論文の加温された患者群と加温されなかった患者群のいわゆる中枢温の変化は，図7のとおりである．

すなわち，術中の1時間の時点では，いずれも36℃以下に中枢温は低下しているのだ．この部分は，いわゆる再分布性の熱の移動が全身麻酔導入による末梢血管拡張で中枢から末梢組織へと起きることで生じる体温低下であり，外部への熱の消失ではない．この再分布性体温低下を防ぐ方法は，中枢温と末梢組織の温度差を小さくすることで，熱移動を最小にしていくことに尽きる．その方策として，術前体表加温があげられる．それを実現しつつ，病棟で使ったガウンを術中の温風式加温に使えるという機器の例が，Bair Paws（3M社製）である（図8）．

ただし，図7の全身麻酔導入後最初の1時間で起きている再分布性低体温を防ぐことで，すなわち中枢温を厳密に（tight に），術中の全経過を通じて36℃以上に保ち続けることで，低体温になった患者群に比較して術後の転帰が改善されるか，たとえば創部感染発生率の低さや入院期間の短縮に関しては，残念ながら，検討されていない．その他，低体温によって引き起こされる出血量増大，輸血量増加，術後の心筋梗塞発生率増加などの悪影響がさらに減少するかどうか，今後の術前加温療法普及に伴う検討を待つ！

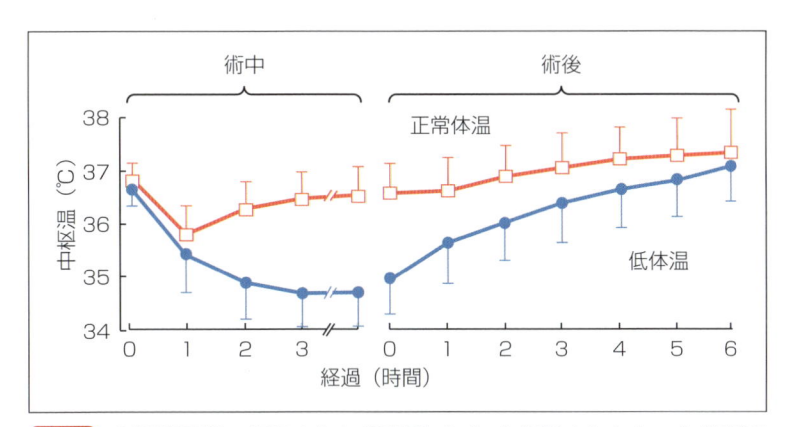

図7 大腸癌手術で加温された患者群（—）と加温されなかった患者群（—）の中枢温の変化

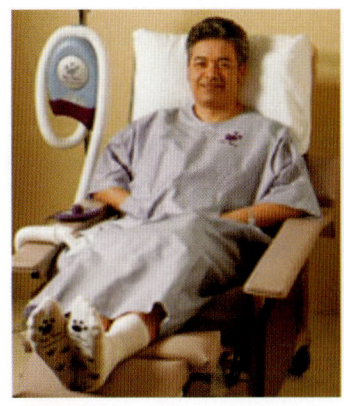

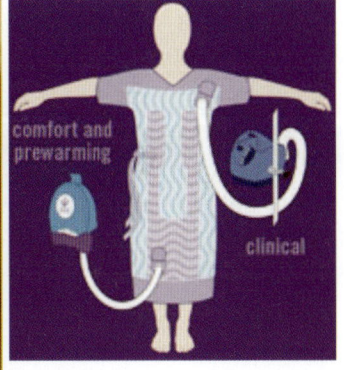

図8 Bair Paws（3M）

定し，その後，執刀直前，術開始後30分，60分，90分，120分，手術終了時に計測し，術中体温の変化様式，変動量，著しい低体温（35℃未満）の発生率，低体温に伴う合併症の発生率，入室から執刀まで一定時間ごとの体温変動量を初回手術群と2回目手術群に分けて検討している．

- 結果は，体温が著しく低下した例は少なかった．執刀時の体温は初回手術群が36℃，2回目手術群が35.9℃で，終了までの体温の変動は初回手術群で平均−0.35℃，2回目手術群で平均−0.64℃あった．執刀時を基準にした体温の最大低下幅は初回手術群で0.55℃，2回目手術群で0.71℃で，いずれも有意差はなかった．

- 手術終了時に35℃を下回る著しい低体温になったのは51例中3例で，初回手術群1例，2回目手術群で2例であった．また，低体温に伴う覚醒遅延，循環系の合併症は1例もなかった．これらの項目はすべて2群間でMann-Whitneyにおける統計学的検定を行い，有意差はなかった．

- 以上のことから，室温を22℃に固定しても，温水マットや温風式加温装置で加温を十分行えば，基本的には著しい体温低下はみられずに安全に管理しえた，という報告である．

（尾崎　眞）

> 室温が22℃でも，温水マットや温風による加温を十分に行えば体温低下を防げる

文献

1) Insler SR, et al. An evaluation of a full-access underbody forced-air warming system during near-normothermic, on-pump cardiac surgery. Anesth Analg 2008; 106: 746–50.
2) Egan C, et al. A randomized comparison of intraoperative PerfecTemp and forced-air warming during open abdominal surgery. Anesth Analg 2011; 113: 1076–81.
3) 石川太郎ほか．OPCAB術中体温管理における輸液加温システムの有用性について．函館中央病院医誌；2008：1-2.
4) 長坂隆史，森山志朗．無菌室での人工関節手術における体温低下の防止―入室前からの保温効果の検討．臨床体温 2008; 26: 44-6.
5) Poppa E, et al. WarmFlo warming system overheats fluids in simulated clinical conditions. J Clin Anaesth 2009; 21: 336–40.
6) Barthel ER, Pierce JR. Steady-state and time-dependent thermodynamic modeling of the effect of intravenous infusion of warm and cold fluids. J Trauma Acute Care Surg 2012; 72: 1590–600.
7) 鳥居行雄，熊澤雅樹．セメント使用人工股関節置換術における室温管理と患者体温．Hip Joint 2009; 35: 832-35.
8) Reed M, et al. Forced-air warming design: Evaluation of intake filtration, internal microbial buildup, and airborne-contamination emissions. AANA J 2013; 81: 275–80.
9) Kurz A, et al. Perioperative normothermia to reduce the incidence of surgical-wound infection and shorten hospitalization. Study of Wound Infection and Temperature Group. N Engl J Med 1996; 334: 1209–15.

4-3 シバリングに対する薬物治療

1 メペリジン，NSAIDs の効果

- シバリングに対する薬剤治療のなかで，まずメペリジンと非ステロイド性の鎮痛解熱薬（NSAIDs）の効果について検討する．

a. メペリジンのシバリングに対する治療効果（図1, 2）

- メペリジン（meperidine）に関しては，他のオピオイドに比べてシバリングに対する治療効果が非常に高いことが以前から知られている．メペリジンは昔から使われている薬で，μレセプター優位ではあるが，その他のレセプターにも効果がある．明らかになっていない粗雑な成分が含まれていて，それが中枢神経系に主に効くので，シバリングに有効なのではないかと考えられている．
- コーネル大学のニューヨークプレスビテリアン病院集中治療室の Park らが行ったメタアナリシスでも，メペリジンはシバリングに非常に効果があり，メペリジンの効果を示すさまざまな報告が紹介されている[1]．このメタアナリシスでは，124 の報告からプラセボ対照無作為化二重盲検による 80 の研究に絞り込んで検討している．
- それらの報告には，メペリジン 0.15～0.85 mg/kg 静注，もしくは体重に無関係に 20～50 mg を静注して効果があったというものや，0.5 mg/kg 筋注で効果があったというものもあった．また，硬膜外に投与する場合は，0.2 mg/kg～25 mg を投与すれば，プラセボに対してシバリングを抑制する効果があったという報告もあった．

> メペリジンはシバリング抑制に有効であるとされる

b. NSAIDs のシバリングに対する治療効果

- 一方，NSAIDs（鎮痛解熱薬：analgesics and antipyretics）に関しては，このメタアナリシスではメタミゾール（metamizole；あまり日本では使われていない）25 mg/kg を静注すると，プラセボに比較してシバリングに対する抑制効果があったという報告が紹介されている[1]．
- 一般的に，シバリングに対する NSAIDs の効果は検討されていない．たとえば日本でよく使われているフルルビプロフェンアキセチル（ロピオン®）なども，シバリングに対するプラセボ対照無作為化二重盲検により検討した研究は知られていない．また 2013 年末に発売されたアセトアミノフェン（アセリオ®）などにも，ロピオン®と同様に，体温調節性のシバリングに対する効果があるはずである．
- 体温調節性のシバリングは，術後，視床下部に炎症が起き，その視床下部にある体温調節中枢のセットポイントがずれて，たとえば 38℃ が正常体温だ

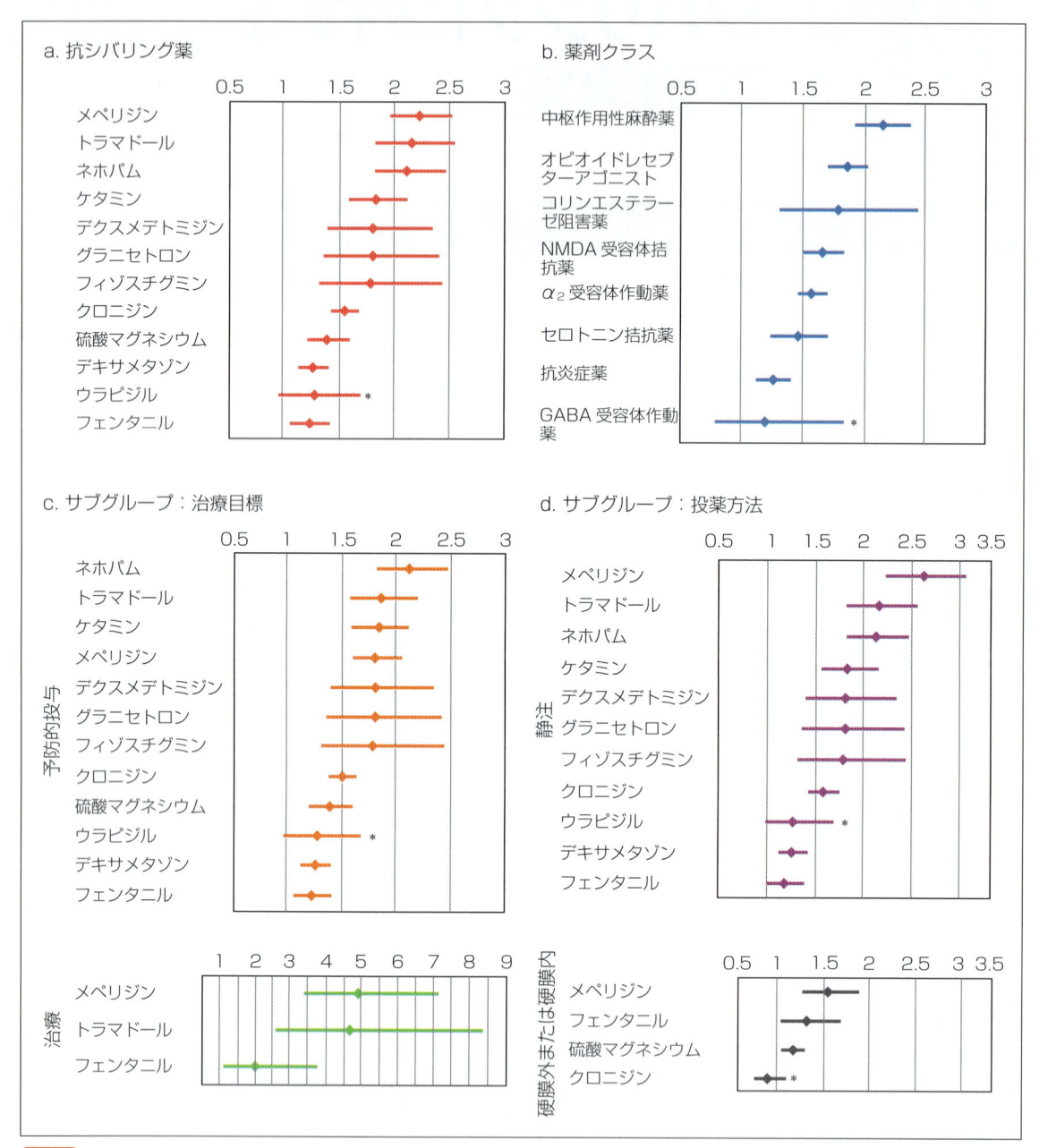

図1 プールリスクベネフィットに関するフォレストプロット

プールリスクベネフィットのグラフによる証明．プラセボ対照無作為化二重盲検試験で検定された二分データを用いて（少なくとも2つのサブスタディーの）全薬剤に関する95% CIを用いたプールリスク比を求め，a. 抗シバリング薬，b. 薬剤クラス，c. サブグループ：治療目標（予防 vs. 治療），d. サブグループ：投薬方法（静注 vs. 硬膜外・硬膜内）ごとに分類した．プールリスクベネフィットは，95% CIと関連（実線）がみられたプールリスク比（ダイヤ印）によって判定した．リスクベネフィット（すなわちリスク比）の数値2は，シバリング治療を受けた患者にとって「シバリングなし」のベネフィットがプラセボ群と比較して2倍となる可能性があることを示している．プールリスク比は，RevMan 5.1.4 software（Cochrane IMS, Oxford, UK）を用いた固定効果モデル（Mantel-Haensel法）によって算定した．＊：治療ベネフィットが95% CI（各実線）の数値1を含む場合は，治療ベネフィットが有意でないことを示す．
GABA：γアミノ酪酸，NMDA：N-メチル-D-アスパラギン酸．

(Park SM, et al. Crit Care Med 2012; 40: 3070-82[1]）より)

4-3 シバリングに対する薬物治療

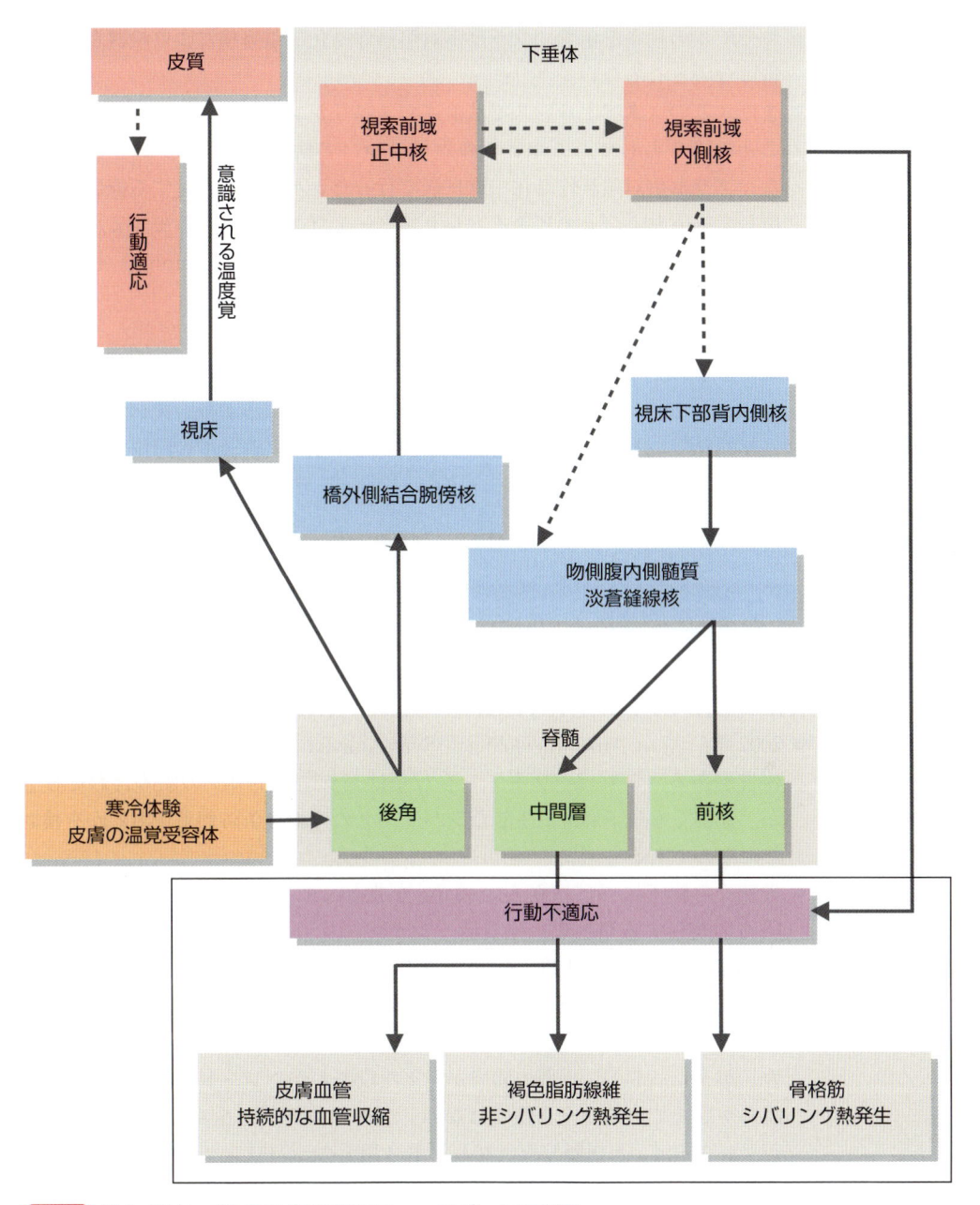

図2 抗シバリング作用の解剖学的フィードバックの概要
体温調節と適応にかかわる重要な解剖学的構造をチャートにまとめた．主興奮性（実線矢印）と抑制性（破線矢印）の経路から成る．
(Park SM, et al. Crit Care Med 2012; 40: 3070-82[1]）より）

と思って中枢温を38℃度まで上げるために，ぶるぶる震えることで起きる．理論上は，アセトアミノフェンやフルルビプロフェンアキセチルの投与によって，そのセットポイントが下がるので，アセトアミノフェンやフルルビプロフェンアキセチルにも体温調節性のシバリングに対する効果がある．しかしながら，シバリングに対するアセトアミノフェンやフルルビプロフェンア

▶シバリングの機序については「4-1 シバリングの発生機序」(p.218, Column)参照
NSAIDs は体温調節性シバリングの抑制に有効とされるが，検討は十分されていない

231

キセチルの効果を示す，プラセボ対照無作為化二重盲検により検討された報告は今のところない．
- また，このメタアナリシスでは前述のメペリジンが特異的によく効くということの証左として，モルヒネの効果について検討した報告が紹介されている．プラセボ対照無作為化二重盲検で行ったシバリングに対する抑制効果に関して，μおよびκオピオイドレセプターアゴニストであるモルヒネやκオピオイドレセプターアゴニストであるナルブフィン（nalbuphin）も効果がなかったと報告されている．

- このように，薬剤によるシバリングの治療には，続発するさまざまな有害事象によってシバリングに対する認識が高くなったころから，メペリジンがよく使われている．このメタアナリシスでも多くのプラセボ対照無作為化二重盲検の試験で，さまざまな用量のメペリジンが有効だったと報告されている．

> さまざまな用量のメペリジンがシバリングに有効であると示されている

❷ NMDA受容体拮抗薬：ケタミンの効果

a. 脊髄くも膜下麻酔で生じたシバリングに対する抑制効果

- 2007年，Acta Anaesthesiologica Scandinavicaに発表されたトルコからの報告がある．これは，ケタミンもしくはグラニセトロンの組み合わせ投与が，脊髄くも膜下麻酔で生じたシバリングの抑制に予防効果があるかを検討したものである[2]．
- 脊髄くも膜下にブピバカイン15 mgを投与してブロックを行うと同時に予防的に投与する薬剤を，生食群，ケタミン0.5 mg/kg群，グラニセトロン3 mg群，ケタミン0.25 mg/kg＋グラニセトロン1.5 mg群の4群に分け，それぞれに40例ずつが前向きに割り付けられた．
- シバリングは，「まったくシバリングなし」がグレード0，「鳥肌が立った状態」がグレード1，「1個の筋肉が震えた段階」がグレード2，「1個より多い筋肉が震えているが全身性ではない」がグレード3，「全身性のシバリング」がグレード4，と判断した．グレード3以上のシバリングが生じた場合，予防的に投与した薬剤は効果なしとして，メペリジン（ペチジン）25 mgがレスキューとして投与されている．
- ブロックと同時に薬剤が投与された15分後にシバリングの発生を検討した．その結果，40例中，シバリング発生は，生食群では22例，グラニセトロン群では6例，ケタミン＋グラニセトロン群では7例，ケタミン群では0例と，治療薬群でシバリングは有意に抑制されていた．生食群ではグレード3以上のシバリングが有意に多かった．
- 著者のSagirらは，ケタミン0.5 mg/kg投与は，脊髄くも膜下麻酔で生じたシバリングの抑制に非常に有用だと報告した．ただし，投与後にかなり鎮静されるということを付け加えている．

> ケタミンは脊髄くも膜下麻酔で生じたシバリングの抑制に有用だが，鎮静を生じる

b. 全身麻酔による術後シバリングに対する抑制効果

- 2011年，Journal of Research in Medical Sciencesに掲載されたイランからの報告[3]では，シバリングの発生頻度と程度について，異なるケタミン投与量とメペリジンを生食と比較している．
- 全身麻酔による上顎洞手術を内視鏡で行う患者に対し，手術終了20分前にシバリングに対する薬剤を予防的に投与している．メペリジン 0.4 mg/kg 群，ケタミン 0.3 mg/kg 群，ケタミン 0.5 mg/kg 群，そして生食群に分けて，前向きにそれぞれ 30例ずつ割り付けられた．シバリングの程度は，先のSagirらの報告と同様にグレード0, 1, 2, 3の4段階でスコアリングしている．
- その結果，この4群の背景因子は同じだったにもかかわらず，メペリジン群では30例中0例，ケタミン 0.3 mg/kg 群では30例中3例，ケタミン 0.5 mg/kg 群では30例中1例にシバリングが生じ，生食群では30例中9例にシバリングが起きた．
- メペリジン，そしてケタミン 0.3 mg/kg，ケタミン 0.5 mg/kg も，それぞれシバリングの予防に有効と報告している．ただし，ケタミンの副作用である幻覚の程度は，ケタミン 0.3 mg/kg のほうが少なかったとしている．

c. ケタミン，クロニジン，トラマドールの術後シバリングに対する抑制効果

- クロニジンやトラマドールの予防的投与がケタミンの予防的投与と比べて脊髄くも膜下麻酔後のシバリングをどの程度抑制するかについての検討が，Indian Journal of Anaesthesia（2012）で報告されている[4]．
- 脊髄くも膜下麻酔を0.5％の高比重ブピバカイン 14 mg/2.8 mL で行う直前に，生食群，ケタミン 0.5 mg/kg 群，クロニジン 75 μg 群，トラマドール 0.5 mg/kg 群の4群に分けて予防的に投与し，グレード 0〜4 のシバリングのスコアリングで比較している．
- その結果，群間背景因子には有意差はなく，シバリングは，生食群では50例中27例，ケタミン 0.5 mg/kg 群では50例中5例，クロニジン 75 μg 投与群では50例中2例，トラマドール群では50例中4例で生じた．
- 鎮静スコアが有意に高かったのはケタミン群であった．したがって，ケタミン，クロニジン，トラマドールは脊髄くも膜下麻酔後に起きるシバリングにはいずれも有効で，さらにケタミンはほどよい鎮静状態とすると報告した．

- このようにケタミンは，シバリングに対して予防・治療効果があるが，鎮静が同時に引き起こされるため，手術後のシバリングへの対応に用いるのは難しい面がある．
- このように，いずれもメペリジンをコントロールとして使ったり，レスキューとして使うところから，シバリングへの第一選択治療薬はメペリジンとグローバルにも考えられていると思われる．

シバリングの第一選択薬はメペリジン

❸ 5HT₃ 受容体拮抗薬：オンダンセトロンの効果

- 5HT₃ 受容体拮抗薬のシバリングに対する効果を検討した報告がいくつかある．5HT₃ 拮抗薬の一つであるオンダンセトロンを予防的に投与するオーストラリアからの報告を紹介する．帝王切開に硬脊麻を施行した患者に予防的にオンダンセトロンを投与してシバリングが減るか，程度が和らぐかを検討した研究結果が，Regional Anesthesia and Pain Medicine（2013）に掲載された[5]．
- 118 例の患者を，前向き，無作為に，プラセボとオンダンセトロン 8 mg 投与の 2 群に分けて，どちらにも高比重ブピバカイン 0.5％を 2.2〜2.5 mL にフェンタニル 15 μg を用いて硬脊麻を行っている．そして，シバリングの程度は 5 点法で検討し，他に吐き気，かゆみ，頭痛，満足度なども 3 点法でチェックして，手術中ならびに手術後も検討している．
- その結果，シバリングの発症率はオンダンセトロン群が 41％，プラセボ群が 47％であり，オンダンセトロンの効果はほとんどなかった．また重症度についても，重度のシバリングの発生頻度がオンダンセトロン群 32％対プラセボ 33％で，有意差がなかった．吐き気，かゆみ，頭痛，満足度などのセカンダリーアウトカムにも差がなかった．
- したがって著者らは，帝王切開の患者に対して硬脊麻の前にオンダンセトロン 8 mg を予防投与（静注）しても，シバリング減少には有効に作用しなかったと述べている．

> オンダンセトロンのシバリング抑制効果はプラセボと差がない

❹ α₂ 受容体作動薬：クロニジンの効果

- 初代の α₂ アゴニストとでもいうべきクロニジンは，経口降圧薬カタプレス® という商品名で日本でも発売されている．このクロニジンを前投薬として手術 30 分前に 0.2 mg 経口投与することで，術後のシバリングが抑制されたかについて，テヘラン大学で行われた研究論文が 2007 年 International Journal of Pharmacology に掲載された[6]．
- ASA 1〜2 の待機腹部手術の患者 40 例に前投薬として 0.2 mg の経口クロニジン，コントロール群として他の 40 例にプラセボを投与した．麻酔は両群ともフェンタニルと筋弛緩薬としてアトラクリウム（atracurium）ならびに静脈麻酔薬としてチオペンタールで導入後，イソフルランで維持した．術中の加温は一切行わず，輸液の加温も行わなかった．手術時間は，両群とも平均 125 分であった．
- 両群を比較したところ，覚醒までの時間はクロニジン群が 15 分，プラセボ群が 9 分で，有意差があった．導入時の鼻咽頭温は，クロニジン群 36.1℃，プラセボ群 36.2℃ であったが，終了時は，クロニジン群 35.9℃，プラセボ群 35.6℃ であった．
- シバリングの程度は 5 段階法で評価し，グレード 0 は「シバリングなし」，グレード 1 は「筋肉の大きな収縮はないが末梢が冷たくて時々震えが起き

る」，グレード 2 は「連続的に 1 個の筋肉が震える」，グレード 3 は「1 個より多い筋肉の震え」，グレード 4 は「体全体が震える」とした．
- 結果として，覚醒時に，クロニジン群では 40 例中 13 例（32.5%）しかグレード 1 以上のシバリングが起きなかったが，プラセボ群では 40 例中 28 例（70%）にシバリングが起きた．そして，重度のシバリングであるグレード 3 とグレード 4 はプラセボ群だけで起きた．
- したがって，前投薬として用いる経口クロニジンは，シバリングの抑制に非常に効果があるのではないかということが示された．

> 経口クロニジンはシバリングの抑制に非常に有効であることが示された

⑤ α_2 受容体作動薬：デクスメデトミジンの効果

- アゴニストとして α_2 レセプターにクロニジンよりもより親和性の高いデクスメデトミジンを使ってシバリングの治療をした報告を 3 つ紹介する．

a. 患児の術後シバリングに対する治療効果

- 6～7 歳までの 24 人の患児に対してデクスメデトミジンを手術終了後に用いた Easley らの報告は，Pediatric Anesthesia（2007）に掲載された[7]．麻酔はセボフルランとフェンタニルを使い，術後痛を抑えるために区域麻酔を行っている．そしてシバリングが起きたら 3～5 分かけてデクスメデトミジン 0.5 μg/kg をボーラス投与し，10 分間観察した．
- その結果，シバリングが消失する速度について，シバリングが起きた 24 例全例がデクスメデトミジン 0.5 μg/kg の投与後 5 分で停止した．これは，前向きに，セボフルランとフェンタニルによる麻酔，術後痛には区域麻酔を行った患児で，抜管されていて，痛みは訴えないもののシバリングがある 24 例に対して，デクスメデトミジンの 0.5 μg/kg 3～5 分間投与で 5 分後に 24 例全例のシバリングが止まったことが示された．
- 同じ論文の中で，患児におけるメペリジンや静注用のクロニジンのシバリングに対する効果をみた他の論文が紹介されている．メペリジンでは 90%，静注用クロニジンでは 70～80% しか効果はなかったので，デクスメデトミジンは有効ではないかと報告している．

b. 開腹子宮全摘術でのシバリングに対する抑制効果

- European Journal of Anaesthesiology（2008）に，予定手術の開腹子宮全摘術の女性に対するデクスメデトミジンのシバリングへの効果をみた Elvan らの報告がある[8]．
- これはシバリングが起きるか起きないかは無関係に，開腹による子宮全摘術（卵巣摘出の追加例も含む）を受ける患者に対し，生食を投与する群と，デクスメデトミジンを 1 μg/kg を 10 分間で投与し，その後 0.4 μg/kg/時を持続投与する群の 2 群に分けて，経過を観察している．
- 麻酔時間は平均して約 80 分前後，抜管までの時間は生食群が 5 分，デクスメデトミジン群が 10 分かかり，当然のことながら，抜管時間はデクスメデ

トミジン群のほうが長くかかっている．
- シバリングは，生食群では40例中21例に起き，そのうち8例がグレード3であった．術中から投与を開始したデクスメデトミジン群では，40例中7例しかシバリングが起きておらず，グレード3のシバリングは起きなかった．シバリングが起きたとしてもグレード1か2しか起きていない．それに対して生食群ではグレード2と3が合計17例もあった．体温（鼓膜温），その他に関しては，両群間に差は認められなかった．
- Elvanらは，デクスメデトミジンを先行して投与するとシバリングが起こりにくくなるのではないかと報告している．

C. フェンタニルとデクスメデトミジンの効果の比較

- 麻酔（2011）に掲載された小野寺らの論文でも，腹部大血管手術後におけるデクスメデトミジンの効果を検討している[9]．麻酔は全群 TCI TIVA で行っている．
- コントロール群15例，フェンタニル群15例，デクスメデトミジン群15例で，コントロール群は全例がTIVAでレミフェンタニル，後半ではフェンタニルを投与しているが持続投与ではなく，痛みがあった場合に病棟看護師の判断で適宜痛み止めを使用している．
- フェンタニル群では，手術終了1〜2時間前から0.5 μg/kg/時でフェンタニルを投与した．デクスメデトミジン群では，0.4〜0.7 μg/kg/時でデクスメデトミジンの投与を開始して，抜管後も翌朝まで0.2〜0.7 μg/kg/時で投与した．
- その結果として，シバリングは，コントロール群では15例中33%に起きたが，フェンタニル群とデクスメデトミジン群では起きなかった．フェンタニル群の$PaCO_2$は高めで46.9 mmHg±4.40 mmHgであったが，デクスメデトミジン群では42.0 mmHg±3.02 mmHgであった．
- デクスメデトミジンは，痛みも少なく，シバリングも十分コントロールされて高二酸化炭素血症もなく，有効ではないかと報告している．

- デクスメデトミジンは，シバリングに対しても効果があり，呼吸抑制も生じないために，有用と考えられる．しかしながら，効果発現を早めるにはローディングを必要としたり，投与方法がかなり特殊であるために，術後にシバリングが発生したのを見てから投与するには難しい面がある．したがって，どうしても手術終了直前から投与を開始する必要がある．

6 シバリング抑制効果のあるその他の薬剤

- その他のシバリングへの薬物療法の結果を，メタ解析したParkらの報告がCritical Care Medicine（2012）に掲載されている[1]．
- まず，日本でも使用できる有効な薬剤としてはトラマドールがある．トラマドールはμオピオイド受容体部分作動薬で，0.5〜3 mg/kg静注によりシバリ

▶TCI：
target controlled infusion

▶TIVA：
total intravenous anesthesia（全静脈麻酔）

デクスメデトミジン群では疼痛も少なく，シバリングも十分コントロールされた

ングに対する効果があったと報告している．しかし，トラマドールには吐き気を誘発する副作用があり，シバリングは抑制できても吐き気が強くなることもありうると推測する．

> トラマドールはシバリングを抑制するが，吐き気を誘発する

- 次いで，シバリングに有効な薬剤としては，術後鎮痛によく使われているフェンタニルがある．フェンタニルは μ オピオイド受容体作動薬で，プラセボ対照無作為化二重盲検試験の結果では，1.7 μg/kg を静注する，もしくは 20〜25 μg を硬膜外へ投与して有効であったという報告がある．

> フェンタニルはシバリングの抑制に有効

- また，ドキサプラム 0.18〜1.5 mg/kg を静注して，シバリングに効果があったという報告もある．ドキサプラムは，オピオイドのリガンドであるブプレノルフィンをレセプターから剥がすことで呼吸を促進する．日本では，呼吸促進剤としてドプラム® という商品名で販売されている．
- 鎮静薬のミダゾラムもシバリングに対して有効であるか検証されているが，残念ながら効果がなかったと報告されている．
- ステロイドであるデキサメタゾンは，0.6 mg/kg，もしくは 8 mg を静注して効果があったという RCT の結果が報告されている．
- ミダゾラムは効かなかったのに，ベンゾジアゼピンレセプターの拮抗薬であるフルマゼニル 1 mg を静注して効果があったという報告がある．
- 日本でも一般的薬剤で効果がなかったものは，モルヒネ，プロポフォール，リドカイン，ナロキソンである．

（尾崎　眞）

文献

1) Park SM, et al. Efficacy spectrum of antishivering medications: Meta-analysis of randomized controlled trials. Crit Care Med 2012; 40: 3070-82.
2) Sagir O, et al. Control of shivering during regional anesthesia: Prophylactic ketamine and granisetron. Acta Anaesthesiol Scand 2007; 51: 44-9.
3) Ayatollahi V, et al. Comparison of prophylactic use of meperidine and two low doses of ketamine for prevention of post-anesthetic shirvering: A randomized double-blind placebo controlled trial. J Res Med Sci 2011; 16: 1340-6.
4) Wason R, et al. Randomized double-blind comparison of prophylactic ketamine, clonidine and tramadol for the control of shivering under neuraxial anaesthesia. Indian J Anaesth 2012; 56: 370-5.
5) Browning RM, et al. Prophylactic ondansetron does not prevent shivering or decrease shivering severity during cesarean delivery under combined spinal epidural anaesthesia: A randomized trial. Reg Anesth Pain Med 2013; 38: 39-43.
6) Mohammadi SS, Seyedi M. Effects of oral clonidine in preventing postoperative shivering after general anesthesia. International Journal of Pharmacology 2007; 3: 441-3.
7) Blaine Easley R, et al. Dexmedetomidine for the treatment of postanesthesia shivering in children. Paediatr Anesth 2007; 17: 341-6.
8) Elvan EG, et al. Dexmedetomidine and postoperative shivering in patients undergoing elective abdominal hysterectomy. Eur J Anaesthesiol 2008; 25: 357-64.
9) 小野寺美子，ほか．腹部大血管手術術後における経静脈的鎮痛法の比較．麻酔 2011; 60: 936-40.

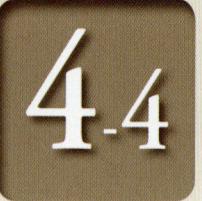

4-4 輸液剤のシバリングに及ぼす影響

1 アミノ酸含有輸液剤の影響

- アミノ酸含有輸液剤が，術中の体温変化ならびに術後のシバリングに及ぼす影響について2つの文献を紹介する．

a．術中アミノ酸および糖付加輸液剤投与による影響

- 大阪府立済生会中津病院麻酔科から，術中アミノ酸および糖付加輸液の術中体温や術後感染に関する報告が「麻酔」(2012)に掲載された[1]．
- この報告では，人工膝関節全置換術(TKA)を施行する予定の患者に対して，アミノ酸だけを投与した場合とアミノ酸に適量のブドウ糖を加えて投与した場合の術中体温や術後感染に及ぼす影響，シバリングの頻度などを検討している．
- 手術室入室時に患者を無作為に2群に分けて，アミノ酸群に対しては10%アミノ酸輸液（アミパレン®）を2 mg/kg/時と酢酸リンゲル液の輸液を，アミノ酸糖群にはアミパレン® 2 mg/kg/時にブドウ糖を加えつつ酢酸リンゲル液2 mL/kg/時の輸液を手術終了時まで投与した．
- 前向きに投与した結果，TKA患者のアミノ酸群は22例，アミノ酸糖群は18例（男性9例，女性31例）であった．
- 麻酔はプロポフォールとフェンタニル，ロクロニウムで導入し，その後の維持は酸素，空気，セボフルランにロクロニウム，レミフェンタニルを使用した．
- 背景因子などに差はなく，水分，血液バランス，手術時間にも差はなかった．
- この結果として，執刀後1時間，2時間，終了時の血糖値だけに有意差があり，糖投与群で140 mg/dL前後，糖非投与群で100 mg/dL前後であった．
- 体温はいずれも中枢温が36.6℃前後に維持されており，有意差はなかった．これは両群ともに上半身用温風式加温装置（ベアハガー）を使用して加温しており，その結果として体温（直腸温）に有意差がなく，術後のシバリングも0例で有意差はなかった．
- 吐き気，嘔吐，感染などにも有意差はなく，創部治癒日数も約15日で有意差はなかったと報告している．

b．中枢温が低下した時点での術中アミノ酸輸液剤投与による影響

- Inoueらが Journal of Anesthesia (2011)に報告した論文がある[2]．
- 腹部開腹手術の患者に対して，中枢温（鼓膜温を計測している）が35.5℃に

▶TKA：
total knee arthroplasty

下がった時点でアミノ酸輸液としてアミパレン® 200 mL/時の投与を開始した．
- その結果，抜管時までの鼓膜温などには，対照の生食群に対して有意差はなかったが，皮膚温（前腕の皮膚温−指先の皮膚温）には有意差があった．皮膚温により末梢血管収縮の程度がわかるが，アミノ酸輸液を投与すると，その血管収縮の程度が低かった．
- また，術後シバリングの発生は，アミノ酸群が11例，生食群が11例であった．シバリングは，アミノ酸群ではmildが2例のみであったが，生食群ではsevere 3例，moderate 2例，mild 1例で，シバリングの発生強度に有意差がみられた．これは中枢温の差よりも末梢血管収縮反応の差によるものではないかと報告している．
- このようにアミノ酸投与は，術中の中枢温やシバリングに影響を及ぼす．しかしながら，その機序はまだはっきりわかっておらず，中枢の視床下部に及ぼす作用（体温の上昇）なのかは不明である．ただし，筋肉におけるタンパクの合成ではないことは報告されている．

> アミノ酸投与は術中の中枢温やシバリングに影響する

❷ マグネシウム含有輸液剤の影響

a. 長時間手術での術後シバリングへの影響

- マグネシウム含有輸液剤の術後のシバリングに対する効果は，2008年ごろから検討されている．日本では，札幌医科大学の澤田らのグループが「臨床麻酔」（2008）に発表している[3]．
- 対象は6時間以上の手術を予定する成人患者で，術前の全身状態はASA class 1 または2とし，内分泌疾患，代謝疾患，脳神経疾患，心・腎機能障害の患者は除外した．コントロール群24例，マグネシウム群24例で比較した．
- マグネシウムイオン1 mEq/Lが含まれる輸液は重炭酸リンゲル液（ビカーボン®）を使用した．硬膜外麻酔は使わず，レミフェンタニルによる全身麻酔のみで管理した．全体で使用したレミフェンタニルの量は両群ともに平均9 mg，輸液量は両群ともおよそ5,000 mLであった．
- 最終的な手術終了時の中枢温（食道温）は，両群とも37.1℃前後の平均体温であった．血中マグネシウム濃度は，コントロール群では0.43±0.03 mEqで，希釈性の低マグネシウム血症と思われる平均濃度であった．一方，マグネシウム群24例の血中マグネシウム濃度の平均は0.49±0.02 mEq/Lであった．
- シバリングについては，「なし」，「mild（1つの筋肉だけのシバリング）」，「severe（1つより多い多数の筋肉群〈横紋筋筋肉群〉のシバリング）」という3段階で評価している．コントロール群では，severeシバリングとmildシバリングが24例中12例に発生した．マグネシウム群では，severeシバ

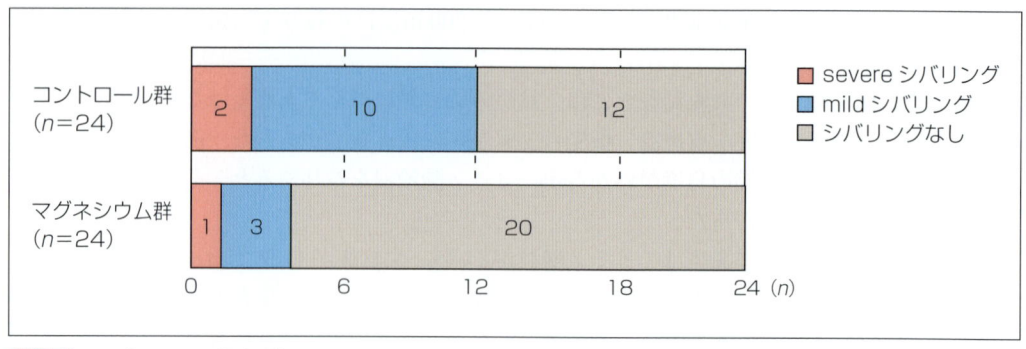

図1 マグネシウム投与群とコントロール群における術後シバリングの発生数および強度
術後シバリングの発生数および強度は，コントロール群よりもマグネシウム群において有意に低い（$p=0.047$）．

（澤田淳史，ほか．臨床麻酔 2008; 32: 607-11[3]より）

マグネシウム群ではシバリングの発生が有意に減少した

リングが1例，mildシバリングが3例に発生した．マグネシム群では，コントロール群に比べシバリングの発生が有意に減少した（$p=0.047$）（図1）．

- 血液からの消退が早いオピオイドであるレミフェンタニルを使うと，急激なオピオイド消退に伴って体温調節中枢における抑制効果がすみやかに消失する．このため，低体温になっていた場合や，もしくはセットポイントがずれていて体温が37℃以上に保たれていても，自分自身（体温調節中枢）が低体温だと判断してサイトカインを放出した結果，シバリングが起きやすいのではないかと推定される．
- このようなレミフェンタニルが消退するとすぐに出現する反応が，マグネシウム血中濃度が高いと起きなかったという6時間以上の長時間手術での例が報告されている．

b. 尿管鏡手術でのマグネシウム含有輸液剤の予防投与によるシバリングへの影響

- 東京女子医科大学の森岡らは，「臨床体温」（2009）で澤田らとは異なる報告をしている[4]．症例数はコントロール群10例，マグネシウム群10例と少ないが，マグネシウム群にはマグネシウム2 mEq/L含有輸液剤を術前から投与した．
- 開腹手術ではなく，尿管鏡手術のため両群ともに体温の低下はほとんどなく，手術終了時の体温はマグネシウム群36.6℃，コントロール群36.2℃であった．
- 血中マグネシウムイオン濃度がコントロール群で2.07 mg/dLだったのに対して，マグネシウム群は2.24 mg/dLと，コントロール群のほうが低値であったが，シバリングの発生率は，コントロール群が10例中1例，マグネシウム群が10例中1例で，差がなかったと報告している．
- ただしこれは症例数が少ないことと，尿管鏡手術で侵襲が少なく，手術時間も平均45分であり，高サイトカイン血症も起きにくい状態だったので，シ

バリングの頻度などにマグネシウムの効果はあまりみられなかったと考えられる.

c. 経尿道的前立腺切除術でのマグネシウム含有輸液剤投与の術後シバリングへの影響

- Journal of Clinical Anesthesia（2010）にトルコのGozdemirらが報告している論文がある[5]．
- これは無作為二重盲検比較試験で，脊髄くも膜下麻酔で行う経尿道的前立腺切除術（TURP）に対する術後シバリングの頻度を，マグネシウムを投与した場合と投与しない場合で比較している．
- マグネシウムの投与方法は，マグネシウムが含まれている輸液剤を使うのではなく，硫酸マグネシウム80 mg/kgを点滴で静脈投与している．30分にわたって静脈投与したマグネシウム群と，それに等しい量の生理食塩水を点滴したコントロール群に分け，それぞれ30例ずつで検討した．
- マグネシウム群では平均8.6 gのマグネシウムが投与された．血中濃度は計測していない．
- 手術（TURP）は約2時間で終了している．低体温になっている群は，手術終了時で35℃前後に体温が低下しており，両群ともにシバリングは起きている．コントロール群では，1つの筋肉の震えとそれより多い筋肉の震えが起きた群が20例であった．マグネシウム群では，1つの筋肉の震えが認められたシバリングが30例中わずか2例であった．マグネシウム群における術後シバリングの発生は有意に少なかったと報告している．図2に体温の変化を示す．
- したがって，マグネシウムの投与は，とくにGozdemirらの論文では，2時

▶TURP：
transurethral resection of prostate

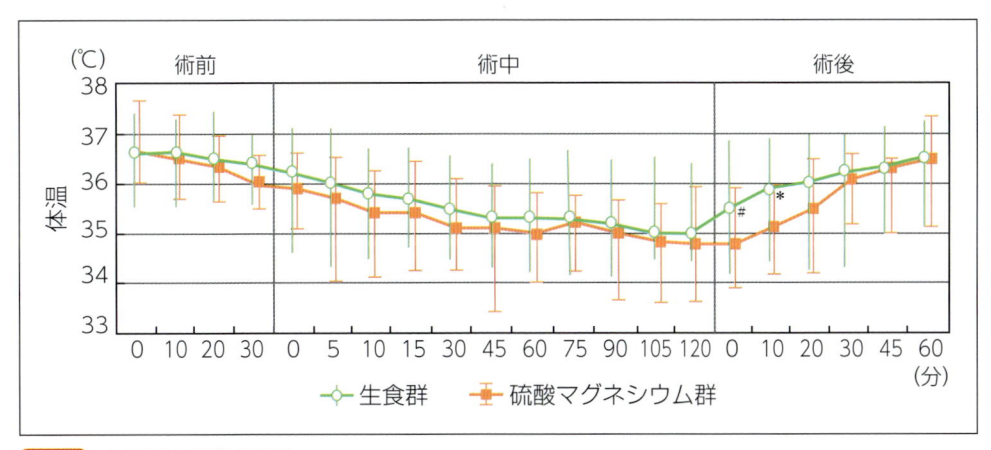

図2 中枢温の経時的変化

TURP術前～術中～術後の体温の経時的変化を示している．体温自体は，術後，生食群のほうがむしろ高くなっているが，これはシバリングが起きたためである．
*$p=0.001$，硫酸マグネシウム群 vs. 生食群．#$p<0.004$，硫酸マグネシウム群 vs. 生食群．
(Gozdemir M, et al. J Clin Anesth 2010; 22: 184-9[5]より)

間の手術に対して 80 mg/kg の急速静注でマグネシウムイオンの濃度を急速に上げると，術後のシバリングにかなりの効果があった．これはレミフェンタニルの麻酔ではなく，脊髄くも膜下麻酔による経尿道的前立腺切除術（TURP）後に起きるシバリングにかなり効果があったということを示している．

- マグネシウム含有輸液剤のみでシバリング抑制効果を期待できることは，以上のいくつかの報告，研究を見てもわかる．マグネシウム製剤を別に投与するほどに，血中マグネシウムイオン濃度を上げる必要があることが示されている．

(尾崎　眞)

文献

1) 藤田泰宣，ほか．人工膝関節全置換術施行患者における術中アミノ酸および糖付加輸液の術中体温や術後感染に対する効果．麻酔 2012; 61: 68-73.
2) Inoue S, et al. Amino acid infusions started after development of intraoperative core hypothermia do not affect rewarming but reduce the incidence of postoperative shivering during major abdominal surgery: A randomized trial. J Anesth 2011; 25 : 850-4.
3) 澤田敦史，ほか．Mg^{2+} 添加輸液剤はレミフェンタニル麻酔後のシバリングを予防できるか？　臨床麻酔 2008; 32: 607-11.
4) 森岡宣伊，ほか．マグネシウム含有輸液の予防投与はシバリング発生率を下げない．臨床体温 2009; 27: 38-41.
5) Gozdemir M, et al. Magnesium sulfate infusion prevents shivering during transurethral prostatectomy with spinal anesthesia: A randomized, double-blinded, controlled study. J Clin Anesth 2010; 22: 184-9.

付録

1. 術前絶飲食ガイドライン
2. 体液・代謝管理に用いられる製剤一覧
   - 本一覧では，本書に掲載されているものを中心に，主な製剤等を取り上げた．
   - 製剤等の使用に際しては，必ず製剤の添付文書等を参照するなどして，読者自身による慎重な判断をお願いします．

1. 術前絶飲食ガイドライン

公益社団法人日本麻酔科学会 術前絶飲食ガイドライン

1. はじめに

待機的全身麻酔下手術では，麻酔導入時の嘔吐および誤嚥の発現が危惧されるため，手術前は長時間の絶飲食が行われてきた．しかし，長時間の絶飲食は，患者に口渇感や空腹感などの苦痛を与え，脱水や周術期の合併症を増やす可能性があり，近年，多くの研究で短時間絶飲水の安全性と有効性が実証されてきた．欧米各国では術前絶飲食に関するガイドラインが作成され，術前絶飲食時間の短縮が推奨されてきた．昨今，本邦でも術前絶飲食時間を見直す動きが広まりつつある．我々は本邦における安全な術前絶飲食時間の短縮に寄与することを目的に本ガイドラインを作成した．

2. 文献検索方法，エビデンスレベル，推奨度

1980年1月～2011年12月の間に発表された論文を対象に preoperative, fasting, guideline, oral rehydration therapy, milk, light meal をキーワードに MEDLINE, Cochrane Library をデータベースとして検索した．また，海外で発表されている術前絶飲食ガイドラインも参考とした．

文献のランク付けを次の基準で行った．Level-I：十分な症例数（＞100）を対象とした無作為化試験で結果が明確なもの，Level-II：無作為化試験であるが症例数が十分でないもの（＜100），結果に不確定要素があるもの，Level-III：無作為化されていない同時代の対照群が設定された比較臨床試験，Level-IV：無作為化されていない過去の症例や専門家の意見を対照とした比較臨床試験，Level-V：症例集積，対照群のない臨床報告，専門家の意見，教科書，ガイドラインなど．

推奨度のランク付けを次の基準で行った．推奨度A：2つ以上の Level-I 文献により実証されたもの，推奨度B：1つの Level-I 文献により実証されたもの，推奨度C：根拠として Level-II 文献しかないもの，推奨度D：2つ以上の Level-III 文献があるもの，推奨度E：根拠として Level-IV または Level-V 文献しかないもの．最終的な推奨度は論文の科学的根拠に委員会の専門家の意見を加味して決定した．なお，推奨度は推奨する事項の質の高さを示すもので，推奨する強さを示すものではない．

3. 適応

本ガイドラインの適応は，全身麻酔，区域麻酔，鎮静，鎮痛を要する待機的手術患者とする．ただし消化管狭窄患者，消化管機能障害患者，気道確保困難が予想される患者，緊急手術患者，およびリスクの高い妊婦（例：陣痛のある場合，胎児心拍数に異常のある場合）などは本ガイドラインの推奨する絶飲食時間を適応せず，患者の状態に合わせた対応とする[1]．

4. 術前診察

カルテ閲覧，理学所見，問診等により，誤嚥のリスクについての情報を収集し，本ガイドラインの適応か否かの判断を行う．患者には手術前の絶飲食時間とその必要性について説明を行う．手術室入室前に絶飲食時間を遵守したか否かの確認を行う．本ガイドラインの適応とならない患者に対しては，患者の状態を考慮した絶飲食時間を検討する．

5. 清澄水（セイチョウスイ）

推奨

清澄水の摂取は年齢を問わず麻酔導入2時間前まで安全である．（推奨度A）

論拠

乳児から成人までの待機手術患者において，麻酔導入2〜3時間前までの清澄水摂取が胃内容液に及ぼす影響に関して，19件の無作為化試験がある[2-20]．その結果，絶飲食と比較して胃内容液量は不変か[4,5,8,9,10,11-19]，あるいは減少し[2,3,6,7,20]，胃内容液pHは全ての研究において変わらない．

いずれの研究においても絶飲時間と嘔吐，逆流，あるいは誤嚥発生率の関連性は検討されていないが，胃内容液量と胃内容液pHの所見から，誤嚥の危険性は増加しないといえる．また，19件のうち10件の研究において[7,10,12,13,14,17,18,19,21,22]，麻酔前2〜3時間までの清澄水摂取により，患者の口渇感が減少し快適度が増すなどの利点が示されている．

摂取量については，複数の研究が最大で体重あたり10mL[7,8,16]あるいは無制限[9,10,13-15]を採用しており，患者が飲める範囲内での摂取は可と考えられる．

上記の研究を考慮すると，水，茶，アップルあるいはオレンジジュース（果肉を含まない果物ジュース），コーヒー（ミルクを含まない）などの使用が可能である．浸透圧や熱量が高い飲料，アミノ酸含有飲料は胃排泄時間が遅くなる可能性があるので注意が必要であり[21]，脂肪含有飲料，食物繊維含有飲料，アルコールの使用は推奨できない．

6. 母乳

推奨

母乳の摂取は麻酔導入4時間前まで安全である．（推奨度C）

論拠

放射性同位元素で標識して胃内容量を測定した試験では，胃内の母乳は120分後に18%になっており，人工乳や牛乳に比べて有意に少ない[27]．

麻酔前に母乳を投与する許容時間についての無作為化試験は不十分である．各国のガイドラインでは，4時間前までの摂取を推奨している[22,28-30]．米国麻酔科学会では，コンサルタントの同意と米国麻酔科学会のメンバーの強い同意事項として，健康な新生児と幼児では，母乳の摂取から少なくとも4時間以上空けることを推奨している[28]．

7. 人工乳・牛乳

推奨
人工乳・牛乳の摂取は麻酔導入 6 時間前まで安全である．（推奨度 C）

論拠
5 歳以下の待機手術患者において，人工乳の術前投与に関して放射性同位元素で標識して胃内容量を測定した試験では，胃内の人工乳，牛乳は 120 分後に 47％，55％ になり，母乳に比べて有意に多い[27]．メタアナリシスで牛乳の術前摂取について評価できる充分なエビデンスはない[31]．

麻酔前に人工乳，牛乳を投与する許容時間についての無作為化試験は不十分である．欧米各国のガイドラインでは，6 時間前までの投与を推奨している[22,28-30]．米国麻酔科学会では，コンサルタントの同意と米国麻酔科学会のメンバーの強い同意事項として，新生児，乳児，小児では人工乳の摂取から 6 時間以上空けることを推奨している[28]．乳児，小児，成人ではヒト以外のミルクの摂取から 6 時間以上空けることを推奨している[28]．

8. 固形物

本ガイドラインでは固形食の摂取について明確な絶食時間を示さない．その理由は液体に比べて固形食に関するエビデンスが不十分であること，固形食の定義が明確でなく，含まれている栄養素も様々であるからである．

ただし固形食のうち軽食については欧米のガイドラインで摂取から麻酔導入までは 6 時間以上空けること[22,28]としている．ここで指す軽食とは「トーストを食べ清澄水を飲む程度の食事」とされており，揚げ物，脂質を多く含む食物，肉の場合は 8 時間以上空ける必要がある[28]．

術前絶飲時間

摂取物	絶飲時間（時間）
清澄水	2
母乳	4
人工乳・牛乳	6

術前の「食事療養」に関する本学会の考え方について
　http://www.anesth.or.jp/guide/pdf/kangae.pdf
入院時食事療養の実施上の留意事項について
　http://www.anesth.or.jp/guide/pdf/zetuinsyoku.pdf

2012 年 7 月
公益社団法人 日本麻酔科学会

ガイドライン中の参考文献 1～31) については，公益社団法人 日本麻酔科学会ホームページ「術前絶飲食ガイドライン」参照

http://www.anesth.or.jp/guide/pdf/kangae2.pdf

2. 体液・代謝管理に用いられる製剤一覧 (2014年7月現在)

1. 輸液製剤 (p.2)

種類	一般名	製品名 容量など (製造/販売元)	製品外観
晶質液			
生理食塩液	生理食塩液	大塚生食注 20 50 100 250 500 1,000 mL 大塚生食注 TN 50 100 mL 大塚生食注 2 ポート 50 mL 100 mL (大塚製薬工場)	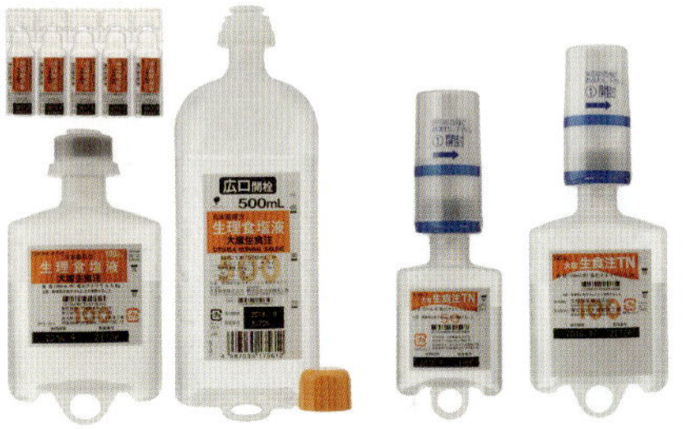 大塚生食注　　大塚生食注 TN
	生理食塩液	テルモ生食 100 250 500 1,000 1,300 mL テルモ生食 TK 100 mL (テルモ)	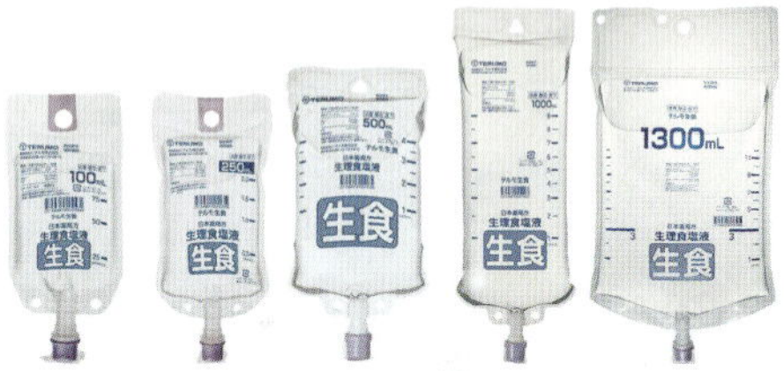 テルモ生食
乳酸リンゲル液	電解質輸液（乳酸リンゲル液）	ラクテック注 250 500 1,000 mL (大塚製薬工場)	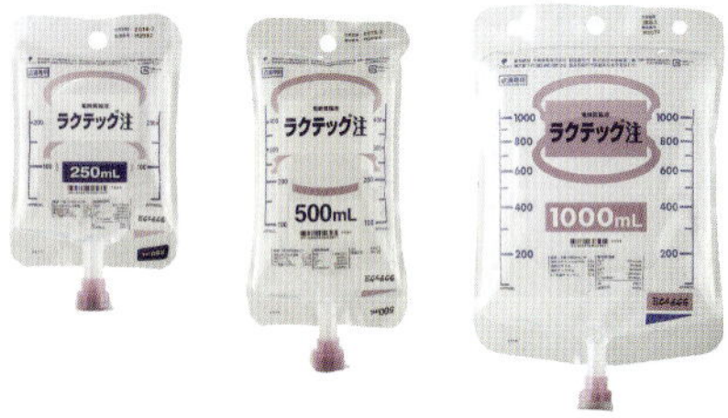
	乳酸リンゲル液	ソルラクト輸液 250 500 1,000 mL (テルモ)	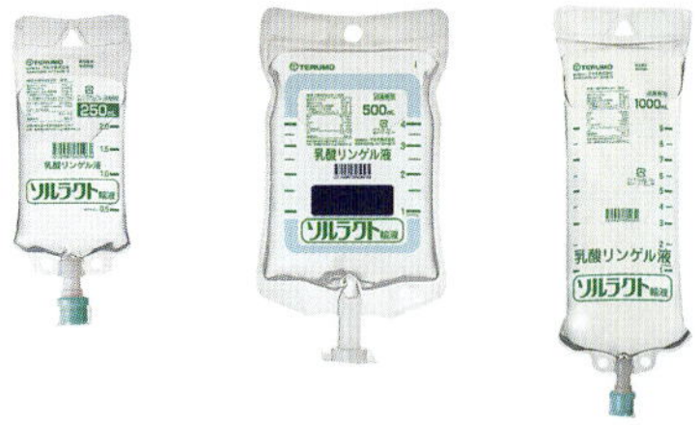
乳酸リンゲル液（糖加）	糖質・電解質輸液 (5% ブドウ糖加乳酸リンゲル液)	ラクテック D 輸液 500 mL (大塚製薬工場)	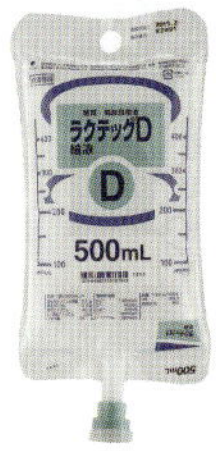

247

付録

種類	一般名	製品名 容量など (製造/販売元)	製品外観
乳酸リンゲル液（糖加）	ブドウ糖加 乳酸リンゲル液	ソルラクトD輸液 250　500 mL （テルモ）	
	糖質・電解質輸液 （5%ソルビトール加乳酸リンゲル液）	ラクテックG輸液 250　500　1,000 mL （大塚製薬工場）	
	ソルビトール加乳酸リンゲル液	ソルラクトS輸液 250　500 mL （テルモ）	
	ソルビトール加乳酸リンゲル液	ラクトリンゲルS注「フソー」 200　500 mL （扶桑薬品）	
	糖質・電解質輸液 （5%マルトース加乳酸リンゲル液）	ポタコールR輸液 250　500 mL （大塚製薬工場）	
	マルトース加 乳酸リンゲル液	ソルラクトTMR輸液 250　500 mL （テルモ）	

2. 体液・代謝管理に用いられる製剤一覧

種類	一般名	製品名 容量など（製造/販売元）	製品外観
乳酸リンゲル液（糖加）	マルトース加乳酸リンゲル液	ラクトリンゲルM注「フソー」 200　500 mL （扶桑薬品）	
酢酸リンゲル液	血液代用剤（アセテートリンゲル液）	ヴィーンF輸液 500 mL （興和/興和創薬）	
酢酸リンゲル液	酢酸リンゲル液	ソルアセトF輸液 500　1,000 mL （テルモ）	
酢酸リンゲル液（糖加）	細胞外液補充液　ブドウ糖加酢酸リンゲル液	リナセート輸液 200　500 mL （エイワイファーマ/陽進堂）	
酢酸リンゲル液（糖加）	電解質輸液（1%ブドウ糖加酢酸リンゲル液）	フィジオ35輸液 フィジオ70輸液 フィジオ140輸液 250　500 mL （大塚製薬工場）	
酢酸リンゲル液（糖加）	血液代用剤（ブドウ糖加アセテートリンゲル液）	ヴィーンD輸液 200　500 mL （興和/興和創薬）	

種類	一般名	製品名 容量など (製造/販売元)	製品外観
酢酸リンゲル液（糖加）	ブドウ糖加 酢酸リンゲル液	ソルアセトD輸液 250　500 mL (テルモ)	
	5%ブドウ糖加酢酸リンゲル液	アクメイン注 200　500 mL (ソフトバッグ，プラスチックボトル) (光製薬)	
重炭酸リンゲル液	細胞外液補充液　重炭酸リンゲル液	ビカーボン輸液 500 mL (エイワイファーマ/陽進堂)	
	重炭酸リンゲル液	ビカネイト輸液 500　1,000 mL (大塚製薬工場)	

膠質液

種類	一般名	製品名 容量など (製造/販売元)	製品外観
アルブミン製剤	人血清アルブミン	献血アルブミン「化血研」 20 %（20，50 mL）　25 %（50 mL） (化学及血清療法研究所/アステラス製薬) (化学及血清療法研究所/アルフレッサファーマ)	20 %（20，50 mL）　25 %（50 mL）
	人血清アルブミン	献血アルブミン「ベネシス」 5 %（100，250 mL）　25 %（20，50 mL） (日本血液製剤機構/田辺三菱製薬)	5 %（100 mL）　25 %（20 mL）

2. 体液・代謝管理に用いられる製剤一覧

種類	一般名	製品名 容量など（製造/販売元）	製品外観
HES（ヒドロキシエチルスターチ）	代用血漿・体外循環希釈剤	サリンヘス輸液6% 500 mL （フレゼニウスカービジャパン/大塚製薬工場）	
	代用血漿・体外循環希釈剤	ヘスパンダー輸液 500 mL （フレゼニウスカービジャパン/大塚製薬工場）	
	代用血漿剤（ヒドロキシエチルデンプン130000）	ボルベン輸液6% 500 mL （フレゼニウスカービジャパン/大塚製薬工場）	
デキストラン製剤	血流改善・体外循環灌流液（ブドウ糖加デキストラン40注射液）	低分子デキストラン糖注 500 mL （大塚製薬工場）	
	血漿増量・体外循環灌流液（低分子デキストラン加乳酸リンゲル液）	低分子デキストランL注 250　500 mL （大塚製薬工場）	
	低分子デキストラン加乳酸リンゲル液	サヴィオゾール輸液 500 mL （大塚製薬工場）	

251

2. 経口補水液（p.29）

種類	一般名	製品名 容量など(製造/販売元)	製品外観
経口補水液	内服用電解質剤	ソリタ-T 配合顆粒2号 4 g （エイワイファーマ／陽進堂）	
	内服用電解質剤	ソリタ-T 配合顆粒3号 4 g （エイワイファーマ／陽進堂）	
	経口補水液	OS-1 200　500 mL　ゼリー （大塚製薬工場）	
	乳幼児食品	アクアライト ORS（乳幼児用） 125 mL （和光堂）	
	栄養機能食品（亜鉛・銅）	アイソカルアルジネードウォーター 125　1,000 mL （ネスレ）	
	栄養ケア食品（経口補水製品）	アクアソリタ 125　500 mL　粉末　ゼリー （味の素）	

2. 体液・代謝管理に用いられる製剤一覧

3. 血液製剤（p.84）

種類	一般名	製品名 容量など（製造/販売元）	製品外観
赤血球製剤	赤血球液	赤血球液-LR「日赤」 RBC-LR-1　RBC-LR-2 照射赤血球濃厚液-LR「日赤」 Ir-RBC-LR-1　Ir-RBC-LR-2 （日本赤十字社）	RBC-LR-1／Ir-RBC-LR-1
血漿製剤	新鮮凍結血漿	新鮮凍結血漿-LR「日赤」 FFP-LR120　FFP-LR240 FFP-LR480 （日本赤十字社）	FFP-LR120／FFP-LR240
血小板製剤	濃厚血小板	濃厚血小板-LR「日赤」 PC-LR-1　PC-LR-2 PC-LR-5　PC-LR-10 PC-LR-15　PC-LR-20 照射濃厚血小板-LR「日赤」 Ir-PC-LR-1　Ir-PC-LR-2 Ir-PC-LR-5　Ir-PC-LR-10 Ir-PC-LR-15　Ir-PC-LR-20 （日本赤十字社）	PC-LR-10／Ir-PC-LR-10
全血製剤	人全血液	人全血液-LR「日赤」 WB-LR-1　WB-LR-2 照射人全血液-LR「日赤」 Ir-WB-LR-1　Ir-WB-LR-2 （日本赤十字社）	WB-LR-1／Ir-WB-LR-1

静注用フィブリノゲン製剤

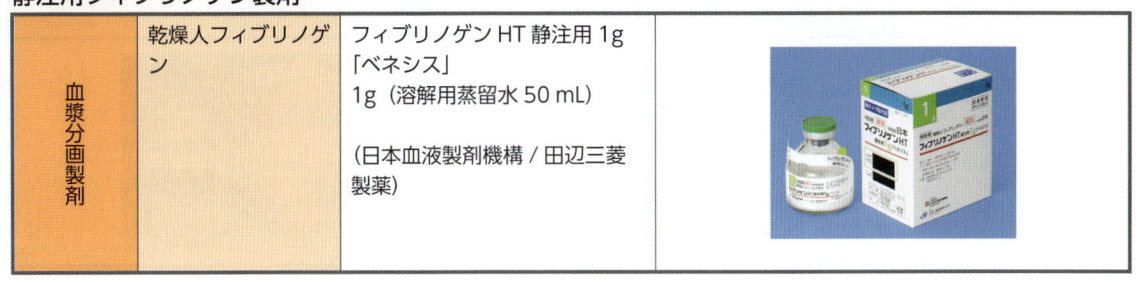

種類	一般名	製品名 容量など（製造/販売元）	製品外観
血漿分画製剤	乾燥人フィブリノゲン	フィブリノゲンHT静注用1g「ベネシス」 1g（溶解用蒸留水50 mL） （日本血液製剤機構/田辺三菱製薬）	

※フィブリノゲンHTは，2014年7月現在「先天性低フィブリノゲン血症の出血傾向」にしか適応がない．

付録

種類	一般名	製品名 容量など(製造/販売元)	製品外観
日本献血由来等張アルブミン			
日本献血由来血漿分画製剤	人血清アルブミン	献血アルブミン「ベネシス」 5%(100, 250 mL) (日本血液製剤機構/田辺三菱製薬)	
	人血清アルブミン	献血アルブミン−ニチヤク 5%(250 mL) (日本製薬/武田薬品工業)	
日本献血由来高張アルブミン,遺伝子組換え高張アルブミン			
日本献血由来血漿分画製剤	人血清アルブミン	献血アルブミン「ベネシス」 25%(20, 50 mL) (日本血液製剤機構/田辺三菱製薬)	
	人血清アルブミン	献血アルブミン−ニチヤク 20%(20, 50 mL) 25%(50 mL) (日本製薬/武田薬品工業)	20%(20, 50 mL) 25%(50 mL)
	人血清アルブミン	献血アルブミン「化血研」 20%(20, 50 mL) 25%(50 mL) (化学及血清療法研究所/アステラス製薬) (化学及血清療法研究所/アルフレッサファーマ)	20%(20, 50 mL) 25%(50 mL)
遺伝子組換え	人血清アルブミン (遺伝子組換え)	メドウェイ 25%(50 mL) (田辺三菱製薬)	

2. 体液・代謝管理に用いられる製剤一覧

種類	一般名	製品名 容量など（製造/販売元）	製品外観
血液凝固第VIII因子製剤			
血液凝固第VIII因子製剤 / 遺伝子組換え型	ルリオクトコグ アルファ（遺伝子組換え）	アドベイト注射用 250　500　1,000　2,000 単位 （バクスター）	
	オクトコグ アルファ（遺伝子組換え）	コージネイトFS バイオセット注 250　500　1,000　2,000 単位 （バイエル薬品）	
	ツロクトコグ アルファ（遺伝子組換え）	ノボエイト静注用 250　500　1,000　1,500　2,000　3,000 単位 （ノボ ノルディスク ファーマ）	
血漿分画製剤	乾燥濃縮人血液凝固第VIII因子	クロスエイトMC 静注用 250　500　1,000 単位 （日本血液製剤機構／日本赤十字社）	
	乾燥濃縮人血液凝固第VIII因子	コンファクトF 注射用 250　500　1,000 単位 （化学及血清療法研究所／アステラス製薬）	
血液凝固第IX因子製剤			
血漿分画製剤	乾燥濃縮人血液凝固第IX因子	ノバクトM 静注用 400　800　1,600 単位 （化学及血清療法研究所／アステラス製薬）	

付録

種類	一般名	製品名 容量など (製造/販売元)	製品外観
血漿分画製剤	乾燥濃縮人血液凝固第IX因子	クリスマシンM 静注用 400　1,000 単位 （日本血液製剤機構／田辺三菱製薬）	
（血漿分画製剤）（血液凝固因子製剤）	乾燥人血液凝固第IX因子複合体	PPSB-HT 静注用「ニチヤク」 200　500 単位 （日本製薬／武田薬品工業）	
遺伝子組換え血液凝固第IX因子製剤	ノナコグ アルファ（遺伝子組換え）	ベネフィクス 500　1,000　2,000　3,000 単位 （ファイザー／武田薬品工業）	
（長期作用型）遺伝子組換え血液凝固第IX因子製剤	エフトレノナコグ アルファ（遺伝子組換え）	オルプロリクス 500　1,000　2,000　3,000 単位 （バイオジェン・アイデック・ジャパン／バイオジェン・アイデック・ジャパン）	

バイパス製剤

種類	一般名	製品名 容量など (製造/販売元)	製品外観
血漿分画製剤	乾燥人血液凝固因子抗体迂回活性複合体	ファイバ注射用 500　1,000 単位 （バクスター）	
遺伝子組換え活性型血液凝固第VII因子製剤	エプタコグ アルファ（活性型）（遺伝子組換え）	ノボセブンHI 静注用 1 mg　2 mg　5 mg （ノボ ノルディスク ファーマ）	

256

4. 経静脈栄養剤（p.186）

種類	一般名	製品名 容量など（製造/販売元）	製品外観
末梢静脈栄養輸液剤	ビタミンB1・糖・電解質・アミノ酸液	ビーフリード輸液 500　1,000 mL (大塚製薬工場)	
	アミノ酸・ビタミンB$_1$加総合電解質液	アミグランド輸液 500 mL （テルモ/田辺三菱製薬）	
	アミノ酸・ビタミンB$_1$加総合電解質液	パレセーフ輸液 500 mL （エイワイファーマ/陽進堂）	
	糖・電解質・アミノ酸液	アミノフリード輸液 500　1,000 mL （大塚製薬工場）	
	糖・電解質・アミノ酸液	ツインパル輸液 500　1,000 mL （エイワイファーマ/陽進堂）	
	ブドウ糖加アミノ酸注射液	プラスアミノ輸液 200　500 mL （大塚製薬工場）	

種類	一般名	製品名 容量など（製造/販売元）	製品外観
末梢静脈栄養輸液剤	アミノ酸加総合電解質液	アミカリック輸液 200　500 mL （テルモ/田辺三菱製薬）	
高カロリー輸液用製剤	高カロリー輸液用糖（GFX）・電解質液	トリパレン1号輸液 600 mL トリパレン2号輸液 600 mL （大塚製薬工場）	
	高カロリー輸液用基本液	ハイカリックNC-L輸液 700 mL ハイカリックNC-N輸液 700 mL ハイカリックNC-H輸液 700 mL ハイカリックRF輸液 250　500　1,000 mL （テルモ）	NC-L　NC-N　NC-H　RF（250 mL）
	高カロリー輸液用アミノ酸・糖・電解質液	アミノトリパ1号輸液 850 mL アミノトリパ2号輸液 900 mL （大塚製薬工場）	
	高カロリー輸液用糖・電解質・アミノ酸液	ピーエヌツイン1号輸液 1,000 mL ピーエヌツイン2号輸液 1,100 mL ピーエヌツイン3号輸液 1,200 mL （エイワイファーマ/陽進堂）	1号輸液　2号輸液　3号輸液
	高カロリー輸液用糖・アミノ酸・電解質液	ユニカリックL輸液 1,000 mL ユニカリックN輸液 1,000 mL （テルモ/田辺三菱製薬）	

2. 体液・代謝管理に用いられる製剤一覧

種類	一般名	製品名 容量など（製造/販売元）	製品外観
高カロリー輸液用製剤	高カロリー輸液用総合ビタミン・糖・アミノ酸・電解質液	フルカリック1号輸液 903 mL フルカリック2号輸液 1,003 mL フルカリック3号輸液 1,103 mL （テルモ/田辺三菱製薬）	
	高カロリー輸液用糖・電解質・アミノ酸・総合ビタミン液	ネオパレン1号輸液 1,000　1,500　2,000 mL ネオパレン2号輸液 1,000　1,500　2,000 mL （大塚製薬工場）	1号輸液　2号輸液
	高カロリー輸液用糖・電解質・アミノ酸・総合ビタミン・微量元素液	エルネオパ1号輸液 1,000　1,500　2,000 mL エルネオパ2号輸液 1,000　1,500　2,000 mL （大塚製薬工場）	1号輸液　2号輸液
	高カロリー輸液用アミノ酸・糖・脂肪・電解質液	ミキシッドL輸液 900 mL ミキシッドH輸液 900 mL （大塚製薬工場）	ミキシッドL輸液　ミキシッドH輸液
アミノ酸輸液用製剤	総合アミノ酸製剤	プロテアミン12注射液 200 mL （テルモ）	
	総合アミノ酸製剤	モリプロンF輸液 200 mL （エイワイファーマ/陽進堂）	

付録

種類	一般名	製品名 容量など (製造/販売元)	製品外観
アミノ酸輸液用製剤	総合アミノ酸製剤	アミゼットB輸液 200 mL (テルモ)	
	総合アミノ酸製剤	アミパレン輸液 200　300　400 mL (大塚製薬工場)	
	総合アミノ酸製剤	アミニック輸液 200 mL (エイワイファーマ/陽進堂)	
	必須アミノ酸純結晶注射液	モリアミンS注 200 mL (エイワイファーマ/陽進堂)	
	肝性脳症改善アミノ酸注射液	アミノレバン点滴静注 200　500 mL (大塚製薬工場)	
	肝不全用アミノ酸注射液	モリヘパミン点滴静注 200　300　500 mL (エイワイファーマ/味の素製薬)	

2. 体液・代謝管理に用いられる製剤一覧

種類	一般名	製品名 容量など (製造/販売元)	製品外観
アミノ酸輸液用製剤	腎不全用総合アミノ酸注射液	ネオアミユー輸液 200 mL （エイワイファーマ/陽進堂）	
	腎不全用アミノ酸注射液（7.2％）	キドミン輸液 200　300 mL （大塚製薬工場）	
	小児ＴＰＮ用総合アミノ酸製剤	プレアミン–P 注射液 200 mL （扶桑薬品工業）	
脂肪乳剤	静注用脂肪乳剤	イントラリポス輸液 10% 250 mL イントラリポス輸液 20% 50　100　250 mL （大塚製薬工場）	10% 250 mL　20% 50 mL
	静注用脂肪乳剤	イントラリピッド輸液 10% 100 mL イントラリピッド輸液 20% 100　250 mL （フレゼニウスカービジャパン）	
総合ビタミン剤	ビタミンB1・糖・電解質・アミノ酸液	ビーフリード輸液 500　1,000 mL (大塚製薬工場)	

261

付録

種類	一般名	製品名 容量など (製造/販売元)	製品外観
総合ビタミン剤	アミノ酸・ビタミンB₁加総合電解質液	アミグランド輸液 500 mL (テルモ/田辺三菱製薬)	
	アミノ酸・ビタミンB₁加総合電解質液	パレセーフ輸液 500 mL (エイワイファーマ/陽進堂)	
	リン酸チアミンジスルフィド　ピリドキシン塩酸塩シアノコバラミン	ビタメジン静注用 (第一三共)	
	経中心静脈栄養輸液用総合ビタミン剤	オーツカMV注 (大塚製薬工場)	
	高カロリー輸液用総合ビタミン剤	ビタジェクト注キット (テルモ)	

2. 体液・代謝管理に用いられる製剤一覧

種類	一般名	製品名 容量など (製造/販売元)	製品外観
総合ビタミン剤	高カロリー輸液用総合ビタミン剤	ネオラミン・マルチV注射用 (日本化薬/科研製薬)	
	高カロリー輸液用総合ビタミン剤	マルタミン注射用 (エイワイファーマ/陽進堂)	
微量元素製剤	高カロリー輸液用糖・電解質・アミノ酸・総合ビタミン・微量元素液	エルネオパ1号輸液 1,000　1,500　2,000 mL エルネオパ2号輸液 1,000　1,500　2,000 mL (大塚製薬工場)	1号輸液　　2号輸液
	高カロリー輸液用微量元素製剤	エレメンミック注　注キット (エイワイファーマ/陽進堂)	
	高カロリー輸液用微量元素製剤	エレジェクト注シリンジ 2 mL (テルモ)	
	高カロリー輸液用微量元素製剤	シザナリンN注 1管2 mL (日新製薬/富士フイルムファーマ)	

263

付録

種類	一般名	製品名 容量など (製造 / 販売元)	製品外観
微量元素製剤	高カロリー輸液用微量元素製剤	ボルビックス注 1 管 2 mL (富士薬品 / ヤクルト本社)	
	高カロリー輸液用微量元素製剤	ミネラミック注 1 管 2 mL (東和薬品)	
	高カロリー輸液用微量元素製剤	ミネラリン注 1 管 2 mL (日本製薬 / 武田薬品工業)	
	高カロリー輸液用微量元素製剤	ミネリック-5 注シリンジ 1 筒 2 mL (ニプロ)	
	高カロリー輸液用微量元素製剤	ボルビサール注 1 管 2 mL (富士薬品 / ヤクルト本社)	

5. 経腸栄養剤および免疫調整栄養剤 (p.199)

種類	一般名	製品名 容量など (製造/販売元)	製品外観
半消化態栄養剤	経腸栄養剤（経口・経管両用）	エンシュア・リキッド 250 mL（バニラ，コーヒー，ストロベリー） 500 mL （明治／アボットジャパン）	
	経腸栄養剤（経口・経管両用）	エンシュア・H 250 mL（バニラ，コーヒー，バナナ，黒糖，メロン） （明治／アボットジャパン）	
	経腸栄養剤（経管・経口両用）	ラコール NF 配合経腸用液 200 mL（ミルク，バナナ，コーヒー，コーン），400 mL （イーエヌ大塚製薬／大塚製薬工場）	
	肝不全用経口栄養剤	アミノレバン EN 配合散 50 g （大塚製薬）	
消化態栄養剤	消化態経腸栄養剤	ツインライン NF 配合経腸用液 A：200 mL　B：200 mL （イーエヌ大塚製薬／大塚製薬工場）	

付録

種類	一般名	製品名 容量など (製造/販売元)	製品外観
成分栄養剤	成分栄養剤	エレンタール配合内用剤 80 g (味の素製薬)	
	新生児・乳幼児用成分栄養剤	エレンタールP乳幼児用配合内用剤 40　80 g (味の素製薬)	
	肝不全用成分栄養剤	ヘパンED配合内用剤 80 g (味の素製薬)	
免疫調整栄養剤	栄養調整食	インパクト 250 mL (味の素)	
	濃厚流動食	イムンα 200 mL (テルモ)	
	濃厚流動食	アノム 200 mL (大塚製薬工場)	

2. 体液・代謝管理に用いられる製剤一覧

種類	一般名	製品名 容量など (製造/販売元)	製品外観
免疫調整栄養剤	濃厚流動食	サンエットー GP 200 mL （三和化学）	
	消化態栄養食	ペプタメン AF 200 mL （ネスレ）	
	栄養機能食品（亜鉛・銅・ビタミンC）	オキシーパ 250 mL （アボットジャパン）	
	流動食	明治メイン（MEIN） 200 mL （明治）	
	消化態栄養食	ペプタメン スタンダード 200 mL （ネスレ）	

索引

ページ数の太字は項目の詳述箇所を示す.

和文索引

あ

アクアライトORS®	33
アセトアミノフェン	229
アセリオ®	229
アナフィラキシー様反応	13
アミグランド®	191
アミゼット®B	189
アミゼット®XB	189
アミニック®	189
アミノ酸含有輸液剤	238
アミノ酸製剤	187
アミノ酸輸液用製剤	189
アミノトリパ®	187
アミノレバン®	190
アミパレン®	189, 238
アルギニン	208
アルブミン製剤	11, 101, 172
アレルギー反応	105

い

胃管の挿入	24
異型適合血輸血	167
異型適合輸血	108
異型不適合輸血	108
異型輸血	108
医原性高血糖	176
移植片対宿主病	85
遺伝子組換え活性型凝固第VII因子製剤	102, 171
インスリンの感受性の低下	21
イントラリピッド®	190
イントラリポス®	190

う

右室拡張末期容量	78
右室駆出率	78

え

エチルピルビン酸リンゲル液	10
エネルギー投与量	195
エリスロポエチン製剤の投与	145
エルネオパ®	187, 192
エレメンミック®	194

お

オンダンセトロン	234
温風式加温装置	221, 223
上半身型――	222
――用ブランケット	222

か

回収血の返血	135
回収式自己血輸血	116, **130**, 151
回収式自己血輸血実施基準（2012）	134
改訂Starlingの法則	6, 8
解凍赤血球濃厚液	85
核酸	211
核酸増幅検査（NAT）	98, 99, 165
下大静脈径測定	73
カタプレス	234
カニュレーションサイト	58
看護師採血	153, 154
間接抗グロブリン法	90
肝不全用アミノ酸輸液製剤	190
灌流指標	52

き

強化インスリン療法	176
危機的出血	**164**
――への対応ガイドライン	165
希釈液	149
希釈式自己血	100
希釈式自己血輸血	89, 115, 139
――の実際	145
患者側の条件	142
医療者側の条件	144
希釈性凝固障害	97
希釈法	150
キドミン®	190
偽膜性腸炎	212
急性期血糖管理	180
――のガイドライン	180
強化インスリン療法	10
胸郭内血液容量	59

胸郭内熱容量	56
凝固因子製剤	100
凝固因子の早期補充	169
凝固第I因子	96
凝固第VII因子	96
胸部硬膜外麻酔	23
緊急度コード（例）	167

く

クリオシール®	127
クリオプレシピテート	101, 170
グリコカリックス	**2**, 4
グリコカリックスモデル	8
グルタミン	211
クロニジン	233, 234
クローヌス様振戦の筋電図	219

け

経管栄養	**199**
経口補水液	32
経口補水療法	31
経静脈的栄養法	**186**
経腸栄養剤	206
経腸栄養時における補足的経静脈栄養	206
ケタミン	232, 233
血液ガス分析器	184
血液型不規則抗体スクリーニング法	92, 93
血液希釈の生理	139
血液凝固因子抗体迂回活性複合体	102
血液粘度	139
血液・輸液加温装置	171, 225
血液量増加自己血輸血	152
血管アクセス	167
血管収縮反応	216
血管迷走神経反応	123
血漿浸透圧	3
血漿糖濃度	182
血漿分画製剤	100
血糖管理	**176**
血糖降下療法	176
血糖測定方法	182
下痢対策	212

こ

高カロリー輸液用製剤	188
高カロリー輸液用総合ビタミン剤	192
抗凝固薬投与	22
高血糖	176
交差適合試験	90
——の省略	167
膠質液	3, 11
膠質浸透圧	3
合成血	85
抗生物質の予防投与	24
構造水	13
行動的体温調節	217
呼気終末閉塞法	79
呼吸性変動	48
——評価の必須3条件	51
Frank-Starling 曲線と——	49
固形物	31
古典的 Starling の法則	7

さ

細菌汚染	124
細菌性腸炎	212
採血針の穿刺	121
採血手順	147
採血バッグ	121
採血ベッド	123
採血量の設定	144
最大手術血液準備量（MSBOS）	92, 93
再分布性低体温	218
——の予防	223
細胞外液製剤	8
酢酸リンゲル液	9
左室拡張終期面積	76
左室拡張終期容積	76
左室収縮力指数	62
サリンヘス®	13

し

自己クリオプレシピテート	126
自己血採血	146
自己血専用保冷庫	123
自己血保存法	148
自己血輸血	**113**
自己血輸血看護師制度	**153**
自己血輸血責任医師	159
自己血輸血担当医師	157
自己フィブリン糊	125
脂質	208
視床下部による体温調節	217
室温管理	226
自発的脱水	32
シバリング	217
——の発生機序	**216**
——に対する薬物治療	**229**
輸液剤の影響	238
シバリング対策	**221**
シバリング防止効果	224
シバリング様振戦	218
脂肪性下痢	212
脂肪乳剤	190
収縮期圧変動	52
周術期血糖コントロール	10
周術期高血糖	176
周術期輸液管理	**39**
周術期輸血療法の目的	**88**
修正右室拡張末期容量	78
重炭酸リンゲル液	10
手術血液準備量計算法（SBOE）	92, 93
出血傾向	142
——の是正	88
術後悪心・嘔吐対策	25
術後回収式自己血輸血	136
術後回復力強化プログラム	41
術後経管栄養	202
術後経腸栄養剤	206
術後洗浄式	136
術後早期離床	25
術後鎮痛対策	24
術後低ナトリウム血症	10
術後非洗浄式	137
術前栄養管理	21
——の適応基準	200
術前経管栄養	200
術前経口補水療法	**29**, 31
——の禁忌	36
——の効果	36
術前自己血貯血	88
術前水分欠乏量	14
術前絶飲食ガイドライン	22, **29**
術前体表加温	227
術中回収式自己血輸血	133
術中洗浄式	133
受動的下肢挙上	78
循環血液量	44
——の補充	149
循環平衡点	43
循環モデル	43
消化態栄養剤	207
晶質液	3, 7
消失速度定数	66
照射血	85
脂溶性ビタミン	191
上大静脈径測定	74
小児用アミノ酸輸液製剤	190
消費カロリー予測式	205
静脈栄養の開始	194
ショックインデックス	165
自律性体温調節反応	216
心エコー	73
心機能係数	62
神経損傷	124
心原性肺水腫	107
侵襲時用アミノ酸輸液製剤	189
腎性貧血	88
新鮮血	99
新鮮凍結血漿（FFP）	85, 96
——の保存	117
心臓拡張末期容量	55, 59
浸透圧	3
浸透圧性下痢	212
心拍出量	55, 141
深部静脈血栓症	91
——の予防	22
腎不全用アミノ酸輸液製剤	190

す

水溶性ビタミン	191
ストレス性高血糖	176

せ

制限的輸血	94
清澄水	30
成分栄養剤	207
生理食塩液	8
絶飲食ガイドライン	29
赤血球液	85, 92
赤血球濃厚液	92
ゼラチン製剤	13
セレン	193, 211
全駆出率	62
全血液	99
全血冷蔵保存	116
全自己フィブリン糊調製システム

		126, 127	デキサメタゾン	237	血栓塞栓症）予防ガイドライン	22
洗浄赤血球浮遊液		85	デキストラン製剤	13, 150	肺動脈拡張期圧	45
そ			デクスメデトミジン	235, 236	肺動脈カテーテル	78
早期目標指向型治療		39	鉄欠乏性貧血	88	肺動脈楔入圧	45
総合アミノ酸輸液製剤		189	鉄剤投与	145	肺内熱容量	56
即時型副作用		105	天然濃厚流動食	207	バクテリアルトランスロケーション	201
ソリタT®-配合顆粒2号		33	**と**		播種性血管内凝固	96
ソリタT®-配合顆粒3号		33	凍結赤血球の保存	117	バッテリー式ハンドシーラー	122
た			糖質	207	パルスオキシメータ	50
体液分画		3	同種血輸血	113	ハルトマン液	9
体温維持		23	──の副作用	**105**	パレセーフ®	191
体温調節性シバリング		217	等量血液希釈	139	半消化態栄養剤	207
──の筋電図		219	ドキサプラム	237	**ひ**	
体重換算式		205	特定生物由来製品	106	ピーエヌツイン®	187
大豆油		191	ドナーチェアー	123	ビカーボン®	239
大動脈血流速度		76	ドプラム®	237	非心原性肺水腫	106
タイプアンドスクリーニング（T&S）法		166	トラネキサム酸	89	ビタミン剤	191
			──の投与	171	ビタメジン®	191
代用血漿剤の問題点		149	トラマドール	233, 236	人乾燥フィブリノゲン製剤	171
大量輸血プロトコル		99	トリパレン®	187	人全血液	85, 99
抱き合わせ輸血		99	トロンビン	126	ヒドロキシエチルデンプン（HES）	172
多量ミネラル		192	トロンボエラストメトリー	97	皮膚消毒	121
タンパク質投与量		195	**な**		ビーフリード®	191
ち			ナルブフィン	232	非溶血性発熱性輸血反応	106
窒素源		207	**に**		非溶血性副作用	105
遅発型副作用		105	日本版敗血症診療ガイドライン（2013年）	180	標準体重	67
遅発性溶血反応		168, 169	乳酸リンゲル液	9	微量元素製剤	193
中心静脈圧		44	尿道カテーテルの挿入	24	微量ミネラル	192
中心静脈栄養法（TPN）		186, 187	**ね**		非連続性毛細血管	4
中心静脈カテーテル		167	ネオアミユー®	190	**ふ**	
中心静脈血酸素飽和度（ScvO2）		41	ネオパレン®	187	フィジオ®140	16
中心部細胞外液量		65	**の**		フィブリノゲン	96, 100
中枢温の保持		221	濃厚血小板（PC）	85, 97	──の補充	170
調整体重		67	濃厚血小板HLA（PC-HLA）	85	フィブリン生成	96
超短時間作用型麻酔薬の使用		22	濃縮フィブリノゲン製剤	101	フェンタニル	236, 237
貯血式自己血輸血		**113**, 116, 151	**は**		不規則抗体	168
貯血式自己血輸血実施指針（2014）		119	ハイカリック®	187	ブドウ糖初期分布容量	**65**, 150
鎮痛解熱薬		229	肺血管外水分量	55, 59	フルカリック®	187
て			肺血管透過性係数	59	フルマゼニル	237
低血圧発生予測		69	敗血症診療ガイドライン	180	フルルビプロフェンアキセチル	229
低血糖		178	肺血栓塞栓症／深部静脈血栓症（静脈		プレアミン®-P	190
低体温の回避		171			プレチスモグラフィー	49
低分子デキストラン		13			プロテアミン®12	189
					プロテアミン®12X	189

フロートラック	167

へ

ベアハガー	222, 171
平均動脈圧（MAP）	41
平均流速の時間積分	76
ヘスパンダー®	13
ベッドサイド型簡易血糖測定器	182, 184
ヘパリン起因性血小板減少症	99
返血の基本	147

ほ

放射線照射	167
補助的静脈栄養	196, 197
補足的経静脈栄養	206
保存前白血球除去	85
ホットライン	224, 171

ま

マグネシウム	11
マグネシウム含有輸液剤	239
麻酔前投薬	22
末梢血管収縮	216
末梢静脈栄養法	186
末梢静脈栄養用輸液製剤	187

み

ミキシッド®	187
未交差型適合血輸血	167
ミダゾラム	237
ミネラル製剤	192
脈圧変動	**48**
脈波変動指標	**48**, 52

む

無交差輸血	84

め

メタミゾール	229
メペリジン	229
免疫調製栄養剤（IMD）	201, 208

も

目標指向型治療	40
——のための主な指標	41
モリプロン®F	189
モリヘパミン®	190

モルヒネ	232

ゆ

有窓性毛細血管	4
輸液	**2**
——のモニター	16
輸液加温システム	224
輸液管理	23
輸液反応性	48, 69
輸液療法	171
輸血関連急性肺障害	106, 114, 165
輸血関連循環過負荷	107
輸血後移植片対宿主反応	165
輸血後移植片対宿主病	92
輸血副作用	105
輸血用血液製剤	85, **92**
——の保管条件	85
輸血療法の目的	**88**
ユニカリック®	187

よ

溶血性副作用	105

り

硫酸マグネシウム	241

る

類洞血管	4

れ

冷式抗体	168
レミフェンタニル	22
レンジャー	171, 225
連続心拍出量	57
連続性毛細血管	4

ろ

ロピオン®	229

欧文索引

A

a_2 受容体作動薬	234, 235
ABO 異型不適合輸血	108, 125
analgesics and antipyretics	229

B

bacterial translocation（BT）	201
Bair Paws	227
Bair Paws システム	222
blood for exchange transfusion（BET）	85
BMI による標準体重	67
bursting pattern	218
butterfly shadow	107

C

C.A.T.S	135
cardiac function index（CFI）	62
Cell Saver	133, 135
central venous oxygen saturation（$ScvO_2$）	41
central venous pressure（CVP）	44
clear fluids	30
colloid	3
colloid osmotic pressure（COP）	3
continuous capillary	4
corrected right ventricular end-diastolic volume（cRVEDV）	78
crystalloid	3

D

deep vein thrombosis（DVT）	91
disappearance rate of glucose from plasma（Ke-gl）	66
disseminated intravascular coagulation（DIC）	96
dp/dt maximum（dPmx）	62
DSt 容量	56
dynamic variables	48

E

early goal-directed therapy（EGDT）	39, 172
EDEN randomized trial	205
elemental diet（ED）	207

end-expiratory occlusion (EEO)　80
Enfalte®　33
Enhanced Recovery After Surgery
　(ERAS®)　**19**, 41, 211
EPaNIC trial　196, 206
ERAS® ガイドライン　26
extra-vascular lung water (EVLW)
　55, 59

F

fenestrae　4
fenestrated capillary　4
fish oil emulsion　191
FloTrac　49
forced-air warming system　221, 223
Frank-Starling 曲線　49
fresh frozen plasma (FFP)
　85, 96, 100
frozen thawed red cells (FTRC)　85
functional variables　48

G

global ejection fraction (GEF)　62
global end-diastolic volume (GEDV)
　55, 59
glycocalyx　2
goal-direcred fluid management　48
goal-directed therapy (GDT)　**39**, 40
graft versus host disease (GVHD)
　85, 92, 165

H

hemodilutional autologous blood
　transfusion (HAT)　139
hemostatic resuscitation　100
heparin-induced thrombocytopenia
　(HIT)　99
HES 製剤　11
　――の止血凝固系への影響　13
　――の腎機能への影響　12
　硬膜外麻酔併用全身麻酔と――
　　16
　全身麻酔と――　15
high mobility group box-1 (HMGB-1)
　10
hypervolemic hemodilution　152

I

ICG パルス式色素希釈法　44
immune modulating diet (IMD)
　201, 208
initial distribution volume of glucose
　(IDVG)　65
　――と心臓前負荷　67
intensive insulin therapy (IIT)　176
intra-thoracic blood volume (ITBV)
　59
intra-thoracic thermal volume
　(ITTV)　56
isovolemic hemodilution　139
IVC collapsibility index　73
IVC distensibility index　74
IVC variation　74

L

left ventricular end-diastolic area
　(LVEDA)　76
left ventricular end-diastolic volume
　(LVEDV)　76

M

major mismatch　108
MAP 赤血球の保存　117
massive transfusion protocol (MTP)
　99, 169
maximum surgical blood order
　schedule (MSBOS)　92
mean arterial pressure (MAP)　41, 42
mean systemic filling pressure
　(P_{MS})　43
meperidine　229
metamizole　229
microvascular bleeding　101
MTt 容量　56

N

n-3 系脂肪乳剤　191
n-3 系多価不飽和脂肪酸　211
n-6 系多価不飽和脂肪酸　211
nalbuphin　232
NICE-SUGAR trial　177
NMDA 受容体拮抗薬　232
NSAIDs　229
nucleic acid amplification test
　(NAT)　98, 165

O

oozing　97
oral rehydration solution (ORS)　32
OS-1®　33

P

passive leg raising (PLR)　78
patient blood management (PBM)　84
Pedialyte®　33
perfusion index (PI)　52
peripheral parenteral nutrition
　(PPN)　186
PiCCO モニター　49, **55**
plasma osmolality　3
platelet concentrate (PC)　85
platelet concentrate HLA (PC-HLA)
　85
pleth variability index (PVI)　**48**, 52
pluse contour cardiac output (PCCO)
　57
PONV 対策　25
PPV/SVV 比　52
preOp®　31
pulmonary artery catheter (PAC)
　46, 78
pulmonary artery wedge pressure
　(PAWP)　45
pulmonary thermal volume (PTV)　57
pulmonary vascular permeability
　index (PVPI)　59
pulmonary artery diastolic pressure
　(PADP)　45
pulse pressure variation (PPV)　**48**

R

red blood cells (RBC)　85, 92
red cell concentrates (RCC)　92
refeeding syndrome　192
Rehydralyte®　33
right ventricular ejection fraction
　(RVEF)　78
right ventricular end-diastolic
　volume (RVEDV)　78

S

$ScvO_2$　42
SIGNET trial　211
sinusoidal capillary　4

small pore	4
Starlingの法則	6, 8
stressed volume（Vs）	43
stroke volume variation（SVV）	**48**
supplemental parenteral nutrition（SPN）	196, 197
supranormal oxygen delivery	46
surgical blood order equation（SBOE）	92
Swan-Ganzカテーテル	46
systolic pressure variation（SPV）	52

T

T&S法	92, 93
tonic pattern	218
total parenteral nutrition（TPN）	186
transfusion-associated circulatory overload（TACO）	107
transfusion-related acute lung injury（TRALI）	106, 114, 165

U

unstressed volume（V_0）	43

V

vasoconstriction	216
vasovagal reaction（VVR）	123
velocity-time integral（VTI）	76
vesicle	4
vesicular channel	4
Voliven®	13

W

WarmFlo	225
washed red cells（WRC）	85
whole blood（WB）	85

数字

1回拍出量	76
1回拍出量変動	**48**, 55
1分画モデルを用いた測定法	65
4-2-1 rule	14
5HT3受容体拮抗薬	234

中山書店の出版物に関する情報は，小社サポートページを御覧ください．
http://www.nakayamashoten.co.jp/bookss/define/support/support.html

---

新戦略に基づく麻酔・周術期医学

麻酔科医のための 体液・代謝・体温管理

2014年9月10日　初版第1刷発行 ©　　〔検印省略〕

専門編集────廣田和美

発行者────平田　直

発行所────株式会社　中山書店
　　　　　〒113-8666 東京都文京区白山 1-25-14
　　　　　TEL 03-3813-1100（代表）　振替 00130-5-196565
　　　　　http://www.nakayamashoten.co.jp/

装丁────花本浩一（麒麟三隻館）

印刷・製本──株式会社シナノ

Published by Nakayama Shoten Co.,Ltd.　　Printed in Japan
ISBN 978-4-521-73711-9
落丁・乱丁の場合はお取り替え致します．

・本書の複製権・上映権・譲渡権・公衆送信権（送信可能化権を含む）は株式会社中山書店が保有します．
・ JCOPY 〈（社）出版者著作権管理機構 委託出版物〉
本書の無断複写は著作権法上での例外を除き禁じられています．複写される場合は，そのつど事前に，（社）出版者著作権管理機構（電話 03-3513-6969，FAX 03-3513-6979，e-mail: info@jcopy.or.jp）の許諾を得てください．

本書をスキャン・デジタルデータ化するなどの複製を無許諾で行う行為は，著作権法上での限られた例外（「私的使用のための複製」など）を除き著作権法違反となります．なお，大学・病院・企業などにおいて，内部的に業務上使用する目的で上記の行為を行うことは，私的使用には該当せず違法です．また私的使用のためであっても，代行業者等の第三者に依頼して使用する本人以外の者が上記の行為を行うことは違法です．

周術期に焦点を絞り，実診療をサポート!!

新戦略に基づく麻酔・周術期医学

◉本シリーズの特色

1. 麻酔科臨床の主要局面をとりあげ，実診療をサポートする最新情報を満載．
2. 高度な専門知識と診療実践のスキルを簡潔にわかりやすく解説．
3. 関連する診療ガイドラインの動向をふまえた内容．
4. 新しいエビデンスを提供するとともに，先進的な取り組みを重視．
5. 写真，イラスト，フローチャート，表を多用．視覚的にも理解しやすい構成．
6. 「Advice」「Topics」「Column」欄を設け，経験豊富な専門医からのアドバイスや最新動向に関する情報などを適宜収載．
7. ポイントや補足情報など，随所に加えたサイドノートも充実．

◉シリーズの構成と専門編集（カッコ内は刊行予定）

◆ 麻酔科医のための **循環管理の実際**
  専門編集：横山正尚（高知大学）　　　　定価（本体12,000円+税）

◆ 麻酔科医のための **気道・呼吸管理**
  専門編集：廣田和美（弘前大学）　　　　定価（本体12,000円+税）

◆ 麻酔科医のための **周術期の疼痛管理**
  専門編集：川真田樹人（信州大学）　　　定価（本体12,000円+税）

◆ 麻酔科医のための **体液・代謝・体温管理**
  専門編集：廣田和美（弘前大学）　　　　定価（本体12,000円+税）

◇ 麻酔科医のための **周術期の薬物使用法** （2015年1月）
  専門編集：川真田樹人（信州大学）

◇ 麻酔科医のための **区域麻酔スタンダード** （2015年4月）
  専門編集：横山正尚（高知大学）

以下続刊　※タイトル，刊行予定は諸事情により変更する場合がございます．◆は既刊

●B5判／並製
●各巻250〜320頁
●本体予価10,000〜12,000円

●監修
森田　潔（岡山大学）
●編集
川真田樹人（信州大学）
廣田和美（弘前大学）
横山正尚（高知大学）

中山書店　〒113-8666　東京都文京区白山1-25-14　TEL 03-3813-1100　FAX 03-3816-1015
http://www.nakayamashoten.co.jp/